DIE HELIOTHERAPIE DER TUBERKULOSE

MIT BESONDERER BERÜCKSICHTIGUNG IHRER CHIRURGISCHEN FORMEN

VON

Dr. A. ROLLIER

LEYSIN

ZWEITE
VERMEHRTE UND VERBESSERTE AUFLAGE

MIT 273 ABBILDUNGEN

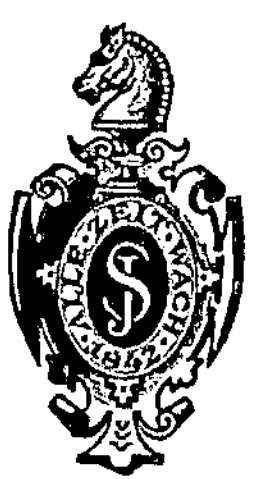

SPRINGER-VERLAG BERLIN HEIDELBERG GMBH

1924

ISBN 978-3-662-27519-1   ISBN 978-3-662-29006-4 (eBook)
DOI 10.1007/978-3-662-29006-4

Vorwort zur ersten Auflage.

Die Heliotherapie, die sich als eigene Methode den physikalischen Heil-
bestrebungen erst spät angeschlossen hat, ist heute zu einem bedeutenden
Faktor der konservativen Chirurgie geworden. Die sie beschäftigenden Fragen
stehen gegenwärtig im Vordergrund der Diskussion, und, wie bei jeder Neuerung,
stehen sich auch hier enthusiastische ·Verteidiger und hartnäckige Gegner gegenüber. Gilt sie jenen beinahe als Universalmethode, so möchten ihr diese auch
heute noch jede wissenschaftliche Berechtigung absprechen.

Die vorliegende Arbeit soll dem unvoreingenommenen Leser ermöglichen,
sich, trotz all den herrschenden Widersprüchen, in der Materie zurecht-
zufinden; und zwar auf Grund einer — soweit es die gegenwärtige Kenntnis
erlaubt — exakten Darstellung der Geschichte, der Technik und der klinischen
Resultate der Heliotherapie, sowie deren Röntgenkontrolle. Abschließend soll
dann die Klimatologie der Heliotherapie erörtert werden.

Leysin, im Jahre 1913. A. Rollier.

Vorwort zur zweiten Auflage.

Die hier vorliegende Neuauflage erscheint in etwas abgeänderter Form. Erfuhr schon die Anlage des Buches eine Umarbeitung, so mußte der Anwendungsweise und Technik der Heliotherapie — ihrer Bedeutung entsprechend — ein vermehrter Platz eingeräumt werden. Dabei standen mir besonders die Erfahrungen der letzten zehn Jahre vor Augen, die nicht nur zu einer Vereinfachung, sondern auch zu einer Verbesserung der Fixations- und Extensionsapparate geführt haben. Die bei diesem Abschnitt beigegebenen zahlreichen Abbildungen werden eine Erleichterung der Lektüre bedingen und einem Bedürfnis des Praktikers entgegenkommen.

Die Frage der Prophylaxe wurde eingehend behandelt, und die mit unserer „Schule an der Sonne" gemachten Beobachtungen in die Besprechung mit einbezogen. Der Vollständigkeit halber wurde auch die Behandlung der nichttuberkulösen Affektionen dem Ganzen angeschlossen. (Vgl. Beiträge z. klin. Chirurgie, 1916.)

Ich möchte anschließend hier meinen treuen Mitarbeitern für die geleistete Unterstützung meinen besten Dank aussprechen: den H. H. Dr. AMSTAD, unserem Chirurgen, der auf Grund langjähriger persönlicher Erfahrung an der Abfassung des Kapitels der „Nichttuberkulösen Affektionen" mitarbeitete; Dr. SCHMID, unserem Röntgenologen, dem wir die Arbeit über die „Röntgenkontrolle" verdanken; und Dr. LICHTENBAUM, der uns seine Mitarbeit auf dem Gebiet der „Experimentellen Untersuchungen" lieh; und schließlich meinem langjährigen Sekretär, Herrn MOREL, für die Mithilfe an der Redaktion der vorliegenden Arbeit.

Der Verlagsbuchhandlung Julius Springer spreche ich auch hier für ihr stets bereitwilliges Entgegenkommen meinen besten Dank aus.

Leysin, im Januar 1924. A. Rollier.

Inhaltsverzeichnis.

I. Geschichtlicher Abriß.

Ein medizingeschichtliches Kapitel unparteiisch zu schreiben, ist so schwierig, wie es eine politische Abhandlung nur sein kann, ja noch schwieriger und gefährlicher, denn es berührt leicht persönliche Eigenliebe und nationale Empfindlichkeit.

Ganz im Gegensatz zu den Autoren, die uns — ohne unser Wissen — die Vaterschaft der modernen Heliotherapie in die Schuhe schieben wollen, haben wir uns stets bemüht, und das in strengster Unparteilichkeit, nachzuweisen, daß die Praxis der Sonnenkur so alt ist wie die Erde, und daß Ben Akiba mit seinem „Es gibt nichts Neues unter der Sonne", nirgends so recht hat wie hier. Es scheint uns gleich anmaßend zu sein, von der Vaterschaft der Heliotherapie zu sprechen, wie etwa von derjenigen der Sonne selbst. Muß die Sonnenkur absolut mit einem Erfindernamen belegt werden, so ist es nur gerecht, sie die Methode HERODOTS zu nennen; denn aus seinem Geschichtswerk (geschrieben 431 a. Chr. n.) geht verschiedentlich hervor, daß er auf seinen Reisen Beobachtungen über Sonneneinfluß und Sonnentherapie gemacht und bereits über deren Indikationen und Kontraindikationen selbst nachgedacht hat; z. B.:

„Da habe ich etwas Wunderbares gesehen, worauf mich die Leute aufmerksam machten. Von den Gebeinen nämlich, die gesondert aufgehäuft liegen, sind der Perser Schädel so mürb, daß man mit einem Steinchen schon ein Loch hineinwerfen kann, der Ägypter Schädel aber sind so hart, daß man sie kaum mit einem Steine zerschlagen kann. Als Ursache geben sie an — und ich glaube es auch gern —, daß die Ägypter von Jugend auf ihr Haar kurz schneiden, und an der Sonne der Schädel hart wird; daß die Perser aber so mürbe Schädel haben, kommt daher, weil sie von Kindheit an die Sonne vom Kopfe abhalten, indem sie ihre Tiarenhüte tragen. So erklärt sich das, was ich gesehen." (lib. III, 12.) Ferner:

„Fische und kleines Geflügel essen sie (die Ägypter) zum Teil eingesalzen, zum Teil an der Sonne gedörrt." (lib. I, 200 und lib. III, 77.) Genauer drückt sich eine von ORIBASIOS (griech. Arzt in Rom, 2. Jahrh. v. Chr. n.) überlieferte und auf HERODOT zurückgehende Stelle aus:

„Das Sonnen ist besonders notwendig für Leute, die einer Wiederherstellung und Zunahme der Muskulatur bedürfen; immerhin muß man sich vor den Strahlen, die erst die Wolken passieren, hüten, und in windgeschützten Gegenden die Strahlen vermeiden, die sich dort aufsammeln. Man muß ferner Vorsorge treffen, daß im Winter, Frühling und Herbst die Sonne den Kranken direkt trifft; im Sommer ist diese Methode bei schwächlichen Personen zu vermeiden; der Kopf ist bei der Kur bedeckt zu halten."

Man möchte versucht sein, zu glauben, daß die alten Ägypter es waren, die HERODOT zu seiner Bemerkung anregten; „denn dort ist jeder ein Arzt". (Homeri Odyssee IV, 231 und Herodoti hist. lib. II, 84.) HIPPOCRATES (gest. 212 a. Chr. n.), so wird erzählt, soll seine Kranken schon der Sonne ausgesetzt haben; eine Stelle in seinen Aphorismen (Sect. V, 18, 22) geht scheinbar auch darauf zurück: „Frigidum inimicum ossibus, calidum vero utile usw."

ANTYLLUS findet, die Sonne hemme die Zunahme des Leibes, kräftige die Muskulatur, mache stark und härte gegen Krankheit ab.

AVICENNA, ein arabischer Arzt, ums Jahr 1000 p. Chr. n., lehrte ebenfalls, daß die Menschen, die sich der Wirkung der Sonnenstrahlen aussetzen und sich dabei in frischer Luft bewegen, vor Krankheit bewahrt bleiben.

CELSUS AURELIANUS, GALENS Zeitgenosse, bezeichnet die Sonnenbäder als wirksames Mittel gegen Epilepsie und gegen Krankheiten der Bauchhöhle.

Wenn sich also die methodisch geübte Anwendung des Sonnenbades bis auf HERODOT zurückführen läßt, so müssen wir noch bedeutend weiter zurückgreifen — bis in prähistorische Zeiten —, um die ersten Anfänge der Erkenntnis von der Wohltätigkeit der Sonne selbst zu finden.

Die Zufluchtsstätten unserer ältesten Vorfahren, der Höhlenbewohner, sind sämtlich nach Sonnenaufgang oder nach Süden orientiert, was möglicherweise irgendeinem hygienischen Zweck entspricht.

Die Religionsgeschichte macht uns mit einem frühen Sonnenkult in der alten und neuen Welt bekannt, und immer finden wir die Sonne als Schöpferin und Erhalterin des Menschengeschlechts verehrt.

Die alten Ägypter, die Väter der Zivilisation, verehrten Rha, den Sonnengott, in religiösen und Leichengesängen als den Verteiler von Lebenskraft und Gesundheit. Seinen Namen trugen die Könige (Pha-ra-o).

In Babylon werden neben dem Himmelsgott Baal, Mardouk, Meryal und Givil als Sonnen-, Ernte- und schöpfende Götter verehrt.

Höchster Gott der Perser war Ormuzd, der Herr des Himmels, der Gott des Lichts und des Guten, neben ihm thront der Sonnengott Mithra.

Zeus, der Herrscher und Vater des Olymps und seiner Götter, war zugleich der Sonnengott der Kreter, und Apollo, der den Menschen der Unsterblichen Beschlüsse verkündet, zu Delphi und Delos verehrt, war auch bei den Persern als Gott des Lichts geachtet. Der eigentliche Sonnengott Helios hatte Heiligtümer in Korinth, Argos, Trözen und auf dem Taygetos. Ferner war Sol einer der 12 Götter Latiums.

Noch heute steht bei den Japanern Anatarénon als Sonnengott in Ansehen, und ebenso feiern die Chinesen Sonnenkulte zu Ehren der heilenden und erzeugenden Gottheit.

Bei den Hindus ist es ebenfalls Mithra, die als Göttin die Krankheiten heilt und den Tod bekämpft, und als Personifikation der Sonne Anbetung erhält; aber das große Glück kommt von den Brüdern Açvins, den Leitern des heraufsteigenden Sonnenwagens. Gesundheit und Kraft geben sie Männern und Frauen, Jungen und Greisen.

Der weitere Ausbau des eigentlichen Sonnenbades geht auf die Griechen zurück. Sie nannten es „heliosis" und legten sich auf den Terrassen ihrer Häuser, unter den Tempeltüren und auch im bloßen Sande an die Sonne. Ausgrabungen beim alten Tempel des Äskulap zu Epidaurus brachten eine lange, nach Süden orientierte, Galerie zum Vorschein, die mit angebautem Krankensaal in Verbindung stand. Daraus dürfen wir wohl schließen, daß die Sonne schon damals in der Therapie eine Rolle gespielt hat.

Das römische Solarium war Bestandteil jedes Wohnhauses, und die Bilder zu Pompeji zeigen uns heute noch zahlreiche Beispiele dieser, auf den Dächern der Häuser eingerichteten, Terrassen, wo man sich in aller Ruhe und Ungeniertheit von der Sonne bescheinen lassen konnte. Ebenso waren die „Thermen" mit Einrichtungen zur Besonnung versehen. RENAULT kann berichten, daß bei den neuesten Ausgrabungen zu Korbous, einer Mineralquelle bei Tunis, folgende, ca. ins Jahr 42 a. Chr. n. zu datierende Inschrift gefunden wurde:

„Decimus Laelius, Decimi filius, balbus quaestor pro praetore, assa, destrictarium solariumque faciundum coeraverit" (RENAULT: „Cahiers d'archéologie tunisienne").

Mit Recht knüpft RIVIER daran die Bemerkung, daß die Römer in den dortigen Mineral- und Salzbädern auch neben anderen Kranken Tuberkulöse verpflegt haben dürften.

Also vor 2000 Jahren eine, von der heutigen wenig abweichende, Behandlung durch Sonnen- und Solbäder.

Durch die rasch um sich greifende Besitznahme der alten Welt durch das Christentum fielen seiner Weltverneinung nicht nur Stätten der Lust, Tempel und Heiligtümer, sondern auch der Großteil der schon gemachten therapeutischen und hygienischen Errungenschaften zum Opfer. Die Zeit der Völkerwanderung räumte mit den wenigen Überbleibseln gründlich auf; und in der Renaissance werden erst wieder mühselig die Bausteine zusammengesucht, um den Grund für die späteren Gebäude zu sichern. Auch in dieser Epoche und bis zur zweiten Hälfte des 18. Jahrhunderts suchen wir umsonst nach der Sonne. Da gilt das Wort HOMERS:

„Warum verließest Du doch,
das Licht der Sonne, Du Armer." (Odyss. XI, 93.)

Jetzt erst, durch das „Zurück zur Natur" ROUSSEAUS und seiner Schule und durch die auf dem Gebiete der Optik zunächst rasch voranschreitende Physik beginnt sich die Morgenröte der neu wieder erwachenden Sonne anzukünden. 1774 veröffentlichte FAURE (Mémoires de l'Académie royale de chirurgie, Paris 1774, Tome V) eine Arbeit über: „l'usage de la chaleur actuelle dans le traitement des ulcères." In diesem Aufsatz bespricht er zugleich den Gedanken, offene Beingeschwüre der Sonnenhitze bei 33° R auszusetzen. 1776 haben LE PEYRE und LE COMTE die gute Idee, die Sonnenwirkung durch Linsen zu verstärken und berichten über geheilte Geschwüre und selbst geheilte Fälle von Krebs an die Société royale de médecine (zit. nach MONTEUUIS, Journal de Physiothérapie 1907, Nr. 53). 1799 legte BERTRAND der Pariser Fakultät eine Dissertation vor, die folgenden Titel hatte: „Essai touchant l'influence de la lumiere sur les êtres organisés, sur l'atmosphère et sur différents corps cliniques."

Das Jahr 1815 wird nun für die Heliotherapie ein bedeutungsvolles.

Von LOEBEL (im Journal für praktische Heilkunde von Hufeland und Harless, Bd. II, Heft VI, 1815) erscheint ein Aufsatz: „Wichtige Ansichten über die Berücksichtigung der Insolation in mehreren Übelseinsformen, vorzüglich in der Anamnese und über Realisierung der Idee eines Sonnenbades." Diese Arbeit zählt Indikationen und Kontraindikationen genau auf. LOEBEL empfiehlt die Insolation bei allen Übelseinsformen, in denen das Vegetative des Organismus gelitten habe, wo die Extremitäten sich kalt anfühlen und wo eine allgemeine Schwäche und Untätigkeit in dem lymphatischen System sich ausspreche. So bei chronischer Hautwassersucht, Gicht, Rheumatismus, Darmerkrankungen, wie cholikalische Affektionen, chronischem Magenkrampf, chronischer Diarrhöe, wobei die Funktionen der Haut gestört und gehemmt sind, und wo gleichsam der Darmkanal für die Hautperipherie vikariiert, ferner bei einer Reihe nervöser Störungen. Kontraindikationen nach LOEBEL sind akute heftige Entzündungen, Lungenaffektionen, die eine Entzündung verraten, Blutspeien, Blutflüsse jeder Art, Kongestionen, gastrische Störungen. LOEBEL verordnete auch Teilsonnenbäder, ferner konstruierte er ein besonderes Gehäuse zum Sonnenbad, ist also als erster Verfertiger eines „Kastenlichtbades" anzusehen, das den Zweck hatte, die Wirkung der Sonnenwärme zu mehren. Sein „Heliothermos" war ein Kasten mit Wänden und Decke aus Glas, der Boden wurde mit Sand oder Kochsalz bedeckt, der Kopf des Kranken ragte aus dem Deckel hervor.

Im gleichen Jahre 1815 erscheint ein Exposé CAUVINS über „Les bienfaits de l'insolation". Hier werden als Indikationen angegeben: Allgemeine Schwächezustände aller Grade, ein Daniederliegen sämtlicher Organsysteme und eine gewisse Form der chronischen Phlegmasie.

Der erste, der sich wissenschaftlich an die Frage machte, war der Chemiker DÖBEREINER (Anleitung zur Darstellung und Anwendung aller Arten der kräftigenden Bäder und Heilwasser, welche von Gesunden und Kranken gebraucht werden. Jena 1816). In dieser Arbeit finden wir die Grundgedanken der Lichttherapie auf Grund experimenteller Untersuchungen erstmalig niedergelegt und die Anfänge einer Sonnen- und Lichtbehandlung.

Das Verdienst, den Indikationskreis der Heliotherapie erweitert und auch auf tuberkulöse Arthritiden ausgedehnt zu haben, kommt den Franzosen und speziell der Lyoner Schule zu.

BONNET, Chirurg am Hôtel-Dieu, empfiehlt in seinem „Traité des maladies des articulations" (Tome II, 3ième partie, chap. I, pag. 224, Paris und Lyon 1845), die Insolation der Arthritiden des Kniegelenks als die Methode der Wahl. Und nicht bloß die lokale Anwendung begünstigt er, sondern er will die Besonnung auch als Allgemeinbehandlung aufgefaßt wissen.

LEBERT ist der gleichen Ansicht und erinnert daran, daß BONNET die Heliotherapie besonders erfolgreich in der Behandlung chronischer Gelenkserkrankungen gefunden habe. (Traité pratique des maladies scrofuleuses et tuberculeuses, Chap. V, pag. 423, Paris 1849.)

Wie OLLIER und besonders PONCET die Traditionen der Lyoner Schule und den Gedanken BONNETS weiterführten, wird etwas später zu zeigen sein. Wir haben zunächst noch zwei Namen zu erwähnen, die anfangs der 50er Jahre zu Trägern der neuen Therapie wurden.

Turck, 1852 (De la vieillesse comme maladie et des moyens de la combattre), macht eindringlich auf die günstigen Wirkungen des Sonnen- und Luftbades aufmerksam. Er gibt genaue Vorschriften über den Gebrauch und die Anwendungsweise und sieht den Erfolg des Sonnenbades in einer dreifachen tonischen Aktion auf die Haut durch Luft, Licht und Wärme.

Im Jahre 1855 war es ein Laie, unser Landsmann, der Bündner Arnold Rickli, der durch die Gründung einer Anstalt in Veldes (Österreich) und durch seine Schrift „Die atmosphärische Kur" zur Verbreitung der Luft- und Sonnenanwendung bei Gesunden und Kranken mächtig beitrug.

Wir sahen oben, die Idee Bonnets geriet an der Lyoner Schule nicht in Vergessenheit. Wie erwähnt, sind es Ollier und dann besonders Poncet, die ihrerseits die Heliotherapie zur Behandlung tuberkulöser Gelenkerkrankungen heranziehen. Auf den Galerien des alten Lyoner Spitals setzten sie ihre Patienten mit den verschiedensten tuberkulösen Lokalisationen und solche mit schlecht heilenden Wunden der Besonnung aus. Der Erfolg dieser rationellen Behandlung veranlaßte Poncet, einem seiner Schüler als Dissertationsthema anzuraten:

„L'héliothérapie comme traitement des tuberculoses articulaires." E. Millioz. Lyon 1899.

Erwähnt werden darin 4 Fälle aus der Praxis des hervorragenden Chirurgen, sämtlich Knochen- oder Gelenkstuberkulose betreffend, die durch heliotherapeutische Anwendungen, teils in Lyon, teils im Süden, bedeutende Besserung ergaben.

Bis zum Jahre 1911 war uns die Existenz dieser Arbeit vollkommen unbekannt, und wir hatten damals nachdrücklich darauf hingewiesen, um dieses Dokument der Vergessenheit zu entrücken und ihm das Bekanntwerden zu sichern, das ihm zukam.

Vollkommen unabhängig also von den Franzosen, und ohne von den aus Lyon hervorgegangenen Arbeiten zu wissen, sind wir in der Schweiz dazu gekommen, die Heliotherapie bei der Behandlung der externen Tuberkulose in all ihren Formen und in jedem Lebensalter anzuwenden und zu empfehlen.

Später als die rein empirisch gemachten Erfahrungen über den günstigen Einfluß der Heliotherapie setzen nun die Arbeiten ein, welche der wissenschaftlichen Seite der Frage nähertreten. Es blieb dem großen Dänen Finsen vorbehalten, neben dem Nutzen lokaler Besonnung im speziellen die besonderen Eigenschaften der verschiedenen Sonnenstrahlen des Spektrums zu untersuchen. In bemerkenswerten Arbeiten über die Behandlung der Pocken durch rotes Licht und die Behandlung des Lupus durch ultraviolette Strahlen hat er sich ein bleibendes Denkmal gesetzt. (Über die Bedeutung der chemischen Strahlen des Lichtes usw. Leipzig 1899.)

Bereits vor dem Erscheinen der Finsenschen Arbeiten benutzte Maine das Sonnenlicht bei der Lupusbehandlung, allerdings bloß seiner kauterisierenden Wirkung wegen.

Noch kurze Zeit, und das Sonnenlicht wurde der Ausgangspunkt wissenschaftlicher Untersuchungen im Laboratorium.

Von allen Seiten erschienen jetzt wichtige wissenschaftliche Publikationen, welche die Art der Wirkung des so wertvollen therapeutischen Faktors zu erklären suchten. Wir erwähnen hier ganz besonders die Arbeiten von Roux, Arloing, Koch, Marcuse, Strebel, Weinzierl und vor allem die interessanten Beobachtungen, die Hermann v. Schrötter von seiner wissenschaftlichen Expedition (organisiert von Prof. Pannwitz) vom Pic von Teneriffa zurückgebracht hat.

Mit Ausnahme von Uffelmann (Rostock) und Winternitz (Wien), die schon in den 80er Jahren skrofulöse Kinder dem Sonnenlicht aussetzten, und mit Ausnahme der Arbeiten von Finsen, Mag, Lenkei, Busek, beschäftigen sich sämtliche übrigen Untersuchungen mit der Durchdringungsfähigkeit des Lichts im Körper und mit seiner Wirkung auf pathogene Mikroorganismen. Sehr eingehend hat v. Schrötter die wissenschaftliche Seite der ganzen Frage studiert und für den letzten Tuberkulosekongreß in Rom (1912) in rühmenswerter Vollständigkeit zusammengestellt.

Es war im Jahre 1903, als wir selbst uns entschlossen, in Leysin (1300 m) in den Waadtländeralpen die erste Klinik zur ausschließlichen und systematischen Behandlung der externen Tuberkulose durch Heliotherapie in der Höhe zu eröffnen. Wir verfügen gegenwärtig über 1200 Betten, die auf 34 verschiedene, in 1250, 1350 und 1500 m ü. M. gelegene, ausschließlich für chirurgische tuberkulöse Fälle bestimmte Kliniken verteilt sind. Während einer 4jährigen Assistentenzeit in Prof. Kochers Privatklinik hatten wir uns gründlich mit dem Studium der externen Tuberkulose vertraut machen können, denn in Bern stellen — wie überall — diese Kranken das Hauptkontingent der Spitalinsassen. Trotz der öfters, dank seiner genialen Technik und der minutiösesten Asepsis, momentan erzielten schönen Resultate unseres hervorragenden Lehrers, konnten wir uns doch überzeugen, daß die operative Behandlung der externen Tuberkulose weit davon entfernt war, als prinzipiell richtige Methode, als die Methode der Wahl gelten zu dürfen. Denn die Operation ändert ja nichts an der Konstitution des Kranken und kann Rezidive oder Spätmanifestationen der Tuberkulose nicht verhindern. Wir sahen ein, daß die Tuberkulose von allen Infektionskrankheiten diejenige ist, bei welcher die Bodenbeschaffenheit, d. h. die individuelle Widerstandsfähigkeit, eine ganz besonders ausschlaggebende Rolle spielt. Unser Bestreben muß daher in erster Linie darauf ausgehen, den Boden zu kräftigen und den lokalen Herd durch Behandlung des ganzen Organismus schneller zur Ausheilung zu bringen. Wie es für die Behandlung interner Tuberkulosen oft nur allgemeine, auf den Gesamtorganismus einwirkende Mittel gibt, so mußte das für die externe Tuberkulose ebenfalls gelten. Wir waren überrascht, zu sehen, daß auf der einen Seite die Lungentuberkulose mit unbestreitbarem Erfolge von einer Allgemeinbehandlung besonders in der Höhe günstig beeinflußt wurde, und diese Erkenntnis in dem Maße, wie sie sich Bahn brach, auch zur raschen Entwicklung des Heilstättenwesens führte; während andererseits für die nicht weniger interessante Knochen- und Gelenktuberkulose noch gar nichts geschah. Wurden in allen Ländern Sanatorien gebaut, um den Kranken der ersten Kategorie eine strenge Hygiene in Verbindung mit Freiluftbehandlung zu ermöglichen, geschah außer einigen, ausschließlich für Kinder bestimmten, Meerstationen für die anderen gar nichts.

Um hier einem dringenden Bedürfnis abzuhelfen, entstand also in Leysin unsere erste Anstalt, die den bisher Vergessenen zugute kommen sollte. Eine ununterbrochene, das ganze Jahr hindurch mögliche Kur soll, neben der vollständigen Ausheilung der Knochen- und Gelenktuberkuloseherde, auch ·eine Umgestaltung des ganzen Organismus herbeiführen. Dabei haben wir auch, neben dieser idealen Allgemeinbehandlung, die Forderungen einer rationellen Orthopädie keinen Moment aus dem Auge verloren, in der Überzeugung, daß mit diesem Doppelbestreben auch die Heilungschancen sich vergrößern müssen. Andererseits hat unsere ärztliche Tätigkeit unter einer Alpenbevölkerung den im allgemeinen günstigen Heilungsverlauf von Wunden in der Luft und Sonne der Höhe gezeigt, und diese beiden Faktoren gedachten wir bereits im Anfang kombiniert zu verwerten.

Ein Jahr vor uns, 1902, hatte BERNHARD, damals Chirurg am Spital Sa - maden (Ober-Engadin) — ohne daß wir davon eine Ahnung hatten — begonnen, torpide Wunden zu besonnen, und deshalb haben wir Samaden die eigentliche Wiege der Heliotherapie genannt. BERNHARD hatte nämlich bemerkt, daß die Bewohner jener Gegend das Fleisch an der Sonne trockneten, und er beschloß, diese Austrocknung auch für das lebende Gewebe zu benutzen. Andererseits veranlaßten ihn die bemerkenswerten Erfolge, welche FINSEN durch die therapeutische Verwendung der chemischen Strahlen des Sonnenspektrums bei bakteriellen Dermatosen erzielte, die hydrophilen Eigenschaften der reinen und trockenen Höhenluft mit der bactericiden und sklerosierenden Wirkung der daselbst äußerst intensiven Sonnenstrahlen zu verbinden. Zuerst bestrahlte BERNHARD, wie erwähnt, Wunden, besonders schlecht heilende, um dann auch die externe Tuberkulose der gleichen Behandlung zu unterziehen. Im Jahre 1904 berichtete er·in der Jahresversammlung des Zentralvereins der Schweizer Ärzte über die bemerkenswerten Resultate, die er mit seiner Methode erreicht hat. Seine sich auf eine 10jährige Tätigkeit beziehenden Erfahrungen hat BERNHARD kürzlich in ausführlicher Weise veröffentlicht. (Vgl. „Heliotherapie im Hochgebirge, mit besonderer Berücksichtigung der Behandlung der chirurgischen Tuberkulose." Stuttgart 1912.)

In obiger Versammlung konnten wir ebenfalls unsere ersten Beobachtungen mitteilen über die Erfolge, die wir durch Heliotherapie bei chirurgischer Tuberkulose erzielt hatten.

Wurde also in der Schweiz die Heliotherapie in den Alpen, d. h. auf ihren sonnigen Hochplateaus, wieder ins Leben gerufen, sind in Frankreich die Küstenstriche des Mittelländischen Meeres ihre Heimat geworden.

Es ist aber dabei zu bemerken, daß am Meere die Behandlung sich nur auf die Wintermonate beschränkte und eigentlich nie systematisch durchgeführt wurde, so z. B. in Hyères von VIDAL und JAUBERT, in Cannes von REVILLIET und in Nizza von GRINDA, CHIAIS, MONTEUUIS und MALGAT.

MALGAT war der erste, der die Sonnenbehandlung bei Lungentuberkulose ausübte, während MONTEUUIS das Vorrecht für sich in Anspruch nehmen darf, diese Behandlung in Verbindung mit dem Luftbad bei Nervenkrankheiten erstmalig angewandt zu haben.

Erfolgreiche Versuche machten dann schließlich noch in Bordeaux ARMAINGAUT und REBOUL in Nimes.

Überall, auch in der Ebene, begann nun ein reges Interesse für die Heliotherapie Platz zu greifen. v. ESCHERICH, der bedeutende, leider früh verstorbene

Wiener Pädiater, welcher unsere Einrichtungen und Patienten eingehend studiert und beobachtet hatte, schrieb von „den überraschenden, in die Augen springenden und direkt überzeugenden Erfolgen der Heliotherapie" (Wiener med. Wochenschr. 1909, Nr. 29). Er suchte dann diese Ansichten in die Tat umzusetzen, und errichtete auf dem Dach seiner Wiener Klinik ein Solarium. Auch JERUSALEM wurde durch einen Besuch in Leysin zu seinen ersten heliotherapeutischen Versuchen auf Grimmenstein angeregt. Er berichtet über seine guten Erfolge in der Zeitschr. f. diät. u. physikal. Therapie 1911, Bd. 4, Heft 7 „Über Sonnenlichtbehandlung der chirurgischen Tuberkulose", Wiener klin. Wochenschr. 24. Jahrg., S. 539 u. 1680; und in den Mitteilungen auf dem Internationalen Tuberkulose-Kongreß, Rom, April 1912.

In denselben Jahren ist auch ein ergrauter Vorkämpfer der operativen Methode ins Lager der „Konservativen" übergetreten, BARDENHEUER - Köln. Dieser, anfänglich wohl einer der kühnsten Interventionisten, machte nach einem Besuch in Leysin auf der bis dahin beschrittenen Bahn vollständig Kehrt und wurde ein begeisterter Anhänger der Heliotherapie. Es genügte ihm übrigens nicht, seiner Begeisterung durch bloße Worte Ausdruck zu verleihen, sondern er führte die neue Behandlungsmethode auch in seinem Wirkungskreis, dem Bürgerkrankenhaus in Köln, ein, soweit sich dies bei den klimatischen und örtlichen Verhältnissen ermöglichen ließ. Die von ihm durch Heliotherapie der externen Tuberkulose erzielten Erfolge veröffentlichte er späterhin. (Vgl.: „Die heliotropische Behandlung der peripheren Tuberkulosis, besonders der Knochen und Gelenke." Deutsche Zeitschr. f. Chir. 1911 und: „Die Sonnenbehandlung der peripheren Tuberkulosis", Strahlentherapie 1912.)

Auch WITTEK, Graz, kehrte von einem Besuch in Leysin als begeisterter Anhänger und Verteidiger der Heliotherapie in seine Heimat zurück, wo er diese Behandlung in der von ihm geleiteten Kinderstation in Aflenz (Steiermark) einführte. (Vgl.: „Zur Sonnenbehandlung der chirurgischen Tuberkulose," Beiträge zur klin. Chirurgie, Wien 1912, Bd. 30.)

DE QUERVAIN - Basel ermutigte uns schon zu Beginn unserer Tätigkeit zu weiterem Fortschreiten auf der betretenen Bahn. Seine Eindrücke über die Heliotherapie und die damit erzielten Erfolge veröffentlichte er als Vorwort zu den Inaugural-Dissertationen unserer beiden Assistenzärzte Dr. FRANZONI und Dr. WITMER in Bd. 114 der Deutsch. Zeitschr. f. Chir., sowie in der Semaine médicale, 11 sept. 1912, und ferner in seinen Mitteilungen auf dem Berliner Chirurgen-Kongreß 1913.

Die erfolgreichen Resultate der Heliotherapie gaben uns den Mut, einen Schritt weiterzugehen und die Sonnenkur auch der Prophylaxe dienstbar zu machen. Bereits im Jahre 1910 wurde ein eigenes Haus, unweit von Leysin, ausschließlich dieser Zweckbestimmung übergeben. Der ausbrechende Weltkrieg mit seinen Hemmungen und Umwälzungen auf allen Gebieten vermochte die Heliotherapie momentan in ihrer Entwicklung anzuhalten, zudem stand dieselbe neuen, kriegschirurgischen Anforderungen gegenüber. Heute ist die ganze Frage, der überall zunehmenden Infektion mit Tuberkulose wegen, wieder an erste Stelle gerückt. Von allen Seiten und an vielen Orten wird mit der Sonne als sozial und therapeutisch gleich wichtigem Faktor gerechnet. Die daraufhin abzielenden Bestrebungen und deren Niederschlag in der Literatur sind aber bereits so zahlreich geworden, daß eine lückenlose Aufführung derselben zu weit führen müßte.

II. Experimentelle Beiträge.

Welche Strahlen sind es nun, die durch ihre spezielle Aktivität die Heilung unserer Kranken befördern? Auf welche Art erreichen sie dieses Ziel, und unter welchen physiologischen Erscheinungen geht dieser Heilungsverlauf vor sich?

Das sind die drei großen Probleme, zu deren Lösung eine bedeutende Zahl neuerer Arbeiten ihren Teil beizutragen suchen. Wenn diese Fragen noch nicht gelöst sind, so erklärt sich das aus ihrer Komplexität, indem die verschiedensten Teile der Wissenschaft bei der Bearbeitung dieser Probleme mitzureden haben.

Wir werden nun den Aufbau dieser verschiedenartigen Elemente zu erklären versuchen, indem wir einen möglichst genauen Überblick der zur Zeit herrschenden Ansichten geben wollen.

Da die bemerkenswerten, durch Sonnenbehandlung in der Höhe erzielten Erfolge bei chirurgischer Tuberkulose zum großen Teil dem Einfluß der ultravioletten Strahlen zugeschrieben wurden, unternahmen wir seit 1908 mit unserem Mitarbeiter Dr. ROSSELET genaue Untersuchungen, so unter anderem vergleichende Messungen über die Intensität der ultravioletten Strahlung in der Ebene und in der Höhe, d. h. in Leysin (1450 m) und Lausanne (450 m).

Unsere Methode stützt sich auf die Untersuchungen von HERTZ. Diese letzteren scheinen in der Tat durch die Einfachheit ihrer Anordnung und die Leichtigkeit des Transports der dazu nötigen Apparate sich am meisten zu derartigen Arbeiten zu eignen.

Der bei unseren Untersuchungen verwendete Apparat besteht aus einem offenen Messingzylinder, durch dessen Blendenausschnitt die Sonnenstrahlen im Innern auf eine amalgamierte, in der geometrischen Achse des Zylinders liegende Zinkplatte fallen. Der Metallstab, auf welchem diese Platte ruht, ist gegen den Zylinder durch Bernstein isoliert und nach außen mit einem Elektroskop DELSTER und GEITEL in Verbindung.

Mit negativer Elektrizität geladen, hat die amalgamierte Zinkscheibe die Tendenz, sich unter dem Einfluß der ultravioletten Strahlen des Sonnenlichtes zu entladen (HERTZ - HALLWACHS), und die Zeitdauer, die nötig ist, den Fall eines bestimmten Potentials hervorzubringen (in unseren Versuchen immer 630 V) gilt als Ausdruck der mehr oder weniger hohen Intensität dieser Strahlen. Diese Untersuchungen haben wir in der Zeit von April 1908 bis Februar 1909 verfolgt. Sie haben uns zu folgenden schon oft erwähnten Resultaten geführt!

Der Unterschied in der Intensität der ultravioletten Strahlung zwischen Berg und Ebene ist im Winter maximal und wird geringer in dem Maße, als man sich der wärmeren Jahreszeit nähert.

Zwei weitere Folgerungen lassen sich noch aus unseren Messungen ableiten:

1. In der Ebene ist die Stärke der ultravioletten Strahlung immer geringer als in der Höhe.

2. Die Intensitätsabnahme vom Winter zum Sommer ist in der Höhe geringer als im Tale.

Wenn die erste Schlußfolgerung die Wichtigkeit der Höhenkur im Winter zeigen sollte, so führt uns die zweite dazu, die Sonnenbehandlung überall da auch auf den Sommer auszudehnen, wo die Schwere der Erkrankung es verlangt. Während des Winters ist in der Ebene der Kranke gezwungen, die Besonnung zu unterbrechen, da die durch die Atmosphäre zum großen Teile absorbierten ultravioletten Strahlen genügende Intensität nicht mehr besitzen. Im Gegensatz dazu erlaubt der Winter im Hochgebirge eine beständige Durchführung der Kur.

In bemerkenswerten und sehr vollständigen Versuchen in Davos hat DORNO die gleichen Schwankungen in der Intensität der ultravioletten Strahlen im Verlaufe eines Jahres festgestellt.

Haben sich unsere eigenen Untersuchungen bis jetzt nur auf die Absorption der ultravioletten Strahlen durch die Atmosphäre erstreckt und gestatten uns daher einen Vergleich mit der Absorption der übrigen Strahlen nicht, so haben die Arbeiten von ELSTER, GEIBEL und DORNO gezeigt, daß diese letzteren eine beträchtliche Einbuße durch Absorption erleiden. An dieser Stelle ist es interessant, zu erwähnen, daß, soweit wir wissen, bis heute keine genauen Messungen angestellt wurden, die ausschließlich die infraroten Strahlen betreffen. Die Messungen, die bisher über die Wärmestrahlung des Sonnenlichtes vorgenommen wurden, beziehen sich in der Regel auf das gesamte Spektrum (z. B. Pyrrheliometer ANGSTRÖMS, Experimente von VIOLLE auf dem Montblanc und an der Meeresküste).

Wir wissen jedoch, daß die infraroten Wellen nur vollkommen trockene und von Verunreinigungen (Staub, Bakterien) freie Gase leicht passieren. Es darf daher wohl zugegeben werden, daß sie durch die Atmosphäre eine bemerkenswerte Absorption erleiden müssen, vielleicht noch bedeutender als die der Lichtstrahlen.

Wenn wir so durch physikalische Messungen den Einfluß der ultravioletten Strahlen des Sonnenlichtes in der Heliotherapie als wichtig erkannt haben, so ist im weiteren von Bedeutung, zu untersuchen, in welcher Weise und unter welchen biologischen Bedingungen sie wirksam werden und ihre Anwesenheit verraten. — Wir wissen bereits, daß die Pigmentierung durch diese ultravioletten Strahlen bedingt ist und daß diese Pigmentierung wiederum eine Prädisposition zur Heilung anzudeuten scheint. Diese Beziehung zwischen dem Auftreten des Pigments und der Gegenwart ultr. violetter Strahlen im weißen Licht ist durch zahlreiche Versuche belegt, und wir selbst haben dies 1908 in folgender Weise nachzuweisen versucht: Wir legten einem unserer Patienten ein fluorescierendes, gelbes Glas (Uranglas) auf die Bauchhaut. Während sich nun rings um die Glasplatte typische Pigmententwicklung zeigte, blieb deren Bildung unter dem Glas vollständig aus. Was schließen wir daraus? Doch nur das, daß die Strahlen von rot bis gelb, d. h. die Strahlen von größerer Wellenlänge (im Vergleich zu den ultravioletten) nicht imstande waren, eine Pigmentierung hervorzurufen. Als wir später zum gleichen Versuche eine Platte benützten, die im Spektroskop nur blaue und violette Strahlen zeigte, fanden wir, daß diese Unfähigkeit, Pigment zu bilden, sich bis zum violetten Teile des Spektrums erstreckte. So kamen wir, wie FINSEN und andere Autoren, zum Schlusse, daß es in der Hauptsache die ultravioletten Strahlen sein müssen, welche die Pigmentierung der Haut verursachen.

Diese Ergebnisse haben übrigens nichts Ungewöhnliches, wenn wir an die intensive Absorption dieser ultravioletten Strahlen denken, die in den Körper einzudringen trachten, aber schon in den oberflächlichen Schichten der Epidermis absorbiert werden. Ihre Energie wird aber zu einer chemischen Energie verwendet, die sich in den Zellen und im Blute abspielt, als deren Resultat wir die Pigmentbildung ansehen müssen. Diese schwache Durchdringung der lebenden Materie durch diese Strahlen von kurzer Wellenlänge wurde durch genaue Untersuchungen klargelegt. Übrigens hatte sie schon FINSEN beobachtet, indem er Tuberkelbacillen in der Tiefe der Lupusknötchen zu vernichten suchte. Durch die Erzeugung einer Hautanämie kann dieses Durchdringungsvermögen verstärkt werden. Wir können dies in folgender Weise sehr gut beobachten: Wenn man das menschliche Ohrläppchen zwischen zwei Quarzplatten zusammendrückt, finden wir mit dem Spektroskop alle Farben, aus denen das weiße Licht zusammengesetzt ist. Wenn wir diesen Druck weglassen und damit die Zirkulation wieder herstellen, bleiben die roten und gelben Strahlen sichtbar; die violetten und ultravioletten sind verschwunden, zum Teil durch die Haut, namentlich aber durch das Blut absorbiert. Später gelang es JANSEN, zu zeigen, daß in der durchbluteten Haut diese Strahlen bis zu einer Tiefe von 1,5 mm bactericid wirken, und daß unter ihrem Einflusse die Virulenz der Mikroben noch bis zu einer Tiefe von 4 mm eine Abschwächung erfährt. Neuere sehr genaue Untersuchungen von R. A. HASSELBACH haben die starke Absorption der ultravioletten Strahlen bestätigt.

Wie findet nun unter ihrem Einfluß die Pigmentbildung statt? Dieses Problem ist eines der schwierigsten der Biologie, über das eine Einigung noch nicht erzielt ist. Da es schwer hält, sich ein lebendes Wesen ohne Pigment zu denken, so muß man das letztere als ungemein wichtig für die vitale Tätigkeit betrachten. Das Problem der Pigmentbildung bildet eine der Grundfragen der allgemeinen Biologie.

Zwei Theorien versuchen gegenwärtig die bis jetzt noch dunkle Entstehungsweise des Pigments zu erklären. Die eine denkt sich das Pigment autochthon, die andere durch Vermittlung des Blutes entstanden, und namhafte Gelehrte treten für die eine wie für die andere Theorie ein. Zur Stütze der zuletzt genannten Entstehungsart haben wir die Blutuntersuchungen von Schmidt (1889), der beim Frosche die Umwandlung des Hämoglobins in schwarzes Pigment verfolgen konnte. CARNOT hat diese Entstehungsart durch Beobachtungen am Darm von Blutegeln bestätigt. UNNA, QUINCKE, FINSEN bekennen sich zu dieser Theorie auf Grund der oft gemachten und häufig erwähnten Beobachtung (ETERNOD und ROBERT), daß sich in der Nähe der Hauptgefäße chromatophore Substanzen befinden.

Was spricht nun für die autochthone Entstehung des Pigments? JARISCH beobachtete, daß das Melanin von den roten Blutkörperchen entstehen kann, und verschiedene Histologen (POST, ANDRUX, RETTEREN) erhoben folgende Befunde: 1. Bei Säugetieren fanden sie die Epidermis pigmentiert, ohne daß die Unterhaut Pigment zeigte und umgekehrt. 2. Haare, in einen pigmentlosen Bulbus implantiert, zeigen Pigment. Endlich sind hier die Untersuchungen von BATAILLON zu erwähnen, der mit Froschlarven experimentierte und angibt, daß er das Pigment aus Chromatin und nicht aus Hämoglobin entstehen sah. MEIROWSKY hat sehr ansprechende Untersuchungen veröffentlicht. In der Kernsubstanz hat er einen „Pyrenoidinkern" beobachtet, der so genannt wird, weil er sich leicht durch Pyrenoidin rot färbt. In chemischer Hinsicht wäre dieser Kern aus Tyrosin aufgebaut, jener Aminosäure, die als letztes Produkt des Eiweißmoleküls gilt und durch die Wirkung des Pankreassaftes auf dieses Eiweißmolekül entsteht. MEIROWSKY gelang es, diesen „Pyrenoidinkern" mit Hilfe eines Farbstoffs vom Innern des Kerns bis zur Kernmembran zu verfolgen, wo er infolge chemischer Umwandlungen weniger färbbar wird. Indem er diesen Weg weiter verfolgt, gelangt dieser Kern ins Protoplasma der Zelle, wird dort durch Diastase in Pigmentkörner umgewandelt, die jede Färbbarkeit eingebüßt haben. Alle Übergänge vom Rot des Pyrenoidins bis zum Dunkelbraun des Pigments sind angeblich von diesem Autor beobachtet worden.

Was uns anbelangt, so möchten wir keine scharfe Grenze zwischen den beiden obenerwähnten Theorien ziehen; wir glauben, daß die eine wie die andere einen Teil Wahrheit enthält. NEUMANN hat im Jahre 1888 einen sehr wertvollen Befund erhoben, den wir hier erwähnen müssen. Als er die Blutungen aus normalen Geweben studierte, beobachtete er zu wiederholten Malen, daß das in die Gewebe ergossene Blut sich nur da in Pigment umwandelt, wo es mit der lebenden Zelle in Kontakt ist. Diese Beobachtung kann uns vielleicht als Brücke dienen zwischen den beiden Theorien der Pigmentbildung, insofern als das nicht mehr unter normalen Bedingungen lebende, vielleicht dissozierte, rote Blutkörperchen im Kontakt mit normaler Gewebszelle das Pigment entstehen läßt. Wir glauben, daß die Bildung des Hautpigments unter dem Einfluß der ultravioletten Strahlen in analoger Weise vor sich geht. Unter diesem Einflusse zeigt ja das Absorptionsspektrum des Blutes die Absorption der kurzwelligen Strahlen. Absorbierte Strahlen wirken aber chemisch auf die Substanz, von der sie absorbiert wurden. Wir nehmen also an, daß das Blutkörperchen, das die kurzwelligen Strahlen absorbierte, durch diese letzteren selbst dissoziiert wird. Eine durch die langwelligen Strahlen vermittelte Vasodilatation würde den kurzwelligen den Kontakt mit den Blutzellen erleichtern, und das Protoplasma oder das Zellchromatin würden alsdann durch Diastase die Verfallsprodukte des Hämatins in Pigment umwandeln. MAAS vertrat 1889 eine gleiche Idee, indem er annahm, daß das Hämoglobin in flüssigem Zustande in den Zellkörper eindringe, und daß es daselbst durch eine molekulare Zelltätigkeit in Pigment umgewandelt werde. Wir gehen aber weiter und halten die Gefäßerweiterung für ungenügend, wenngleich eine Hämoglobinzerstörung statthaben muß. Wird nämlich die Haut dem Einfluß von Wärmestrahlen ausgesetzt, so tritt schnell eine Pigmentierung auf, die aber kurz nach dem Aufhören der Bestrahlung wieder verschwindet; andererseits hat eine Bestrahlung mit weißem Licht, das ja reichlich ultraviolette Strahlen einschließt, eine langandauernde Pigmentierung zur Folge. Wir erklären uns nun diese Differenz dadurch, daß infolge des Fehlens der ultravioletten Strahlen im ersten Fall eine Hämolyse nicht eintreten kann. DUBOIS nimmt für jede Pigmentbildung zwei Komponenten in Anspruch: 1. einen chromogenen Körper und 2. eine Zymase oder Oxydase. GESSART kommt durch eigene Versuchsreihen zu derselben Ansicht. HORAUD verlegte dann das Chromogen in die Hautzellen, während die Blutkörperchen die Zymase bilden sollten.

Im Einklang mit DUBOIS haben in den letzten Jahren BLOCH und seine Schüler interessantes Licht auf die Entstehungsweise des Pigments geworfen. Die oxydierenden Fermente der Epithelzellen sollen dabei intracellulär das Pigment aus Stoffen bereiten, die, wie das BLOCHsche Dioxyphenylalanin

(= Dopa), dem Adrenalin chemisch verwandt sind. Die direkten Versuche BLOCHS haben große Beweiskraft und verdienen um so größere Beachtung, als sie mit der allgemeinen biologischen Lichtwirkung in Einklang zu bringen sind. So gelingt es, nach BLOCH, durch chemisch wirksame Strahlen die Intensität der Fermentwirkung mächtig zu steigern. Die nachweisbare Fermentwirkung ist je nach Individuen sehr verschieden und folgt bei ihrer Steigerung dem ARNDT-SCHULZEschen biologischen Grundgesetz: Kleine Strahlenreize fördern, mittlere hemmen, und starke vernichten die Dopaoxydase (LUTZ). Die spontane Pigmentbildung geht dem nachweisbaren Oxydasereichtum parallel. Das Blut ist nach der Dopatheorie der Pigmentbildung nur ein Transportmittel für die Vorstufen des Pigments. Dieser Standpunkt wird uns möglicherweise die Pigmentierung durch thermische und mechanische Reize erklären können, bei denen infolge der Gefäßerweiterung eine reichliche Zufuhr von pigmentfähigen Stoffen zu der Haut erfolgt, ohne daß dabei eine Fermentaktivierung zu entstehen braucht. Darum die Flüchtigkeit und Unregelmäßigkeit dieser Pigmentierung. Die Addisonflecken sollen, nach BLOCH, eine ähnliche Pathogenese haben, wobei die Bausteine des mangelnden Adrenalins in Pigment umgewandelt werden, bei sonst normalem Fermentgehalt des Epithels.

Der BLOCHsche Standpunkt der Dopatheorie deckt sich mit den Beobachtungen, die wir bei der Praxis der Heliotherapie gesammelt haben. Wir haben von jeher eine von der Zelle selbst sekretierte Diastase als pigmentbildendes Agens angesehen. PHYSALIX konnte sie aus der Haut des Frosches und SCHMIDT aus derjenigen des Meerschweinchens isolieren. Die chemischen Vorstufen des Pigmentes schienen uns bei der Hämolyse unter Lichtwirkung frei zu werden. Ob die BLOCHschen pigmentfähigen Benzolderivate mit dem Blutfarbstoff im Zusammenhang stehen, bleibt dahingestellt. Wir müssen aber darauf hinweisen, daß wir im Hämatoporphyrin eine sicher aus dem Hämatin stammende Substanz kennen, die die Haut dem Lichte gegenüber in stärkster Weise zu sensibilisieren vermag. Die im Urin normalerweise (GARROD) in Spuren auftretende Substanz ruft bei Porphyrinurie an belichteten Hautstellen Entzündungen und Nekrosen (Hydroa estivalis) auf, die im Dunkel wieder verschwinden. MEYER-BETZ konnte dies durch intravenöse Injektion von Hämatoporphyrin im Selbstversuch nachprüfen. Derselbe Versuch wurde an weißen Mäusen ausgeführt, die dabei schon im diffusen Tageslicht zugrunde gingen. Ähnliche Zustände werden indirekt durch Sulfonal und Bleitriäthyl (GÖTZE) erzeugt. Man muß auch an das Bluteisen denken (PINCUSSEN), da bekannterweise ein geringer Metall-zusatz die Lichtempfindlichkeit organischer Verbindungen sehr stark erhöht (NEUBERG). Dem Blutfarbstoff muß also eine größere Rolle bei den lichtbiologischen Vorgängen zuerkannt werden.

Es soll keineswegs gesagt werden, daß wir den langwelligen Sonnenstrahlen eine Heilwirkung absprechen wollen, wie man es uns irrtümlicherweise zumuten wollte. Rein chemische und rein thermische Strahlen kennt die Heliotherapie nicht. Strahlen, die thermisch wirken, erhöhen die Schwingungen der Moleküle, die chemisch wirkenden beeinflussen den Aufbau der Moleküle (SCHANZ). BERTHE-LOT stellt sich den letzten Vorgang als Resonanz zwischen Lichtwellen und Atomvibration des Moleküls vor, die dieselbe Schwingungsperiode haben sollen. Dabei werden chemische Reaktionen ausgelöst, die sonst bei viel höheren Temperaturen erfolgen. Das Licht „erniedrigt den Potential" der Reaktion. Biologisch ist nur das Verhältnis der beiden einem jeden Strahl eigenen Qualitäten von Wichtigkeit; die „chemische" Komponente der gesamten Strahlungsenergie scheint uns dabei ganz besonders wichtig, um so mehr, als die im Körper immer vorhandenen „optischen Sensibilatoren" (TAPPEINER) die Rolle der kurzwelligen Strahlen bedeutend verstärken können. So hat vor kurzem v. HESS bewiesen, daß das tierische Facettenauge die ultravioletten Strahlen direkt und stark wahrzunehmen pflegt, dank der großen Fluorescenz seiner Substanz. Die Auffassung KISCHS, nach welcher die Sonnenwirkung ausschließlich als hyperämisierende Wärmewirkung anzusprechen ist, erscheint uns denn doch viel zu oberflächlich und nicht stichhaltig.

Die ganze moderne Forschung der Lichttherapie der Rachitis, die einen großen Aufschwung erlebt hat, spricht für die Bedeutung der kurzwelligen Strahlen, und es liegen genaue meßanalytische Ergebnisse vor. So zeigt LASCH, daß die Quarzlampe die Ca · O-Retention des Rachitikers bis ins Vierfache steigern kann, wobei die schon nach wenigen Tagen einsetzende Wirkung noch monatelang ($1^1/_2$) nach der Bestrahlung anhielt. HESS kommt zu ähnlichen Resultaten. In vitro erhalten BERTHELOT und GAUDECHON durch Quarzlampenbestrahlung eines Gemisches von Kohlensäure und Ammoniak, das Formamid, das bekanntlich den einfachsten Baustein des Eiweißmoleküls darstellt. Dasselbe Verfahren ergab den obengenannten Forschern aus Wasser und Kohlensäure das Formaldehyd, das durch Kondensation und Polymerisation die vegetabilen Zucker liefert. Chemische Strahlen führen nach BIERRY und HENRI auch Dekompositionen hervor. So wird in vitro Sacharose hydrolisiert. Eiweiß, Fett und Kohlehydrate werden in den Organzellen gespalten (NEUBERG), wobei Substanzen von größerer Acidität entstehen. Dabei wird die Peroxydase des Blutes erhöht. Im allgemeinen werden durch das Licht lösliche Eiweißstoffe in weniger lösliche umgewandelt. „Das Licht erzeugt an allen organischen Stoffen Veränderungen," sagt SCHANZ, „wobei die kurzwelligen Strahlen diese Stoffe bis auf Elemente und Radikale abbauen können." Die so vielgestaltigen und fast überall eingreifenden chemischen Lichtwirkungen sind von PINCUSSEN zusammengestellt worden. Wie energisch dieselben sein können, hat GASSUL gezeigt, der durch Einwirkung der Quarzlampe auf enthaarte Mäuse eine bis zur Nekrose gehende Extravasation und Zellinfiltration der Milz, Leber und Nieren bei intakter Haut erzeugen konnte. Durch das rote Licht der Neonlampe war keine ähnliche Wirkung nachzuweisen. Die durch das Verschwinden der Oxydasereaktion gemessene Tiefenwirkung der ultravioletten Strahlen zeigt sich, nach Keller, als eine unerwartet große, bis 0,65 cm tief. In gleichem Sinne sprechen die Experimente und Messungen von SONNE. Er konnte experimentell feststellen, daß etwa 0,5 cm unter der Haut die sichtbaren Strahlen eine Temperatur von 47,5°, die unsichtbaren Wärmestrahlen aber eine solche von nur 41,7° erzeugen können. Die noch erträgliche Hauttemperatur beträgt dabei beim unsichtbaren Licht 43,8° bei 3,11 Cal. Einfall und 2 Cal. Resorption pro 1 qcm Haut, bei den unsichtbaren Wärmestrahlen dagegen 45,5°, wobei 1 qcm Haut nur 1,79 Cal. Einfall und 1,25 Cal. Tiefenresorption verträgt. Der Körper wird von den dunklen Wärmestrahlen oberflächlich erhitzt, während die kurzwelligen Lichtstrahlen ihrerseits eine starke Tiefenwirkung entfalten, die bei der bekannten oberflächlichen Resorption dieser Strahlen, nur auf sekundären biochemischen Umsetzungen beruhen kann. Von diesen Strahlenarten, an die sich das Leben so ideal angepaßt hat, enthält die Sonne etwa 30% ihrer gesamten Strahlenenergie, während die künstlichen Strahlenquellen davon nur 15—20% aussenden. Hier tritt wieder die Höhensonne in ihre Rechte, da die Atmosphäre etwa 60% der Sonnenstrahlungsmenge absorbiert, wobei die kurzwelligen Strahlen am stärksten zurückgehalten werden. Einen tieferen Einblick in die biochemische Sonnenwirkung haben wir durch die moderne Avitaminosenforschung gewonnen. Um die Sonnenwirkung verwerten zu können, muß der Körper über bestimmte Vitamine verfügen, wobei diese beiden Faktoren sich bis zu einem gewissen Grade gegenseitig vertreten können. Im andern Falle kann das Licht schädlich wirken. ECKSTEIN zeigte, daß vitaminfrei ernährte Ratten durch Quarzlicht eine Wachstumshemmung sowie einen rascheren Tod erleiden als die nichtbestrahlten Tiere. Pellagrakranke oder mit Buchweizen gefütterte Tiere erleiden im Frühjahr schwere Hautaffektionen. Daß das Licht wachstumfördernd wirkt, wurde radiologisch an normalen und rachitischen Kindern von WIMBERGER nachgewiesen. Die normale Wachstumskurve hat ihren höchsten Punkt im Juli, den niedrigsten im Februar. MALLING HAUSCH hat dasselbe durch Messungen überzeugend nachgewiesen. Bei rachitischen Kindern tritt diese Tatsache noch stärker hervor, was die Bedeutung der Jahreszeit noch mehr unterzeichnet. Nägel (BERTHOLD) und Haare (FINSEN) wachsen auch stärker im Sommer als im Winter. Durch zahlreiche, bei 270 Kindern vorgenommene Bestimmungen der durchschnittlichen Blutphosphatmenge konnte HESS feststellen, daß dieselbe von 3,92 mg/% im Dezember auf 3,58 im März heruntergeht, um dann rasch auf 4,35 mg/% im Juli zu steigen. Dementsprechend entsteht $^1/_4$ der Rachitisfälle in der zweiten und $^3/_4$ in der ersten Jahreshälfte. DEGKWITZ (Hundertjahrfeier deutscher Naturforscher und Ärzte, Sept. 1922, Leipzig) findet durch Stoffwechselbilanz gesunder Hunde, die er im Dunkel hält, ein deutliches Defizit des Organismus an Salzen. Bei sonst mit Rachitis einhergendem niedrigen Blutphosphatgehalt von 4 mg/% kann der Erkrankung durch Sonnenbestrahlung vorgebeugt werden (GUTMAN und FRANZ). Die anorganischen Phosphate des Blutes eines Rachitikers erreichen unter der Wirkung der Sonnenbestrahlung die normale Höhe (HESS und GUTMAN). Daß es sich dabei um überwiegend chemische Strahlen handelt, geht aus den Messungen von LASCH wie auch aus den Lichtinfiltrationsversuchen von HESS hervor. Diese Befunde wurden letztens durch die meßanalytischen Arbeiten von Lesné, de Sennes und Guillaumin bestätigt. Die rachitische Zellaplasie des Knochenmarks sowie die Bildung des Fettmarks bleiben bei avitaminosen Tieren aus, sobald diese dem ultravioletten Lichte ausgesetzt werden (B. ISHIDO).

Auch beim normalen Tier rufen die kurzwelligen Strahlen Zellwucherungserscheinungen im Knochenmark hervor (BICKEL und TASAWA).

Die durchgreifende Wirkung der Strahlen auf den ganzen Organismus kann sich nur vermittels der Fermente ausüben, wobei Vitamine als notwendiger Teilfaktor im gleichen Sinne wie die Sonne mitwirken. PINKUSSEN zeigt, daß Fermentbildung bzw. Abgabe an das Blut durch Belichtung künstlich gesteigert werden kann. Es ist dabei wahrscheinlich, daß Purine in Oxalsäure und weiter in Kohlensäure in verstärktem Maße abgebaut werden. BEST findet eine Steigerung der Kreatinmenge im Harn. PFEIFFER konnte künstliche Glycyltryptophan spaltende Fermente beim Kaninchen erzeugen. PINCUSSEN findet in vitro eine Veränderung des Blutzuckers, was mit der bekannten Tatsache übereinstimmt, nach welcher das Licht bei manchen Diabetikern die Glykosurie zur Verminderung und sogar zum Verschwinden bringen kann. Die Haut spielt bei diesen Fällen eine aktive Rolle. Ist sie doch endlich als lebenswichtiges, immunisierend (BESREDKA) und innensekretorisch (Esophylaxie E. HOFFMANS) wirkendes Organ anerkannt worden. Die Ansicht von KISCH, der dem Hautpigment eine ausschließlich wärmeregulatorische Funktion zuerteilt — wobei mehr Wärme ausgestrahlt als resorbiert werden soll — ist viel zu eng aufgefaßt und berührt bei weitem nicht die wichtigste Seite der biologischen Bedeutung der bestrahlten pigmentierten Haut.

Nach der Bildung des Pigments wollen wir uns jetzt mit seiner Funktion näher beschäftigen.

Die Entstehung des Pigments durch die Einwirkung der ultravioletten Strahlen, speziell durch eine ihnen eigene „abiotische" Komponente, hat bei deren zu großer Intensität eine teilweise Zerstörung im Organismus zur Folge, was gleichbedeutend ist mit dem häufig beobachteten Erythem. Durch einfachen Schluß von Ursache auf Wirkung müssen wir aber dem Pigment eine schützende Rolle zuerkennen, denn einmal aufgetreten, kann sich ein Erythem nicht mehr entwickeln, und die kurzwelligen Strahlen können die Haut nicht mehr destruktiv verändern. Neben vereinzelten Stimmen hat FINSEN besonders diesen schützenden Einfluß des Pigments geltend gemacht; aber die Ansicht, daß erst die Pigmentierung auch die Sonnenkur wirksam macht, ist das Neue in dieser Frage. BOHN (über die Entwicklung des Pigments) sagt drastisch: „Jedes Lebewesen verteidigt und schützt sich durch Zerstörung."

In einer ersten Arbeit mit unserem Mitarbeiter Dr. ROSSELET haben wir im Jahre 1908 die nachher von verschiedenen Autoren wieder aufgenommene Idee vertreten, daß das Pigment einen Transformator darstelle in dem Sinne, daß es die kurzwelligen Strahlen in solche von größerer Wellenlänge überführe. Diese letzteren wurden als von der Hautoberfläche weniger absorbierbar angenommen. Die verschiedenen dort niedergelegten Betrachtungen sollen hier nochmals ins Licht gerückt werden, um so mehr als dieselben zu oft vergessen und noch als in Diskussion befindlich erwähnt werden.

Wir konnten zeigen, daß die Wirkung der ultravioletten Strahlen eine Oberflächenwirkung ist, daß sie sich quasi bei der Pigmentbildung in den oberen Hautschichten erschöpfen. FINSEN suchte bei seiner Behandlung die langwelligen Strahlen in einer bestimmten Tiefe aufzuhalten, um möglichst viele ultraviolette Strahlen in tiefere Schichten zu bringen. Das erklärt, daß seine Erfolge gleichsam an der Oberfläche haften bleiben (Lupus usw.). Da wir nun aber bei der tiefgelegenen Tuberkulose Heilung finden, wenn der Kranke sich pigmentiert hat, müssen wir logischerweise annehmen, daß eben dieses Pigment ein Tieferdringen der langwelligen Strahlen ermöglicht. Wir lassen also die dunkle Verfärbung der Haut durch Pigmentierung diese eine analoge Rolle spielen, wie es HERTZEL mit einer mit Lampenruß geschwärzten Oberfläche tat, eben die eines Transformators. So hat, um einen weiteren physikalischen Versuch zu erwähnen, der Physiologe JENA, indem er die ungleichen Lötstellen eines thermoelektrischen Elements mit Ruß verkleidete, die Intensität der ultravioletten Strahlen am Galvanometer ablesbar machen können. Das war doch nur möglich durch Umwandlung dieser ultravioletten in Wärmestrahlen. György und Gottlieb glauben letztens eine Verstärkung der Strahlentherapie der Rachitis durch ovale Eosindarreichung klinisch und radiologisch bewiesen zu haben. Schließlich sehen wir Dreyer mit Erfolg die, an aktiven Bestandteilen eher armen, Sonnenstrahlen Kopenhagens anwenden, als es ihm gelungen war, dieselben in geeigneter Weise zu sensibilisieren durch Eosin, Erythrosin, d. h. durch fluorescierende Substanzen. Gerade diese Tatsachen führten uns dazu, anzunehmen, daß, in Gegenden mit hoher Aktivität der Sonnenstrahlen, durch reichen Gehalt an ultravioletten Strahlen das durch die letzteren erzeugte Pigment gleichsam wie eine Dreyersche Substanz als Transformator wirke. Diese Transformation geschieht so, daß Strahlen mit einer geringen in solche von größerer Wellenlänge umgewandelt werden.

Meirowsky hat neuerdings diese Ansicht wieder bestätigt, aber soweit unsere Kenntnis reicht, wurde sie 1908 von uns zum ersten Male ausgesprochen.

Sollten die kurzwelligen ultravioletten Strahlen anscheinend sich in der Haut erschöpfen, wo sie zum Teil in solche von größerer Wellenlänge verwandelt werden, so gibt es auch tiefer eindringende Strahlen, deren bactericide Wirkung eine bedeutende ist. So haben die Untersuchungen Wiessners ergeben, daß die langwelligen roten und namentlich infraroten Strahlen eine starke bactericide Wirkung besitzen. Die von Finsen, Ominus, Sarason, Darbois, Busck und Lenkei ausgeführten Experimente weisen wirklich darauf hin, daß außer roten und gelbroten Strahlen solche von kleinerer Wellenlänge das lebende Gewebe durchdringen (Ohr, Wange, Hand). So erhielt Busck ein gutes Diapositiv durch eine Hand von 2,8 cm Dicke. Das größte Penetrationsvermögen kommt, wie auch Lenkei gezeigt hat, dem Rot und Infrarot zu. Die Versuche von Schmidt ergaben tatsächlich, daß die hellen Licht- sowie Wärmestrahlen selbst durch dicke Schichten durchgehen. Aus einer graphischen Darstellung ergibt sich, daß, wenn die Haut der Sonnenbestrahlung im Ausmaße von 138,5 qcm ausgesetzt wird, für die Wellenlänge 50 $\mu\mu$, also für Grün, durch das Gewebe derselben eine Lichtmenge entsprechend 12 qcm hindurchgeht; durch den Schädel dringt noch im Bereiche der Wellenlänge 750 $\mu\mu$ eine Strahlenmenge entsprechend 1,4 qcm. In besonderen Untersuchungen wurde die Durchlässigkeit von Fettgewebe und Muskeln geprüft. Bei Verwendung einer Fettgewebeschicht von 1 cm Dicke ergab sich bereits nach einer Sekunde deutliche Reaktion auf der Platte, während bei Muskelsubstanz von gleicher Stärke erst nach 60 Sekunden eine Wirkung erkennbar war. Kime, Hortadler, Malgat haben auf Grund bezüglicher Versuche mitgeteilt, daß Strahlen, welche auf photographische Platten wirksam sind, den Brustkorb zu passieren vermögen. Unsere eigenen Experimente erstrecken sich auf Belichtung von Platten durch Thorax, Vorderarm und Hand. Unser Assistenzarzt Dr. Witmer erzielte dabei deutliche Lichteindrücke durch Muskelschichten von 7—8 cm auf Perorthoplatten.

Die von meinen anderen Assistenten ausgeführten Nachprüfungen ergaben, daß das Sonnenlicht schon nach 5 Minuten durch die Wange und den Ohrknorpel derart durchdringt, daß gewöhnliche Kodaksfilms deutlich beeinflußt werden.

Nach Untersuchungen verschiedener Autoren, wie Nagel, Schmidt, Klingmüller, Halberstädter, besonders Finsen und Jansen, darf das Absterben von Bakterien nicht ausschließlich dem Licht zugeschrieben werden. Eine wesentliche Rolle spielt dabei die durch die Insolation hervorgerufene entzündliche Reaktion des Gewebes. Die Leukocyten scheinen durch das Licht positiv chemotaktisch beeinflußt zu werden. Die Wärmestrahlen des Spektrums ihrerseits führen eine starke Gefäßerweiterung herbei, die eine Auswanderung von Leukocyten in großem Maßstabe ermöglicht. Diese reaktive Entzündung können wir auf der Hautoberfläche nachweisen. Eine starke Hyperämie, begleitet von Anschwellung und seröser Infiltration, selbst von einer Abstoßung der oberen Schichten der Epidermis, sind deren charakteristische Kennzeichen.

Die bactericiden Bluteigenschaften des belichteten Körpers unterliegen neuerdings eingehenden Untersuchungen, die noch nicht endgültig spruchreif sind, werfen aber auf diese Frage ein interessantes Licht. So zeigten POTTHOFF und HEUER, daß die experimentelle Typhusagglutininbildung bei Kaninchen unter der Wirkung der ultravioletten Strahlen die Normaltiter bei pigmentierten Tieren übertrifft, dagegen diesen Titer bei Albinos nicht erreicht. Der starken Titersteigerung folgt bei weiterer Belichtung eine intensive Titersenkung, was nach STÄUBLI dem erhöhten Stoffwechsel der bestrahlten Tiere zuzuschreiben ist. Auch die den ultravioletten Strahlen ausgesetzten Bacillen werden der Plasmawirkung gegenüber empfindlicher, degenerieren vielfach und scheinen leichter phagocytiert zu werden (AZZI). Durch die Ultraviolettstrahlen wird außer der Begünstigung der Präcipitin-, Agglutinin- und Hemolysinwirkung auch eine Erhöhung der Resistenz bestrahlter Ratten dem Impfcarcinom gegenüber von KÖNIGSFELD behauptet. (Klinische Beobachtungen ähnlicher Art wurden von mir gemacht.)

Die Wirkung des Hochgebirgklimas und der Besonnung läßt sich nur schwer strikt voneinander trennen. Das zeigt sich ganz besonders, wenn man die Wirkungen dieser beiden Faktoren auf das Blutbild verfolgt. Über das intime therapeutische Zusammenarbeiten von Höhenluft und Höhensonne hat STÄUBLI verschiedene Arbeiten geschrieben, deren Ergebnis hier kurz zusammengefaßt werden soll.

1. Die zunehmende Vermehrung der roten Blutkörperchen mit der Erhebung über Meer ist eine feststehende Tatsache.

2. Auch das Hämoglobin zeigt eine Vermehrung ebenso wie die Gesamtblutmenge.

3. Im Hochgebirge tritt keine neutrophile Leukocytose ein.

4. Eher besteht die Tendenz zur Erniedrigung der Leukocytenwerte, zu absoluter Verminderung der neutrophilen und einer Vermehrung der mononucleären Formen.

5. Das Hochgebirge wirkt also in verschiedener Weise auf die Erythro- und die Leukopoiese.

Die physiologische Steigerung der Erythrocyten ist bei unseren Fällen von chirurgischer Tuberkulose immer zu konstatieren. Sie setzt in den ersten Tagen ein und erreicht $5^1/_2$—6 Millionen in einer Höhe von 1500 m. Hand in Hand mit der Vermehrung der roten Blutkörperchen geht eine leichte Steigerung des Hämoglobins. Nach HOBERT's neueren Untersuchungen wird die Blutregeneration der künstlich anemisierten Tiere durch das Tageslicht stark beschleunigt, wobei zuerst die Hämoglobinmenge, dann die Erythrocytenzahl hergestellt werden.

Was nun die Leukocyten anbelangt, so finden wir — im Gegensatz zu Stäubli, der Gesunde untersuchte — bei unseren chirurgischen Tuberkulosen eine ausgesprochene Erhöhung der Gesamtzahl. Bei leichter geschlossener Tuberkulose bleibt die Leukocytose unter 10 000. Offene Tuberkulose zeigt nach den Untersuchungen unseres Assistenzarztes Dr. Bardenheuer bei der Einlieferung fast typisch die Zahl 13 000. Was das Verhalten der einzelnen Leukocytenarten anbelangt, so fand derselbe in allen offenen und abscedierenden sowie in wenigen geschlossenen Fällen (Peritonitis und Adenopathien) eine Vermehrung der polynucleären Elemente, namentlich auf Kosten der Lymphocyten (70% Polynucleäre gegen 10—20% Lymphocyten).

Dieses prozentuale Verhältnis ist namentlich bei Kindern, wo das Umgekehrte der Norm näher käme, besonders auffällig.

Gegen die Ausheilung zu findet eine Umkehrung des weißen Blutbildes statt. Die Kurve der Polynucleären fällt, die Lymphocytenkurve steigt.

Vergleiche mit den diesbezüglichen Verhältnissen in der Ebene sind schwer anzustellen, da Blutuntersuchungen bei chirurgischer Tuberkulose offenbar nicht sehr stark gepflegt werden. Cabot verzeichnet unter 26 Fällen von tuberkulöser Peritonitis meist normale, 7 mal sogar subnormale Werte. Die Peritonitiden, die man uns nach Leysin schickt, gehören in der Regel zu den schweren Formen. Liegt darin der Grund der von uns gefundenen höheren Leukocytosen, oder handelt es sich dabei um eine Reaktion des kranken Organismus, die durch das Höhenklima veranlaßt würde?

Noch unabgeklärter ist unser Wissen, wenn man uns nach den Wirkungen der Sonnenbestrahlung auf das Blutbild fragt. Daß da eine Einwirkung bei allgemeiner Bestrahlung stattfinden muß, scheint a priori wahrscheinlich. Wir brauchen nur an die Wirkungen hydro- und thermotherapeutischer Prozeduren zu erinnern und an die Befunde, die dabei im Blutbild erhoben wurden. Die Untersuchungen über die diesbezüglichen Wirkungen des Sonnenbads sind in der Ebene und in der Höhe noch viel zu wenig vorgeschritten, um daraus bindende Schlüsse ziehen zu können.

Wird derjenige, der nur lokal besonnt, an der bestrahlten Stelle eine geringgradige Leukocytose erreichen als Folge der aktiven Hyperämie? Auch das ist nicht unwahrscheinlich in Analogie zur Stauung, da ja schon Nötzel bei seinen Tierexperimenten die große Zahl der Leukocyten unter der Stauungsbinde aufgefallen ist.

Was die Wirkung des Lichtes auf die vitalen Vorgänge, wie die Atmung und den Kreislauf, anbelangt, so wissen wir auch noch nicht, welcher Anteil der Wärme, welcher den Lichtstrahlen in ihren verschiedenen Qualitäten zukommt. Die Besonnung wirkt vasodilatatorisch auf das Gefäßsystem, und durch ausgedehnte Hyperämie der Integumente tritt eine Entlastung, eine Dekongestion der inneren Organe ein. Durch den Lichtreiz ausgelöste Reflexmechanismen können bestimmend auf den Ablauf der Atemmechanik sein. Des weiteren müssen photochemische Reaktionen namhaft gemacht werden, durch Besonnung der Haut entstehende und auf entfernte Organe und deren Chemismus einwirkende Stoffwechselprodukte. Die als Strahlenwirkung festgestellte arterielle Hypotonie und Hypoglycemie (erhöhte Zuckertoleranz nach Pinkussen) werden durch Rothman bestätigt und als mit Nebennieren-insuffizienz einhergehende Sympathienshypotonie zusammengefaßt. Dabei werden quantitative Änderungen des Tyrosinspiegels im Blute festgestellt in Verbindung mit Pigmentablagerung in der Haut. Hautnervenreiz und chemische Resorbtionsvorgänge in der Haut scheinen den auslösenden Faktor der Blutsystemänderungen darzustellen.

So hat v. SCHRÖTTER auf die Möglichkeit hingewiesen, daß durch jene Stoffwechselprodukte, welche in der besonnten Haut entstehen (gepaarte Aminosäuren, Tyrosin- oder Typtophanabkömmlinge), die oben angeführte Wirkung ausgeübt wird. Derselbe Autor erörtert ferner den positiven Energiezuwachs, welchen der Körper durch Lichtabsorption von seiten des Hämoglobins erfährt; eine Steigerung der Oxydationsvorgänge im Sinne von VIERORDT, QUINCKE und v. BEHRING. DIESING nennt den Vorgang eine „Lichtladung" des Blutes, welche den Gasaustausch zwischen Blutserum und den Gewebszellen befördern muß, und nach SCHLÄPFER erfährt das in der Körperperipherie kreisende Blut durch die Aktivität der kurzwelligen Strahlen Veränderungen, welche es befähigen, die aufgenommene Energie im Innern wieder abzugeben. Diese Auffassung hat auch in JESIONEK einen Vertreter gefunden. HASSELBACH nimmt für diese Energiebereicherung die Umwandlung von Oxy- in Methämoglobin in Anspruch. V. SCHRÖTTER drückt die Vermutung aus, daß die kurzwelligen Strahlen auch auf die Dissoziationsgröße des Oxyhämaglobins von Einfluß sein könnten. Die Lichtwirkung würde die Sauerstoffabgabe an die bedürftigen Zellen erleichtern.

Was den Einfluß des ultravioletten Lichtes auf die Respirationstätigkeit anlangt, so machte HASSELBACH folgende Beobachtung, die von RUBOW und MAHLER bestätigt wurde: „Setzt man den nackten Körper kräftigem ultravioletten Lichte aus, so wird die morgendliche Atemfrequenz für die folgende Zeit bedeutend herabgesetzt, während die Tiefe der Exkursionen in fast demselben Maße steigt."

Eine weitere Bewertung hat die Beziehung der Besonnung zur Atmung durch Untersuchungen erfahren, welche K. A. HASSELBALCH und I. LINDHARD im Hochgebirge bzw. beim Brandenburger Hause, 3290 m (Ötztaler Alpen), angestellt haben. Unter dem Besonnungsreize sahen diese Autoren ein Ansteigen des Atemvolumens, das bei abklingender Wirkung des ultravioletten Lichtes herabging.

Was speziell den Einfluß der Sonne auf die Herzarbeit angeht, so haben MALGAT und wir die dekongestive Wirkung auf die inneren Organe mit einer Abnahme des Blutdrucks verbunden. Es scheint sich nach Untersuchungen von HASSELBALCH und BACH um eine direkte Wirkung der ultravioletten Strahlen zu handeln, wahrscheinlich via Nervensystem. Das geht daraus hervor, daß diese Wirkung schon nach kurzer Bestrahlung rasch eintritt. Die Abnahme des Blutdrucks wäre demnach Folge einer Erweiterung der peripheren Blutbahnen durch den direkten Einfluß der Strahlung auf die Vasomotoren, und es würde sich nicht um einen zentral ausgelösten Vorgang handeln. Umgekehrt spricht der beruhigende, schmerzstillende Einfluß des kurzwelligen Lichtes mehr für zentrale Beeinflussung auch des Atemzentrums.

Als weitere Wirkung des Ultravioletts darf angenommen werden, daß es die fermentativen Prozesse des Stoffwechsels, besonders deren Zerfall, beschleunigt, was sich in einer Steigerung des Sauerstoffverbrauchs und vermehrter Stickstoffausscheidung kundgeben würde.

Ein Einfluß der Sonnenstrahlen auf die Nierenfunktion wird indirekt durch einen solchen auf die Zirkulation erklärt. Vielleicht kommt dazu eine Einwirkung der nach der Belichtung entstehenden Produkte der Zellmetamorphosen auf das Nierenepithel. Die Diurese hängt ab von der Größe der gleichzeitigen Transpiration, die eine Steigerung erfahren muß in dem Maße, als das Integument durch Pigmentanlagerung ein erhöhtes Absorptionsvermögen für gestrahlte Wärme erwirbt.

Schließlich wird die Gemütsverfassung unter dem Einfluß der Sonne eine heitere und die Arbeitsfähigkeit bedeutend gesteigert. Es dürfte sich wohl erübrigen, hier noch näher auf diese zuletzt genannte so wohltuende Wirkung der Sonnenstrahlung einzugehen, die jeder Arzt, wie überhaupt auch jeder andere Mensch an sich selbst, sowie an seiner Umgebung täglich zu beobachten Gelegenheit hat.

Von der auffälligen sedativen und schmerzstillenden Wirkung des Sonnenbades wird im klinischen Teil noch ausführlicher die Rede sein.

III. Klimatologisches.

Unter welchen klimatischen Bedingungen läßt sich die heliotherapeutische Behandlung am vorteilhaftesten durchführen, und wo werden diese Bedingungen am vollkommensten erfüllt? Zur Beantwortung dieser Frage ist es wohl am Platze, die verschiedenen Klimata hier in aller Kürze zu charakterisieren.

Die Ebene

zeigt in der Hauptsache folgende klimatischen Eigenschaften:

1. Sie ist für alle Winde offen, da keine schützenden Höhenzüge sie umgeben. Die Zahl der windfreien Tage ist daher sehr reduziert.

2. Die Temperaturunterschiede zwischen den verschiedenen Jahreszeiten sind enorm: heiße Sommer, rauhe kalte Winter.

3. In hygrometrischer Beziehung ist die Atmosphäre des Flachlandes durch einen hohen, bis zur Sättigung steigenden Gehalt an Wasserdampf charakterisiert.

4. Die Folge dieses großen Feuchtigkeitsgehalts der Luft ist die fast stetige Dunstbildung, die vom leichten durchsichtigen blauen Nebelschleier bis zum dicksten undurchdringlichen Nebel gehen kann.

5. Hand in Hand damit geht eine Abnahme der Lichtstärke und der Intensität der chemischen Strahlen. — Es sei hier nur kurz bemerkt, daß diese Intensität in der Ebene stets eine geringere ist als im Hochgebirge, und daß die Differenz vom Sommer nach dem Winter zu anwächst, wo sie ihr Maximum erreicht.

6. In bakteriologischer Beziehung ist die Luft in der Ebene keine einwandfreie. Die zahlreichen, sie durchquerenden Straßenzüge und die damit zusammenhängende Staubbildung, ferner die große Feuchtigkeit der Luft und die dadurch hervorgerufene beträchtliche Abnahme der bactericiden Wirkung des Lichtes sind ebenso viele Faktoren, welche die Verbreitung, Vermehrung und Erhaltung der Mikroorganismen begünstigen.

Es soll hier gleich bemerkt werden, daß viele der angeführten Nachteile in waldreicher Hügellandschaft gemildert sind. Die Luft ist dort einwandfrei, die Orte sind windgeschützter. Die rauhen und kalten Winter jedoch, die große Feuchtigkeit der Luft und die damit zusammengehende, ausgedehnte Nebelbildung bleiben als Nachteile bestehen.

Das See- oder Küstenklima.

Es gibt wenige Klimata, deren Eigenschaften so genau charakterisiert sind, wie das Seeklima. Wohl kaum findet man einen natürlichen Einfluß, welcher demjenigen annähernd gleichkommt, der durch die Nachbarschaft dieser ungeheuren Masse salzhaltigen Wassers bedingt wird. Die große Reinheit der Seeluft ist durch bakteriologische Untersuchungen hinreichend festgestellt. Sie erklärt sich durch die völlige Abwesenheit von Staub, sowie durch die Häufigkeit der Winde, welche die Mikroorganismen mit sich reißen und in die Ferne tragen. Einen weiteren, äußerst wesentlichen Faktor hierfür bildet auch das Sonnenlicht, dessen Wirkung durch den einen ungeheuren Reflektor darstellenden Wasserspiegel noch erhöht wird.

Die Seeluft besitzt einen hohen Salzgehalt, welcher noch in 20 m Entfernung von der Küste landeinwärts 0,002—0,005 g pro cbm Luft beträgt. Ebenso finden sich in ihr alle mineralischen Elemente des Meerwassers, besonders Jod, das sich in 12 mal größerer Menge vorfindet als in der Atmosphäre des Inneren, sowie Ozon, Brom und Kieselsäure.

Aber auch die physikalischen Wirkungen des Meeres auf das Küstenklima sind von großer Bedeutung. Die See ist ein enormes Wärmereservoir, ganz im Gegensatz zum Erdboden, der sich rasch erhitzt und rasch wieder abkühlt. Die Temperaturdifferenzen zwischen Nacht und Tag und die Schwankungen im Laufe des Tages sind daher gering, und die Unterschiede zwischen den verschiedenen Jahreszeiten gemildert.

Der Barometerdruck zeigt an der Meeresküste wenig Schwankungen.

Die Meeresluft ist verhältnismäßig sehr feucht, sowohl infolge der häufigen Regenfälle, als auch wegen der großen Menge unsichtbaren Wasserdampfes.

Erwähnt sei hier noch die große Frequenz der Winde, welch letztere von der leichten, erfrischenden Seebrise bis zum heftigen, luftreinigenden vom Lande herwehenden Winde gehen können.

Die unregelmäßige Zusammensetzung der obengenannten Heilfaktoren, von denen einzelne manchmal in Wegfall kommen können, nötigt den Arzt zu einer genauen Unterscheidung der verschiedenen Küstenstriche voneinander. So unterschieden sich die klimatischen Verhältnisse des Ärmelkanals wesentlich von denjenigen des Golfs von Biscaya, und in noch weit höherem Maße besitzt die Mittelmeerküste ihre äußerst charakteristischen Eigenschaften. Diese bestehen in:

1. Einem außerordentlich milden Klima (die mittlere Temperatur beträgt im Winter + 10° C).

2. Einer großen, durch verhältnismäßige Trockenheit und große Reinheit der Luft bedingten Lichtintensität.

3. Beständigkeit der Sonnenbestrahlung.

4. Einer geringen Anzahl von Regentagen, die sich auf einige Perioden im Frühjahr und im Herbst verteilt.

Was die deutsche See anbelangt, so zeichnet sich die Ostsee gegenüber der Nordsee durch kleinere Niederschlagsmengen und längere Sonnenscheindauer, verbunden mit geringerer Windstärke, aus.

Das Höhenklima.

Will man die Klimatologie — wie es DORNO tut — vom spezifisch medizinischen Standpunkt aus betrachten, so muß man logischerweise die Temperatur-, Feuchtigkeits-, Strahlungs- und Windverhältnisse eines Klimas vom Standpunkt der konstanten Temperatur von 37° und der physiologischen Anpassungsfähigkeit des menschlichen Körpers aus beurteilen. Die klimatologischen Faktoren müssen in ihrer Gesamtheit hinsichtlich ihrer Wirkung auf den Warmblüterkörper geprüft werden. Wir sollen dann von einem „physiologischen" Temperatur- und Feuchtigkeitsdefizit zwischen Mensch und Atmosphäre sprechen. Wird so verfahren, so sieht man, daß der „Abkühlungswert" des Körpers von 37° im Hochgebirge erstens sehr wenig von der Lufttemperatur abhängt, und zweitens im Verlauf des Jahres sowie des Tages äußerst konstant bleibt. In Potsdam sind die Abkühlungswerte doppelt so hoch wie in Davos. Im Hochgebirge wird die Winterkälte in ihrer abkühlenden Wirkung durch Windstille, gleichmäßige Sonnenstrahlung und Lufttrockenheit derartig kompensiert, daß heliotherapeutisch behandelte Kranke dort im Winter ihre Körperwärme leicht auf der physiologischen Höhe erhalten können. Hinsichtlich Wärmeproduktion stellt das geschützte Hochgebirge infolge seiner „physiologischen" Gleichmäßigkeit an den menschlichen Organismus weniger Ansprüche als das südlich der Alpen gelegene Oberitalien und selbst die Riviera.

Zur Charakterisierung des Höhenklimas wäre folgendes anzuführen:

1. Geringer Luftdruck.

2. Geringe Frequenz der Winde. Es finden sich im Gebirge sehr leicht windgeschützte Orte. Dies gilt namentlich für nach Süden offene Berghänge oder Halden, die gegen den kalten Nordwind völlig Schutz gewähren.

3. Große Trockenheit der Luft.

4. Geringe, vorübergehende Nebelbildung. Letztere wird, sobald eine Höhe von 1200—1500 m erreicht ist, immer seltener. Die Bewohner derartiger Gebirgsgegenden erfreuen sich oft im Winter monatelang des herrlichsten Sonnenscheins, während sich zu ihren Füßen in ca. 800—900 m Höhe ein dickes Nebelmeer ausdehnt, das die darunterliegenden Gegenden in Kälte und Dunkel einhüllt.

5. Längere Regenperioden, wie man sie im Flachland kennt, sind im Gebirge Ausnahmen.

6. Die Sonnenscheindauer ist im Gebirge infolge der relativen Nebelarmut eine viel bedeutendere als im Flachlande. Besonders in die Augen springend ist der Unterschied, wenn man die Verhältnisse im Winter betrachtet. In den vier Monaten November bis Februar ist die Sonnenscheindauer in St. Moritz (1856 m) gerade doppelt so groß als in Zürich (411 m).

Wie DORNO sagt, geht auf den Höhen des Hochgebirges etwa $^1/_4$ bis $^1/_3$, in der Ebene mehr als die Hälfte der einfallenden Strahlen verloren. Bei niedriger Sonne und feuchter Luft verbleiben in der Großstadt Washington nur etwa 14%. Von diesem Verlust wird die Hälfte durch die permanenten Atmosphärengase, die andre Hälfte durch den Wasserdampf zurückgehalten.

7. Die Intensität der Lichtstrahlen ist im Gebirge eine außerordentlich große. Diese wird im Winter durch die reflektierende Wirkung von Eis und Schnee nicht unwesentlich verstärkt. Damit steht die außerordentlich bactericide Kraft der Sonnenstrahlen im Gebirge in Verbindung. (Unter den verschiedenen, über diesen Gegenstand erschienenen Arbeiten sei hier auf diejenige ANGELIKA TRESKINSKAJAS hingewiesen, die, unter der Leitung von Dr. v. MURALT, in Davos-Dorf erschienen ist.) Vergleichende Untersuchungen, die in Davos (1560 m), Wald-Zürich (903 m) und in St. Petersburg unternommen wurden, zeigten, daß in Davos drei Stunden, in Wald vier und am Meere fünf Stunden nötig waren, um Tuberkelbacillen durch Sonnenstrahlen abzutöten.

8. Ebenso ist die Intensität der Wärmestrahlen im Gebirge eine sehr hohe. Ein Steigen des Thermometers bis zu 50° C in der Sonne ist selbst im Winter durchaus nichts Seltenes, während die gleichzeitige Schattentemperatur kaum mehr als Null beträgt.

9. Die Reinheit der Höhenluft ist sehr ausgesprochen und genügend bekannt.

10. Bedeutende Radioaktivität der Luft. — SAAKE konstatierte, daß dieselbe im Hochgebirge verstärkt ist und fand durch seine Messungen, daß die Luft in Arosa (1800 m) durchschnittlich dreimal soviel an radioaktiver Emanation enthielt als ELSTER und GEITEL durch dieselben Messungen in Wolfenbüttel (75 m) gefunden hatten, und daß der Maximalgehalt sogar das Fünffache desjenigen im Flachland sein kann.

Dies sind, so kurz wie möglich zusammengefaßt, die charakteristischen Eigenschaften der drei, vom heliotherapeutischen Standpunkte aus zu betrachtenden Klimata.

Für die Heliotherapie wäre natürlich das ideale Klima dasjenige, das jahraus jahrein täglich eine gewisse Zahl von Sonnenstunden ermöglicht und wo die sonstigen klimatischen Faktoren den möglichst ununterbrochenen und ausgedehnten Gebrauch einer reinen, frischen Luft gestatten. Ein derartig ideales Klima, das uns Tag für Tag die Sonne dosieren ließe, gibt es wohl kaum. Das ist aber auch nicht nötig. Dagegen muß verlangt werden, daß der Ort, an welchem heliotherapeutische Kuren mit Aussicht auf Erfolg unternommen werden sollen, windgeschützt liegt, daß die sommerliche Hitze erträglich und die Kälte im Winter so weit gemildert ist, daß ein dauernder Aufenthalt der Patienten im Freien möglich wird. Ebenso muß darauf geachtet werden, daß nicht dicker Nebel Wochen hindurch den Kranken die heilbringenden Sonnenstrahlen entzieht.

Welches der drei oben erwähnten Klimata entspricht nun am besten diesen Anforderungen?

Die Ebene kann nicht in Betracht kommen, und zwar sind die Gründe hierfür:

1. Schwierigkeit, windgeschützte Orte zu finden, und geringe Anzahl völlig windstiller Tage.

2. Großer Feuchtigkeitsgehalt der Luft, wodurch die Kälte im Winter und die Hitze im Sommer gleich unerträglich werden. Es besteht infolgedessen in der kalten Jahreszeit für den Patienten die Gefahr einer Erkältung und anderseits im Sommer die Unmöglichkeit, lange Sonnenbestrahlungen ohne Gefahr eines Hitzschlags durchzuführen. Infolge der den Patienten umgebenden,

mit Feuchtigkeit gesättigten warmen Luft ist eine rasche Verdunstung der Schweißabsonderung unmöglich und wirkt das Sonnenbad in der Ebene während der heißen Sommermonate eher deprimierend. In der Zeit von Oktober bis April dürfte es wohl angesichts der langen Nebelperioden und der feuchten Kälte, die sich selbst an sonnigen Wintertagen bemerkbar macht, vollständig unmöglich sein, Sonnenkuren zu machen.

3. Bedeutende, durch die atmosphärischen Schichten bedingte Intensitätsabnahme der chemischen Lichtstrahlen. Gerade hier steht die Ebene weit hinter der Meeresküste und dem Hochgebirge zurück.

Wenn man aber auch die größere Bewölkung der Ebene berücksichtigt, so sieht man (DORNO), „daß das Meeresniveau durch direkte Sonnenstrahlung nicht die Hälfte derjenigen Strahlungsenergie erhält, welche zu 1800 m gelangt".

4. Abwesenheit einer trockenen bakterienfreien Luft. Gegenwart von Staub, Rauch und organischen Abfällen, welche die Unmöglichkeit zur Folge hat, Wunden ohne Infektionsgefahr der Berührung mit der freien Luft auszusetzen. Übrigens wäre dieses Vorgehen vollkommen zwecklos, da die mit Feuchtigkeit gesättigte Luft ein Austrocknen der Wunden ausschließt.

5. Abwesenheit der dem See- und Höhenklima eigenen, stärkenden Heilfaktoren.

Würde nun eine Anwendung der Sonnenkur in der Ebene eine nutzlose Zeitvergeudung sein? Weit davon entfernt. — Schon allein die schönen Resultate, welche zahlreiche Ärzte in der Ebene bei ihren, mit der Besonnung behandelten Patienten erzielen, dürften genügen, um uns eines anderen zu belehren. Es gibt im Flachland zahlreiche Krankenhäuser, in welchen während der schönen Jahreszeit die Sonnenkur mit recht ermutigendem Erfolg durchgeführt wird.

Aber in allen diesen Fällen handelt es sich um Anstalten, in denen die Sonnenkur gleichsam nur aushilfsweise im Verein mit den anderen, dem Arzt zur Verfügung stehenden therapeutischen und diätetischen Behandlungsmethoden angewandt wird, mit dem Bestreben, alle Hilfsquellen der modernen Medizin im Interesse des Patienten auszunützen. Ob es sich in Anbetracht der relativ ungünstigen klimatischen Verhältnisse der Ebene lohnen würde, daselbst Anstalten für eine systematische, alleinstehende Sonnenkur einzurichten, bleibt dahingestellt. Einige Ärzte sind ernstlich bestrebt, dem Mangel an sonnigen Tagen und dem Übelstand einer geringen Intensität der ultravioletten Strahlen durch Einführung von Quarzlampen und anderen künstlichen Lichtquellen abzuhelfen. Inwiefern die Ersetzung der Sonnenstrahlen durch künstliches Licht erfolgreich bei der Behandlung der chirurgischen Tuberkulose ist, wird uns erst die Zukunft lehren können, da ein abschließendes Urteil bis heute noch nicht vorliegt. Jedenfalls aber darf nicht vergessen werden, daß es nicht nur die heilbringende Wirkung der Sonnenstrahlen ist, der man die schönen Erfolge zu verdanken hat. Auch die frische, reine, bakterienfreie und tonisierende Luft spielt hier eine nicht unwesentliche Rolle.

Viel schwieriger gestaltet sich die Wahl, wenn es sich darum handelt, sich für die Meeresküste oder für das Gebirge zu entscheiden, denn beide erfüllen mehrere der weiter oben als für eine zweckmäßige und erfolgreiche Anwendung der Sonnenkur für unerläßlich erklärten Bedingungen. Dies sind, neben außerordentlicher Reinheit der Luft eine große Leuchtkraft, sowie eine bedeutende Intensität der chemischen Strahlen. Wie wir schon im Laufe der Charakterisierung des See- resp. Küstenklimas hervorgehoben haben, muß streng zwischen den nördlichen, westlichen und den südlichen Küstenstrichen Europas unterschieden werden. Was die Küsten der Ostsee, Nordsee, des Ärmelkanals und des Atlantischen Ozeans anbetrifft, so leiden sie alle während der kalten Jahreszeit unter dem Übelstand einer sehr niedrigen Lufttemperatur, sowie häufiger kalter Winde, welche eine Sonnenkur ohne Erkältungsgefahr für den Patienten geradezu unmöglich machen dürften. In diesen Gegenden wäre also die Heliotherapie nur in der Zeit von etwa Mai bis September ausführbar, und wäre die Folge hiervon eine Unterbrechung der Kur während mehrerer Monate.

Viel günstiger scheinen in dieser Beziehung die Verhältnisse an der Mittelmeerküste zu liegen. Die Temperaturen sind daselbst sehr konstant und stets sehr milde. Das Thermometer fällt selten unter $+ 8°$ C, und die kalten Nächte sind unbekannt. Auf den ersten Blick könnte es scheinen, als ob mit der Anwesenheit dieses milden Klimas alle Bedingungen für eine erfolgreiche ununterbrochene Sonnen- und Luftkur erfüllt würden. Aber diese milde, ja selbst zu milde und unveränderliche Temperatur ist eher ein Nachteil, und muß die auf der Mittelmeerküste beobachtete vollständige Abwesenheit der niedrigen Temperaturen im Schatten und während der Nacht, welch letztere bekanntlich so wohltuend und erfrischend auf den Gesamtorganismus wirken und ein erstklassiges Stimulans für diesen bilden, bedauert werden. Ist der diesbezügliche Unterschied zwischen Meeresküste und Hochgebirge bereits im Winter ein recht fühlbarer, so ist dies noch in weit höherem Maße im Sommer der Fall. In dieser Jahreszeit kommt es an der Mittelmeerküste infolge der heißen, im Schatten und während der Nacht kaum merklich abgekühlten Temperatur zu teilweiser oder selbst vollständiger Aufhebung der wohltuenden und tonisierenden Wirkung des Sonnenbades. Gerade dies ist der größte Vorwurf, den man der Sonnenkur am Mittelmeergestade machen muß.

Jedenfalls sind wir auf Grund rein sachlicher, von jeder persönlichen und nationalen Eigenliebe freien Untersuchungen zu der Ansicht gekommen, daß sich die Sonnenkur in zweckmäßiger, erfolgreicher und ununterbrochener Weise nirgends besser durchführen läßt als im Hochgebirge.

Die meteorologische Feststellung der Vorzüge des Hochgebirges verdanken wir den unermüdlichen Forschungen Prof. Dornos, in dessen Werken recht ausführliche Angaben über das Höhenklima nachzusuchen sind.

IV. Dosierung, Technik und klinische Ergebnisse.

1. Dosierung.

Die mit der Heliotherapie erzielten Resultate sind in dem Maße günstige, weil deren Anwendung sich auf einer gewissenhaften, durch langjährige Erfahrung bestimmten Dosierung aufbaut. Wie keine andere Methode verlangt die Sonnenbehandlung eine ins kleinste gehende, strenge Individualisierung sowie genaue

Anpassung an den Organismus. Eine strikte Befolgung dieser Regeln ist von vornherein unerläßlich, denn davon hängt der Erfolg oder das Mißlingen der Kur ab.

In welcher Weise wird der Patient auf die Wirkung der Sonnenstrahlen reagieren? Wie hat die Dosierung der Sonnenbäder zu erfolgen? Ist hierbei ein schnelles Fortschreiten, oder vielmehr ein langsames Vorgehen, oder gar eine zeitweise Unterbrechung der Kur am Platze? Das sind die ersten Fragen, die sich der Arzt vorlegen muß.

Allgemein gesagt, hat die Dosierung der Sonnenbäder so zu erfolgen, daß die von ihnen ausgelösten Reaktionen ohne schädlichen Einfluß auf den Organismus bleiben. Diese Reaktionen, auf die wir später noch genauer eingehen werden, sind sehr mannigfaltig und hängen von verschiedenen Faktoren ab: Sitz, Tiefe und Ausdehnung der Krankheitsherde, deren Natur (d. h. mit oder ohne nachträgliche Mischinfektion), Widerstandskraft und individuelle Prädisposition des Patienten, Zustand der inneren Organe (Herz, Lungen, Nieren usw.) und nicht zuletzt von den jeweilig herrschenden atmosphärischen Verhältnissen.

Es ist verständlich, daß die Bedingungen der Kur für einen Patienten mit geschlossener Tuberkulose, der sich eines vorzüglichen Allgemeinzustandes erfreut und fieberfrei ist, grundverschieden sind von denjenigen, welche für ein Individuum gelten, das mit offenen, mischinfizierten Herden oder gar noch konkomittierender Lungentuberkulose behaftet ist und bei schlechtem Allgemeinzustand an hohem Fieber leidet.

Bevor der Patient den Sonnenstrahlen ausgesetzt wird, ist eine allgemeine genaue Untersuchung unerläßlich. Der Zustand von Lunge und Herz ist genau zu kontrollieren. Ebenso müssen Temperatur, Atmung, Puls, Blutdruck, Blut (Hämoglobin und Blutbild) und Urin, Gegenstand eingehender Beobachtung sein.

Während dieser Beobachtungsperiode hat der Patient das Bett zu hüten. So lassen sich Ermüdungsreaktionen ausschließen, die selbst bei kerngesunden, ohne vorherige Angewöhnung aus dem Tal direkt ins Hochgebirge kommenden Sportsleuten beobachtet werden können, und die bei einem Kranken noch mehr das ganze Bild verschleiern können.

Da das Höhenklima seinerseits eine wichtige Rolle im Krankheitsverlaufe spielt, so ist die Angewöhnung des Patienten an dasselbe als unerläßliche Vorbedingung für eine rationell durchgeführte Sonnenkur anzusehen.

Abgesehen von den physiologischen Wirkungen, welche die Höhenluft hervorruft, beobachtet man öfters bei schwächlichen Individuen, im Beginn des Höhenaufenthalts, einen gewissen Grad von Aufregung, der sich durch Pulsbeschleunigung, Ermattung, Schlaf- und Appetitlosigkeit und selbst Temperatursteigerung zu erkennen gibt. Diese Erscheinungen sind um so ausgesprochener, je schwächlicher und demzufolge empfindlicher der Organismus ist. Wenn sich der Patient während der ersten Tage seines Aufenthalts im Hochgebirge völlig ruhig verhält, klingen diese Erscheinungen meist rasch ab.

Sobald sich der Kranke, mindestens teilweise, an den Höhenaufenthalt gewöhnt hat — was einen Zeitraum von wenigen Tagen bis zu einer Woche in Anspruch nehmen kann — beginnt er mit dem Aufenthalt in der freien Luft. Vorsicht ist auch jetzt noch am Platze, besonders fiebernden, schwachen oder kachektischen Patienten gegenüber, die auf reinen „Lufteinfluß" hin übermäßig stark reagieren können.

Während der ersten Tage ist also Bettruhe im Zimmer unerläßlich, und vorsichtig wird der Patient durch Oberlichtfenster, Fenster und Türe an die freie Luft gewöhnt. Schließlich kann auch nachts das Fenster offen bleiben. Bei schönem Wetter erfolgt dann die Angewöhnung an die Kurgalerie oder an das Solarium, wo der Patient $^1/_4$, $^1/_2$ oder eine ganze Stunde verbleibt. In kürzerer Zeit wird er, ohne irgendwelches Unbehagen zu verspüren, den ganzen Tag dort zubringen können. Auch während dieser zweiten Akklimatisierungsetappe ist mit genauer Kontrolle von Temperatur, Puls, Atmung sowie der verschiedenen allgemeinen oder subjektiven Reaktionen fortzufahren, denn sie dient als Richtschnur für die weitere Progression bei Durchführung der Kur.

Bei dieser genau angepaßten Steigerung — die sich natürlich für jeden Fall abändern läßt — und einer so vorsichtigen Angewöhnung sind Unfälle kaum zu befürchten. Nach etwa 1 bis 2 Wochen hat sich der Patient meistens völlig akklimatisiert, so daß nunmehr mit der Sonnenkur selbst begonnen werden kann.

Angewöhnung an die Sonnenkur.

Strenge Individualisierung und vorsichtige Progression sind hier wiederum die wesentlichen Grundprinzipien. Wenn wir hier zwecks Erleichterung der Sonnenbadpraxis ein von uns vorgeschlagenes und von vielen Heliotherapeuten angenommenes Kurschema wiedergeben, möchten wir dabei ausdrücklich betonen, daß es sich um eine allgemein gehaltene, in ihren großen Zügen angegebene Technik handelt, welche vom Arzt je nach Krankheitsherd, Widerstandskraft und je nach den allgemeinen und lokalen Reaktionen des zu behandelnden Patienten abgeändert werden muß.

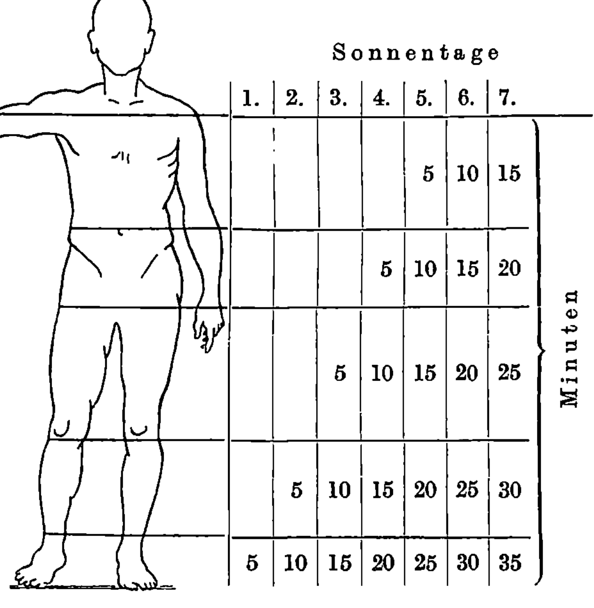

				5	10	15
			5	10	15	20
		5	10	15	20	25
	5	10	15	20	25	30
5	10	15	20	25	30	35

Schematischer Verlauf der Sonnenkur.

Je nach der individuellen Reaktion kann die Tagesdosis verdoppelt oder verdreifacht werden. Die Rückfläche des Körpers wird bei den Lokalisationen, die es erlauben, in gleicher Art besonnt.

Die Progredienz der Bestrahlung erstreckt sich über den 7. Tag hinaus, bis zur Erreichung einer maximalen Dauer von 2—4 Stunden.

Nach der 3. Woche kann zum Sonnenvollbad übergegangen werden. Hals- und Kopfaffektionen sollen erst nach vorbereitender Körperbestrahlung der Sonne ausgesetzt werden.

Es handelt sich hierbei stets um dreimal hintereinander wiederholte Bestrahlungen mit Unterbrechungen von je 10 Minuten. Die Besonnung der Füße beträgt somit am 1. Tag: 3 × 5 Minuten, am 2. Tag: 3 × 10 Minuten usw. Am

2. Tag werden die Unterschenkel gleichzeitig mit den Füßen besonnt, aber nur während 5 Minuten. Am 3. Tage kommen die Oberschenkel für je 5 Minuten an die Sonne, während die Unterschenkel jedesmal 10 Minuten und die Füße 15 Minuten den Sonnenstrahlen ausgesetzt bleiben usw. Am 5. Tage z. B. macht der Patient, mit jedesmaliger Unterbrechung von 10 Minuten, 3 Sitzungen von 25 Minuten, wobei zuerst die Füße, alsdann der Reihe nach Unterschenkel, Oberschenkel, Abdomen und schließlich — für 5 Minuten — die Brust entblößt werden. Je mehr man sich dem Rumpf nähert, desto größere Vorsicht ist geboten, namentlich bei manifesten oder vermuteten Lungenherden.

Bei empfindlichen, mit Herzaffektionen oder selbst an einfacher Tachykardie leidenden Patienten ist die Herzgegend mit einem weißen Tuch abzudecken. Kopf und Nacken sind stets durch einen breitkrempigen weißen Leinenhut zu schützen. Überdies empfiehlt sich das Tragen einer schwarzen oder tiefgelben Brille.

Bei normalem Kurverlauf können die drei täglichen Bestrahlungen verlängert werden. Sobald einmal die Pigmentierung der Haut eine vollständige geworden ist — was verschieden lang dauern kann — sind Unfälle nicht mehr zu befürchten. Die Kranken können nunmehr, ohne Nachteil für ihre Gesundheit, mehrere Stunden hintereinander der Sonne ausgesetzt bleiben. Als Durchschnittsmaß empfehlen wir für den Winter 3—4, im Sommer 2—3 Stunden. Nur ganz ausnahmsweise gestatten wir längere Sonnenbäder, z. B. wenn es sich um junge Patienten handelt, deren Organismus sich leicht angepaßt und durch schnelle und starke Pigmentierung reagiert hat.

Stets handelt es sich um direkte Bestrahlung, ohne irgendwelche Filtrierung.

Diese Derivation in der Sonnenkur, die darin besteht, daß stets mit der Besonnung der Unterextremitäten begonnen wird, ist von großer Bedeutung, denn sie schließt jegliche unangenehme Überraschung aus und läßt sich zudem auf alle zur Behandlung gelangenden Fälle anwenden. Zudem ist sie äußerst rationell. Die an und für sich ungefährliche Besonnung der Füße und Beine, d. h. einer „neutralen Körperstelle", erlaubt es, den für die Dosierung während der Kur äußerst wertvollen Toleranzgrad des Patienten festzustellen. Der unschädliche Blutandrang nach den Füßen hat eine dekongestionierende Wirkung auf die Unterleibs- und Brustorgane zur Folge, was bei Erkrankungen innerer Organe und bei gleichzeitig bestehender Lungentuberkulose besonders wichtig wird.

Die Reaktionen können allgemeiner oder lokaler Natur sein.

Allgemeine Reaktionen unter dem Einfluß der Sonnenbehandlung.

Als Grundsatz hat hier zu gelten, daß heftige, langanhaltende Reaktionen (übermäßige Temperatursteigerung, Tachycardie, Dyspnoe, Migräne, Schlaflosigkeit, Appetitmangel, physische oder moralische Depression usw.) vermieden werden müssen. Hierbei spielt der Seelenzustand der Patienten eine nicht zu unterschätzende Rolle. Manche Kranke, welche der Sonnenkur gegenüber einen übertriebenen Enthusiasmus an den Tag legen und sich ohne Beaufsichtigung von vornherein so lange den Sonnenstrahlen aussetzen, bis sich ein Erythem oder eine Kongestion einstellt, müssen eher zurückgehalten werden, während wieder andere, die sich bloß mit einer gewissen Furcht der Sonnenkur unterziehen und deren Wirkung übertreiben, zum Durchhalten ermutigt werden müssen. Hier handelt es sich um ein Kapitel psychotherapeutischen Handelns, dem eine gewisse Bedeutung geschenkt werden muß.

Die Hautreaktionen besitzen ihre eigene Wichtigkeit. Wenn auch die Bildung von Erythemen meist vermieden werden kann, so verlangen Patienten mit besonders empfindlicher Haut noch weitere Vorsichtsmaßregeln. Die venetianischen Blonden z. B. reagieren gewöhnlich heftig auf die Sonne, so daß gleich von den ersten Sitzungen an die zu bestrahlenden Körperstellen mit Gazekompressen bedeckt werden müssen, um Verbrennungen zu vermeiden. Diese Patienten erleiden leicht eine Art „Sonnenstich", der als kleine, unangenehme, schmerzhafte Komplikation oft zu blasiger Dermatitis führt, den Patienten leicht entmutigt, die Sonnenkur in Mißkredit bringt und durch Kurunterbrechung die Behandlung in die Länge zieht.

Das Alter der Patienten spielt bei der Dosierung des Sonnenbades auch seine Rolle. Allgemein wird die vorgeschlagene Behandlungsmethode vom menschlichen Organismus jeden Lebensalters gut ertragen, weil sie ihn in seine normale Umgebung — freie Luft und Sonne — versetzt. Ein kleines Kind bedarf des Lichtes, gleich der Pflanze oder dem jungen Tier; es tummelt sich in der Sonne mit Wohlbehagen und Freude. Der Greis sucht die Sonne auf, um seine erstarrten Glieder zu erwärmen und seine abnehmende Lebensenergie zu heben. Für beide erweist sich die Sonnenkur als wertvoll, doch muß dabei doppelt vorsichtig vorgegangen werden, weil es sich um zarte, gegenüber den „Sonnenreaktionen" besonders empfindliche Organismen handelt.

Als allgemeine Regel gilt, daß das Sonnenbad bei allen ein Gefühl des Wohlbehagens hervorrufen soll, nach dem sich der Patient gekräftigt fühlen muß. Niemals soll er über Müdigkeit, Schwindel, übertriebene Nervosität klagen oder unter einer der weiter oben beschriebenen, durch fehlerhaft durchgeführte Besonnung verursachten Erscheinungen leiden.

Die lokalen oder Herdreaktionen.

Wie wir gesehen haben, kann die Sonnenlichtbestrahlung, dank ihrer gleichzeitig auf den Allgemeinzustand sowie auf die Krankheitsherde ausgeübten günstigen Wirkung, für die chirurgische Tuberkulose als ausgezeichnetste Behandlung angesehen werden.

Ist, als Allgemeinbehandlung einerseits, das rationell dosierte Sonnenbad, d. h. die Wirkung von Sonne und Luft auf die gesamte Hautoberfläche, das beste Kräftigungsmittel, so ist in lokaler Hinsicht andererseits die Heliotherapie besonders wertvoll, dank der resorbierenden, schmerzstillenden, bactericiden und sklerosierenden Eigenschaften der Sonnenstrahlen.

Wie sich das Sonnenvollbad nach allgemeinen Reaktionen richtet, so ist die lokale Bestrahlung ihrerseits an eine genaue Kontrolle der Herdreaktionen gebunden. Maßgebend für die Dauer der Bestrahlung eines Krankheitsherdes sind, außer dessen Sitz und Ausdehnung, auch die jeweiligen Komplikationen, da in jedem dieser Fälle die Reaktionen verschieden sein können.

Eine Herdreaktion ist um so intensiver, je blutgefäßreicher die erkrankte Körperstelle ist, da dort eine Hyperämie um so leichter hervorgerufen wird. So genügen in Fällen tuberkulöser Peritonitis ganz kurze Sonnenbestrahlungen, um eine starke Hyperämie des schon in normalem Zustand äußerst blutgefäßreichen Bauchfells herbeizuführen. Dies erklärt auch, warum hier das Sonnenbad gleichsam mit dem „Tropfglas" zu verabreichen ist. Das gleiche gilt für Adnex- und Blasentuberkulose. Handelt es sich dagegen um eine synoviale Gelenkerkrankung mit Fungusbildung, so wird die Hyperämie viel langsamer erfolgen, angesichts der Armut an Blutgefäßen dieser Körperstellen.

Während in den ersten Fällen ein Überschreiten der Dosis zur Vermeidung heftiger Herdreaktionen streng zu umgehen ist, kann bei den zuletzt genannten Lokalisationen die gleichwohl kontrollierte Sonnenbestrahlung ohne Bedenken zeitlich ausgedehnt werden, da die Gefahr einer Kongestion kaum vorliegt. Auch bei Osteitiden und Periostitiden treten die Reaktionen viel langsamer und schwächer auf, wenn sich der Krankheitsherd im Innern des Knochens befindet, als wenn er seinen Sitz an der Oberfläche, im gefäßreichen Periost hat. Die auf eine fibrös-käsige Drüse applizierte Dose wird grundverschieden sein von derjenigen, die für eine fistelnde Adenitis Anwendung findet, wenn sie bereits zur Entzündung der Hautgewebe geführt hat.

Besondere Überwachung erheischen die entzündlichen Hautreaktionen, die lokale Hyperthermie, die Zunahme der Schwellung und Fluktuation usw. Derartige Reaktionen sind normaler Natur, da sich der Heilungsprozeß ja aus einer Reihe von Reaktionen zusammensetzt. Dieselben dürfen allerdings eine bestimmte Intensitätsgrenze nicht überschreiten. Sache des Arztes bleibt es, für jeden Fall das richtige Maß zu treffen, was durch langjährige Erfahrung auf diesem Gebiete wohl am besten erworben werden kann.

Gleichzeitig mit diesen Reaktionserscheinungen zeigt sich in der Umgebung der Krankheitsherde eine stärkere Schweißabsonderung; daran anschließend erfolgt eine lokale Hyperthermie, ohne daß ein Erythem dafür verantwortlich zu machen wäre. Durch all diese Reaktionserscheinungen kann vorübergehend eine Behinderung der Bewegungen eintreten, die aber früher oder später wieder einer größeren Beweglichkeit Platz macht. Das Resultat der erwähnten Reaktionen ist schließlich eine intensive Pigmentierung der den Krankheitsherd umgebenden und bedeckenden Haut.

Ein weiterer durch die Sonnenbestrahlung hervorgerufener lokaler Effekt — nach der Auffassung des Patienten wohl der wichtigste — ist die Abnahme der Schmerzhaftigkeit. Stets konnten wir auf diese Tatsache hinweisen, und seither haben sämtliche, sich mit der Heliotherapie beschäftigenden Ärzte diese analgesierende Wirkung der Sonnenstrahlen bestätigt gefunden.

Wenn nun das rationell dosierte Sonnenbad unverkennbar eine hervorragend analgesierende Wirkung besitzt, so kann eine Übertreibung der Bestrahlungen leicht eine Steigerung der Schmerzen hervorrufen, da sich infolge des zu intensiven Sonnenbades die Hyperämie nicht mehr auf die oberen Hautschichten beschränkt, sondern vielmehr in die Tiefe dringt.

In gewissen Fällen kann die lokale Bestrahlung gleichzeitig mit dem Sonnenvollbad und während dessen ganzer Dauer vorgenommen werden. Bei anderen Patienten wiederum, namentlich wenn die Herdstelle sehr empfindlich ist, muß das lokale Sonnenbad — durch Bedecken dieser Stelle — unterbrochen werden, wobei mit dem Sonnenvollbad fortgefahren werden kann.

Die Temperaturen des Sonnenbades.

Was die Temperaturen im Sonnenbad anbelangt, welche die Kranken beschwerdelos zu ertragen vermögen, so kann keine allgemeine Regel aufgestellt werden. Auch hier ist Individualisierung unerläßlich, wobei allgemeine und Herdreaktionen, sowie die subjektiven Empfindungen der Patienten mitsprechen. Ein kräftiges, für die Sonnenkur gut trainiertes Individuum, das an einer geschlossenen, keine allgemeinen Reaktionen auslösenden Affektion leidet, erträgt ganz leicht in der Sonne Temperaturen zwischen 10 und 40° (im Winter selbst mehr). Für einen geschwächten Patienten hingegen, mit infizierten Wunden oder mit gleichzeitiger Erkrankung innerer Organe, müssen, namentlich zu Beginn der Behandlung, sowohl sehr niedrige Temperaturen als auch zu heiße Sonnenbäder vermieden werden, da dieselben sonst leicht Symptome von Intoleranz oder eine zu heftige Herdreaktion hervorrufen. In derartigen Fällen ist demnach die erlaubte Temperaturdifferenz geringer zu halten, und soll sich die Temperatur derjenigen des Körpers möglichst nähern.

Hinsichtlich dieser Temperaturen des Sonnenbades bestehen verschiedene Ansichten. Mehrere Autoren versuchten besondere Arten von Bädern zu unterscheiden. Bis zu 18° C handelt es sich nach ihnen um ein kaltes Luftbad, und darüber erst um Sonnenbäder. Soll eine derartige Unterscheidung überhaupt gemacht werden, wäre es richtiger, den gemachten Vorschlag umzukehren und Bäder bis zu 18° C (im Schatten gemessen) als Sonnenbad und darüber als Heißluftbad zu bezeichnen.

Prinzipiell muß folgendes festgehalten werden: Das Sonnenbad soll beim Patienten das Gefühl des Wohlbehagens hervorrufen, und hat sich demzufolge in erster Linie nach seinem subjektiven Empfinden zu richten. Es kann vorkommen, daß ein Patient Kälte verspürt, während ein andrer gleichzeitig über Hitze klagt. Es folgt hieraus, daß sich die Temperatur des Sonnenbades nicht von vornherein festsetzen läßt, vielmehr auch hier Individualisierung angezeigt ist. Ein Arzt, der in unseren Anstalten von Spondylitis geheilt wurde, bezeichnet das Sonnenvollbad bei + 8° Lufttemperatur und 50° Wärme in der Sonne als einen Genuß, „weil die kühle Luft erquickend wirkt und die Sonnenglut mildert, so daß man erst am Abend an der stärkeren Hautreaktion merkt, wie intensiv sie gebrannt hat". Bei + 23° im Schatten und nur 45° in der Sonne empfindet er das Sonnenbad als eine Strapaze.

Wesentlich ist es, daß das Sonnenbad stets in relativ kühler Umgebung durchgeführt wird, denn in heißer Luft wird es leicht zu einem Schwitzbad, das ermüdend und deprimierend wirkt, und zudem leicht zur Kongestion innerer Organe führen kann. Aus diesem Grunde soll das Sonnenbad im Sommer in die frühen Morgenstunden — von 6—9 Uhr, und in der Ebene womöglich noch früher — verlegt werden, so läßt sich die vollwertigste Wirkung erzielen.

Will man für gewisse Fälle, z. B. bei oberflächlichen Herden und Wunden, mehr die bactericiden und chemischen Lichtstrahlen des Spektrums ausnützen, so kann man die Patienten im Sommer auch zwischen 11—12 Uhr sonnen lassen, unter der Bedingung allerdings, von nur kurzer, oft unterbrochener Bestrahlung. Im Winter, sowie während der Übergangsjahreszeiten können Sonnenbäder, unter Berücksichtigung der jeweilig herrschenden atmosphärischen Verhältnisse, den ganzen Vormittag hindurch und selbst am Nachmittag zur Anwendung kommen.

2. Technik und klinische Ergebnisse.

A. Allgemeines.

Nach zwanzigjähriger Praxis und Anwendung der Heliotherapie dürfen wir heute behaupten, daß diese Methode die chirurgische Tuberkulose zur Ausheilung bringen kann, und zwar in allen ihren Formen, auch in den schwersten Fällen und in jedem Lebensalter. Ein Grundsatz muß stets wiederholt werden: „Die Auffassung der chirurgischen Tuberkulose als lokale Erkrankung, die nur lokal zu behandeln sei, darf heute nicht mehr zu Recht bestehen. Auch die chirurgische Tuberkulose ist eine Allgemeinerkrankung, ihre wirksame Bekämpfung verlangt eine Allgemeinbehandlung." Die Tuberkulose ist von allen Infektionskrankheiten diejenige, bei der das „Terrain", der Grund und Boden, auf dem sie sich ausbreitet oder ausbreiten will, von der tiefsten Bedeutung ist. Rationell und aussichtsreich kann daher nur eine Behandlung genannt werden, die vor allem auf eine Wieder- und Neugestaltung dieses Terrains, d. h. des ganzen Körpers abzielt.

Die methodische Anwendung der Heliotherapie, wie wir sie bereits im Jahre 1903 empfohlen haben, verbunden mit der Höhenkur, scheint uns den eben angeführten Bedingungen am ehesten zu genügen.

Als Allgemeinbehandlung ist das Sonnenbad, d. h. die Wirkung von Sonne und Luft auf die gesamte Hautoberfläche, ein äußerst energisches Tonikum und das beste Kräftigungsmittel. Als Lokalbehandlung darf die Heliotherapie als Methode der Wahl gelten, da heute neben der resorbierenden und schmerzstillenden Wirkung der direkten Sonnenstrahlen ebenso ihre kräftig bactericiden und sklerosierenden Eigenschaften als feststehend gelten. In geschützter und sonniger Höhe bringen wir die meist elenden und heruntergekommenen Kranken in Bedingungen, die ihrem Körper eine wirksamere Verteidigungsmöglichkeit geben, als das im Tal der Fall sein kann. Dort oben können auch, ein großer Vorteil, Luft- und Sonnenbad ohne Unterschied zu jeder Jahreszeit angewandt werden.

Sonne und Höhenluft geben dem Patienten geistig und leiblich die verlorene Lebensenergie zurück. Und wir sind schon äußerlich geneigt, einem willensstarken und lebensmutigen Patienten eine bessere Prognose zu stellen.

Zunächst versetzen wir die Haut in ihr natürliches Milieu zurück, dem sie Jahrhunderte hindurch entfremdet war; sie lebt wieder auf, kräftigt sich und übernimmt so leichter die mannigfachen und wichtigen, ihr zukommenden Funktionen. Nicht mit Unrecht schreibt daher MONTEUIS: „Es ist an der Zeit, endlich tabula rasa zu machen mit jenen neuen Entdeckungen und ihrem Einfluß auf Therapie und Hygiene, die als Richtschnur für Leben und Handeln als einzige Kraftquelle die durch den Verdauungstraktus kennen. Diese Auffassung ist unvollständig und fälscht die Hygiene unseres täglichen Lebens. Der Mensch lebt nicht von Brot allein, er ernährt sich ebenso von der Luft, dem Brot der Atmung; aber zu dieser digestiven und respiratorischen Ernährung kommt noch eine ebenso wichtige durch die Haut."

Die Haut ist mehr als ein bloß sensibles Organ; sie hat noch andere Funktionen als bloße Elimination; sie hat vor allem absorptive Fähigkeiten. Ganz abgesehen von einem so substantiellen Nährstoff wie der Sauerstoff, den die Haut für den

Körper aufzunehmen vermag, bezieht der Körper durch sie alle jene kaum bebekannten Kräfte, die im Sonnen- und Luftbad an den Menschen herantreten. Das ist denn auch der Grund, weshalb wir dem ständigen Kontakt der gesamten Hautoberfläche mit Sonne und Luft einen so großen Anteil an der erreichten Wiederauffrischung des Organismus zuschreiben. Und die gleiche Erwägung hat uns gewissermaßen verpflichtet, die Anwendung von Okklusivverbänden (Gips, Silikat usw.) bei tuberkulösen Knochen- und Gelenkherden, als mit der Heliotherapie absolut unvereinbar, aufzugeben.

In der „Deutschen med. Wochenschr." hat im Jahre 1912 Dr. PLATE in einer kleinen Arbeit, betitelt: „Zur Pathologie und Therapie der Gelenkerkrankung", recht treffende Bemerkungen gerade zu dieser Frage gemacht; z. B.: „Ein Gelenk kann nur gesund bleiben, wenn es gebraucht wird. Wird ein Gelenk ruhig gestellt, wie es durch immobilisierende Verbände oder narbige Veränderungen der das Gelenk umgebenden Weichteile usw. geschieht, so kommt es bald zu krankhaften Veränderungen im Gelenk."

Das stimmt genau mit meiner Erfahrung überein. In der Tat beraubt ja der Gipsverband gerade die Stellen des Körpers der Sonne, die deren Einfluß besonders nötig hätten. Die Folgen sind ein Zurückgehen und Versiegen der Hauttätigkeit, hochgradige Anämie, oft sogar Maceration der Haut; ferner eine Verlangsamung der Ernährung aller regionalen Gewebe mit Verminderung der Ausscheidung der Stoffwechselprodukte, deren Intensität in dem Grade geringer wird, als die Gewebe von Licht und Sonne abgeschlossen werden.

Dauert dieser unnatürliche Zustand noch länger an, sehen wir eine bedeutende Atrophie der Muskulatur und des Bandapparates auftreten, die fast zu deren funktionellem Verschwinden führt, und die kein noch so schön ausgedachter Apparat jemals ersetzen kann.

Wir haben es damit also recht eilig, unsere Kranken bei ihrer Ankunft von ihren Hüllen und Apparaten zu befreien und ihre atrophischen Glieder, sowie ihre unterernährten, elenden, oft ödematösen und fungösen Gewebe dem Lichte eigentlich zurückzugeben.

Die Okklusivverbände selbst ersetzen wir seit Beginn unserer Tätigkeit durch Immobilisations-, Fixations- und Extensionsvorrichtungen, die, auf Grund unserer Erfahrungen, so einfach wie möglich gehalten werden, damit einerseits die Integrität der Haut sowie der darunter liegenden Gewebe gewahrt bleibt, und andrerseits gleichzeitig Lokal- und Allgemeinwirkung von Sonnen- und Luftbad ermöglicht werden.

Wir lassen hier eine kurze Beschreibung dieser, einen wesentlichen Hilfsfaktor der Sonnenbehandlung bildenden, orthopädischen Technik folgen.

Ehe wir von der Technik der Heliotherapie reden, wie sich dieselbe durch unsere Erfahrung entwickelt hat, scheint es mir zweckmäßig, noch einige Worte über deren äußere Anlagen zu sagen. Wir wollen hier keine eingehende Beschreibung aller der 34 in Leysin, unter unserer ärztlichen Aufsicht sich befindenden Kliniken geben; das scheint mir überflüssig. Ich möchte nur in großen Zügen die Grundsätze, welche uns bei deren Einrichtung geleitet haben, sowie auch deren Hauptmerkmale beschreiben. Von vornherein möchte ich feststellen, daß es durchaus nicht notwendig ist, einen Palast zu bauen, um befriedigende Resultate zu erzielen. Die in unseren einfacheren Anstalten sowie auch in

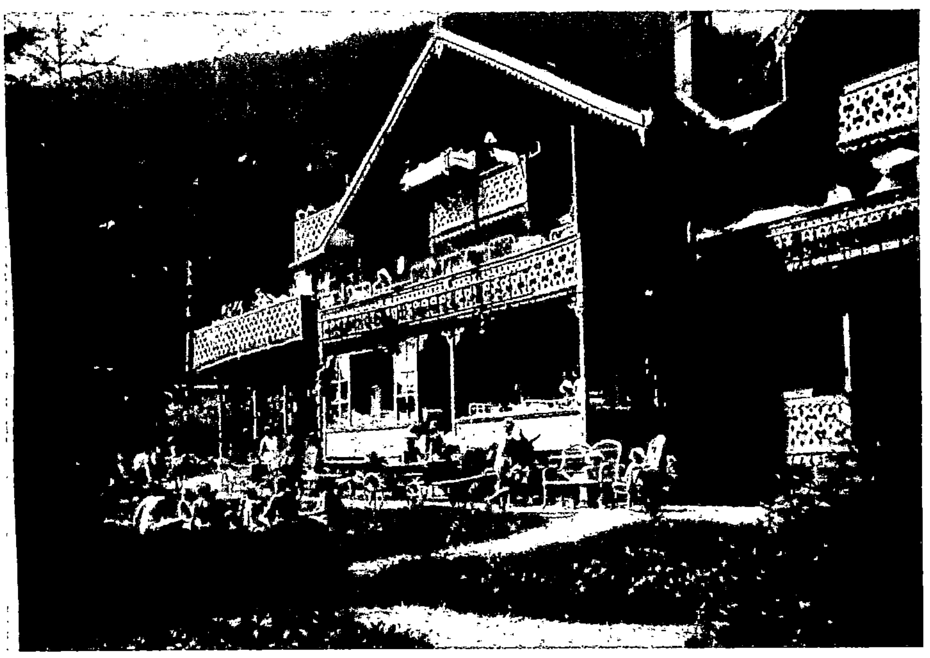

Abb. 1. Erste Klinik mit der Kinderabteilung. Umbau eines früheren Chalets.

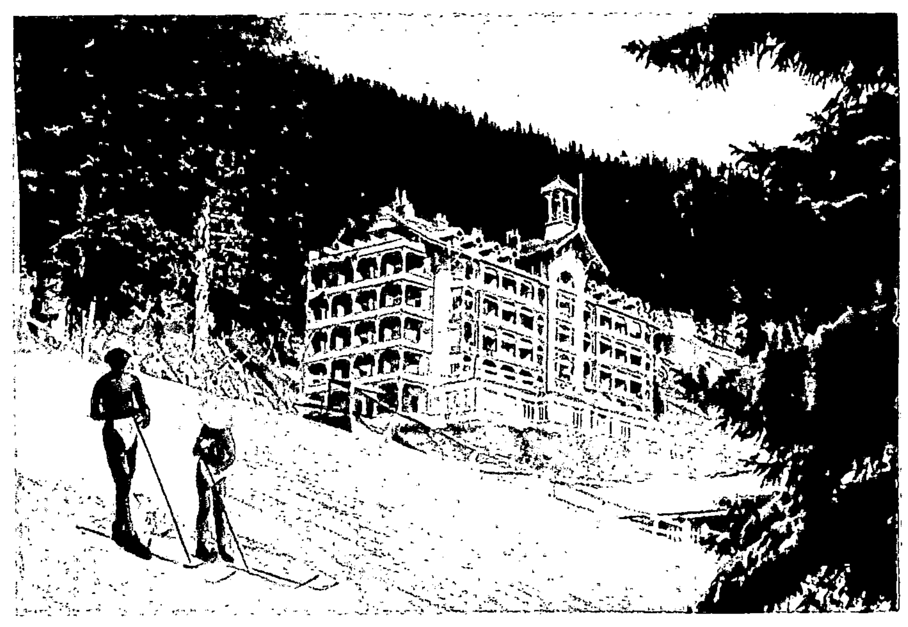

Abb. 2. „Les chamois". Berghotel als Sonnenklinik umgebaut.

unseren Volkskliniken konstatierten Resultate sind dafür der beste Beweis. Die Hauptsache bleibt, daß gewisse Bedingungen, die Rücksicht auf das Klima, die Lage und die Einrichtung zur Kur selbst, nicht außer acht gelassen werden.

Umbau eines früheren „Berg-chalet" als Klinik.

Als wir in 1903 unsere erste heliotherapische Klinik eröffneten, mußten wir ein „Chalet" mieten, die damals einzige Pension in Leysin. Auf dessen Südseite ließen wir Galerien anbauen, auf welche die Krankenbetten leicht hinausgerollt werden konnten. Die zwei Flügel und der Mittelbau dieses Häuschens sind so eingerichtet, daß unsere Patienten den ganzen Tag an der Sonne verweilen können. Da die Galerien der 2. Etage zu eng sind, um Betten aufzunehmen, haben wir an der Süd-Westseite ein offenes Solarium eingerichtet, wo die Patienten den ganzen Tag ihrer Kur obliegen können.

In diesem Haus (Abb. 1), das jetzt eine unserer Volkskliniken ist, haben wir die meisten der bekannten Ausheilungen erzielt, welche den Ruhm der Heliotherapie begründet haben. Trotz seiner äußern Einfachheit dürfte diese Klinik denjenigen Ärzten als Muster dienen, welche nicht über genügende Mittel verfügen, um eine kostspielige Klinik bauen zu lassen, dennoch aber über eine zweckmäßige heliotherapische Einrichtung verfügen möchten.

Umbau eines früheren Berghotels in ein Sonnen-Sanatorium.

Als Beispiel dafür darf unsere Klinik „Les Chamois" gelten, welche ursprünglich als Touristenhotel gebaut und wunderbar gelegen ist (1510 m ü. M.). Diese nach Süd-Osten orientierte Anstalt ging am Nachmittag der Sonne verlustig. Wir halfen uns damit, daß wir auf der süd-westlichen Seite, jeder Etage entsprechend, ein Solarium bauen ließen. Dieses Solarium ist logenartig eingerichtet, so daß die Patienten mit ihren Betten dahin gerollt werden können, und ist dasselbe besonders im Winter von großem Vorteil, weil die Kranken den ganzen Nachmittag im Freien liegen können. Im Sommer dagegen erlaubt uns diese Orientierung der Hauptgalerien nach Südosten, die Patienten schon bei Sonnenaufgang hinauszubringen, ein unbedingter Vorteil während der heißen Sommermonate.

Bauart einer heliotherapeutischen Klinik.

Als Muster dazu dürfte unsere Klinik „Les Frenes" dienen, mit einem Hauptgebäude und 2 Flügeln, die speziell als heliotherapeutische Klinik gebaut wurde. Das Zentralgebäude, auf der Südseite gelegen, verfügt im Erdgeschoß über die Empfangsräume; auf der ersten Etage liegen die Speise- und Wohnräume, nebst Anrichtezimmern, Zubehör und auf den übrigen Etagen Schlafzimmer mit oder ohne Balkon, welch letztere besonders für Angehörige der Patienten bestimmt sind.

Im linken, südöstlich gelegenen Flügel sind im Erdgeschoß die Röntgenzimmer und photographischen Räumlichkeiten, die bakteriologischen Laboratorien und die Bureaus. Die oberen Etagen sind mit übereinanderliegenden Terrassen ausgestattet. Ein Nachteil dieser Terrassen ist der, daß sie, da dem Winde ausgesetzt, nur von Patienten benutzt werden können, welche sich schon an die Sonnenkur gewöhnt haben. Die Kur kann auf denselben schon früh morgens begonnen werden.

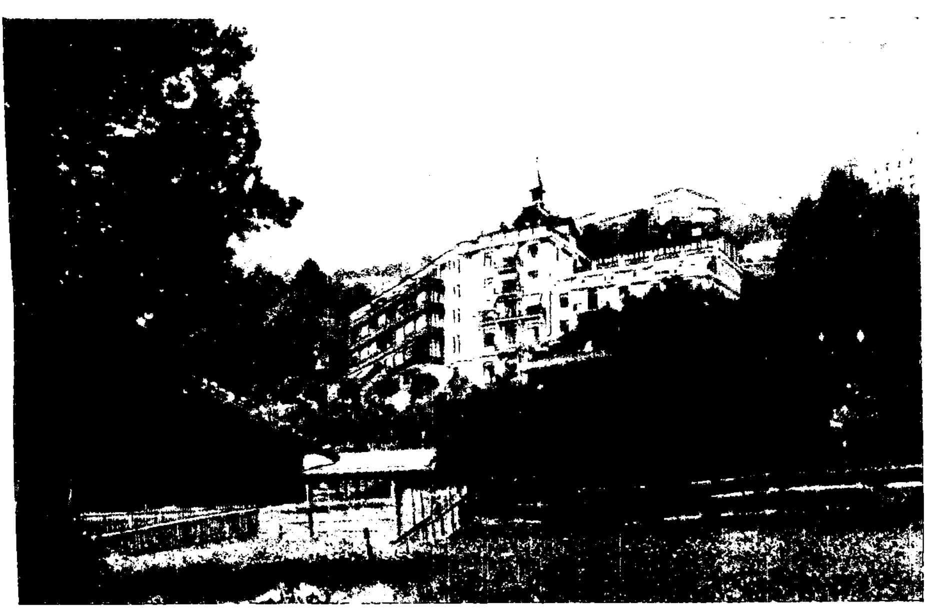

Abb. 3. „Les Frenes", speziell als heliotherapeutische Klinik gebaut.

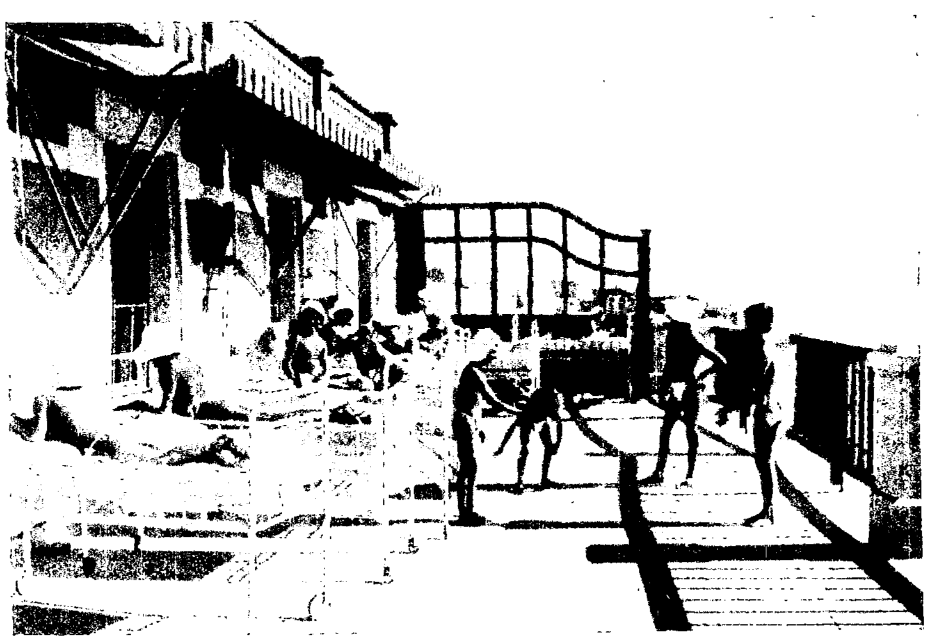

Abb. 4. Offene Kurgalerie.

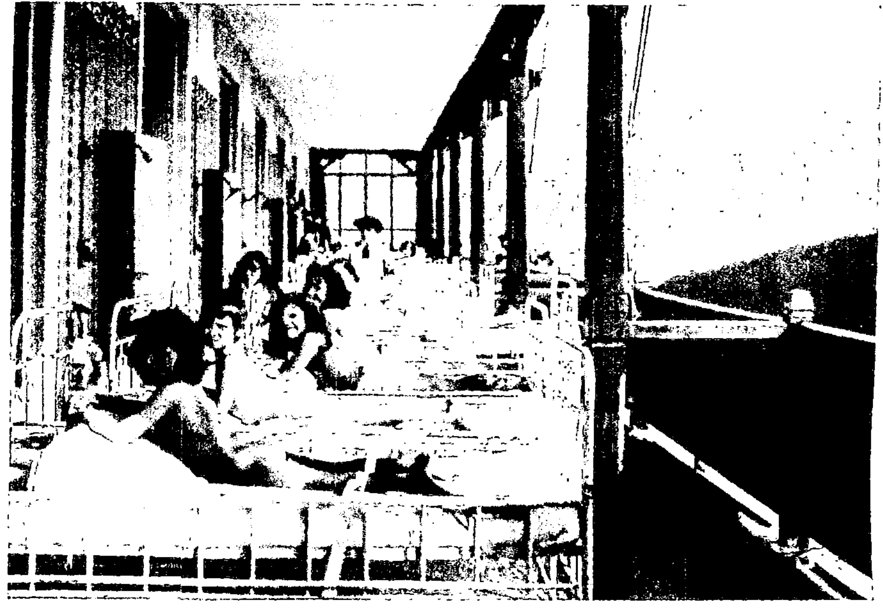

Abb. 5. Gedeckte Kurgalerie.

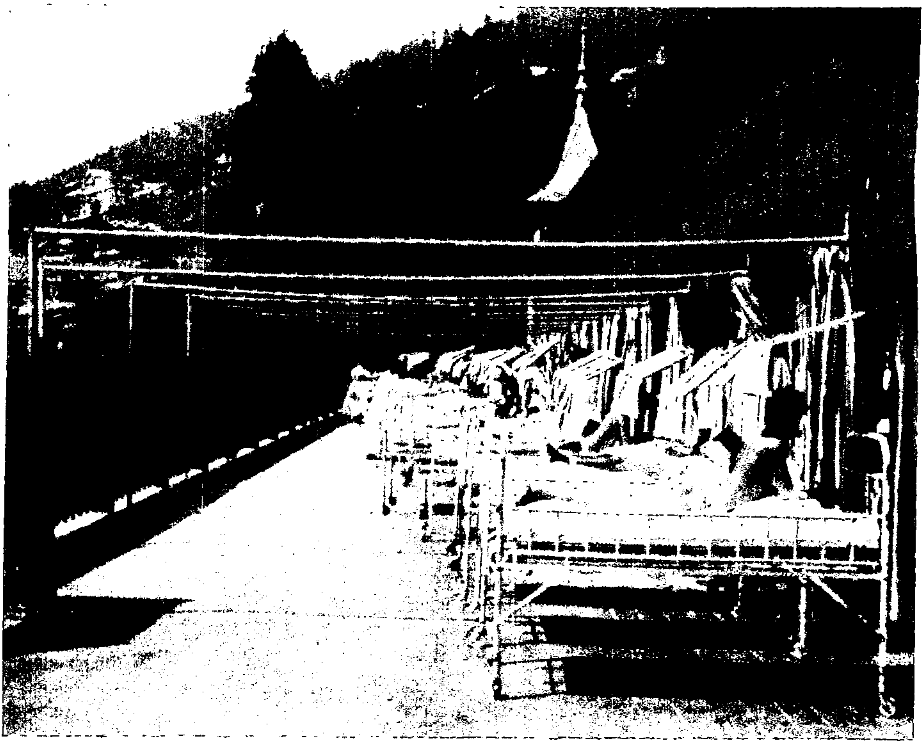

Abb. 6. Solarium „Les Frenes".

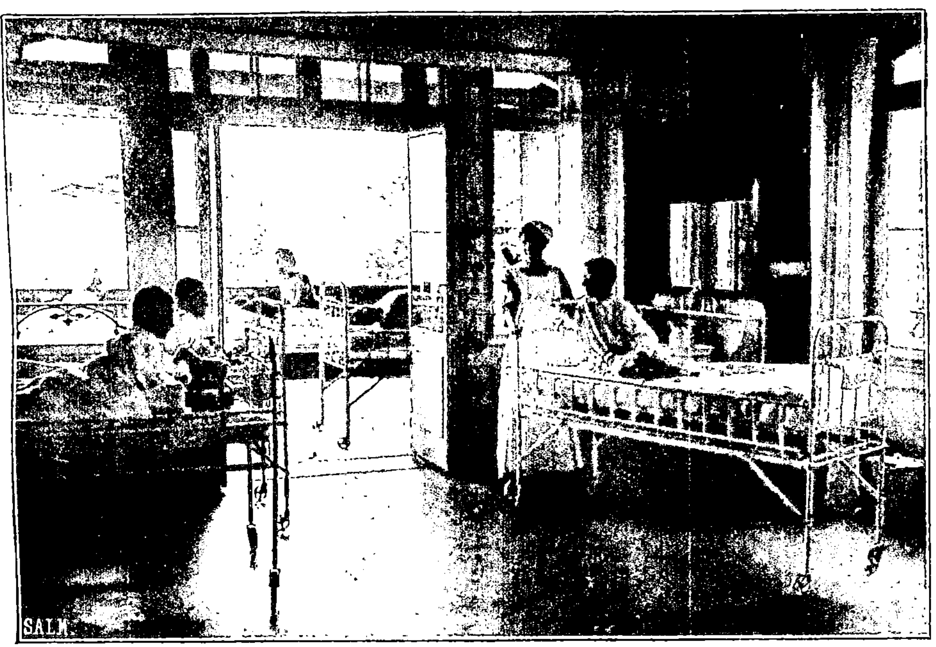

Abb. 7. Kindersaal und Kurterrasse. Les Frenes.

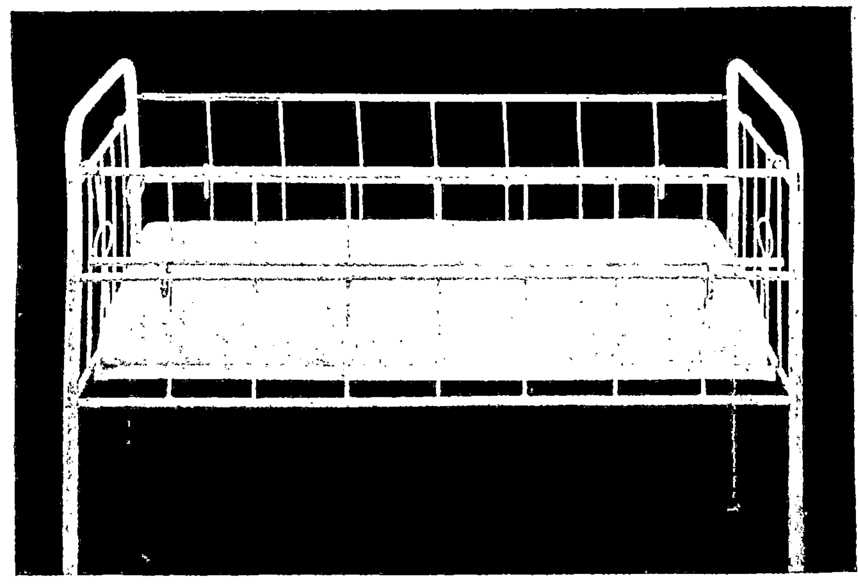

Abb. 8. Unser Bett.

Der rechte Flügel ist mehr südwestlich gelegen, und ist der ganzen Länge nach mit bedeckten Galerien versehen, wohin die Betten aus den Zimmern einfach hinausgerollt werden. Diese Galerien sind mehr geschützt, haben aber weniger Sonne. Jedes Krankenzimmer hat seine eigene Galerie, welche von der nächsten durch verschiebbare Zwischenwände getrennt ist. Die erste Etage ist ausschließlich für Kinder unter 10 Jahren bestimmt; die Trennungswand besteht dort nicht, damit die Kleinen ihre Sonnenkur in Gesellschaft anderer Kinder machen können.

Um dem Übelstand abzuhelfen, daß auf diesen bedeckten Galerien die Sonne zur Zeit der Sonnenwende etwas spät kommt, haben wir auf dem Dach des Hauses ein Solarium bauen lassen, das zu vielen Zwecken benutzt wird, da es doch die ideale Kurgalerie verwirklicht, mit einem Maximum der Sonnenscheindauer.

Durch einfache Leinenvorhänge können die Patienten, wenn wünschenswert, isoliert werden. Dieses Solarium ist offen und hat nur einen kleinen Teil eingedeckt für Kranke, die mehr geschützt werden müssen. Dasselbe kann auch als Spielplatz benutzt werden und dient den Patienten, welche ihre ersten Gehübungen auf absolut ebenem Boden machen müssen als Spazierweg. Es hat demnach eine große Bedeutung und eine gleiche Einrichtung wird auf all unseren Sanatorien gebaut.

Was die Krankenzimmer anbetrifft, so möchten wir noch die Aufmerksamkeit auf deren Fußboden lenken: derselbe muß auf gleicher Höhe mit der Kurgalerie liegen, damit die Betten ohne irgendeinen Stoß oder Schütteln hinaus- und wieder hineingerollt werden können.

Das Krankenbett.

Da die Immobilisation in Horizontallage bei der Behandlung der Spondylitis sowie von Arthritiden der unteren Extremitäten unerläßlich ist, so spielt natürlich die Bettfrage eine äußerst wichtige Rolle. Durch die Erfahrung belehrt, sind wir schließlich zu einem Modell gelangt, dessen Charakteristik hier folgen möge.

Als Eisenbett gebaut, muß dasselbe in erster Linie eine große Widerstandsfähigkeit besitzen (Röhren von 27—33 mm). Sodann muß es entsprechend hoch sein — der als Sprungfedermatratze dienende Eisenrahmen befindet sich etwa 70 cm über dem Fußboden — einmal, um den Sonnenstrahlen über den Galerierand hinweg freien Zutritt zu verschaffen, alsdann, um die Handreichungen des Pflegepersonals sowie eine andauernde Kontrolle der orthopädischen Apparatur zu erleichtern. Die Bettfüße sind mit großen, auf Kugellagern laufenden Rollen von 8—15 cm Durchmesser versehen, die ein stoßfreies und geräuschloses Verschieben des Bettes nach jeder Richtung hin gestatten.

Die Federmatratze wird durch einen Eisenrahmen ersetzt, dessen vier Seiten durch Eisenbänder solid verbunden sind. Diese Bänder sollen genügend weit auseinander liegen, um eine dauernde Lüftung der darauf liegenden Seegrasmatratze zu sichern. Schon dadurch bleibt letztere gleichmäßig hart, widerstandsfähig und flach, und dadurch wird auch das Einsinken der Matratze unter der Last des Körpergewichts vermieden. Da die Seegrasmatratze gleichsam die

Rolle einer, jede Deformation des Körpers verhindernden Schiene erfüllen soll, muß sie natürlich so hart wie nur möglich sein, und es darf auch durch ein starkes Aufstützen keine merkliche Einsenkung hervorgerufen werden. Von geringer Dicke und auf allen Seiten gut durchlüftet, hat sie den Vorzug dauernder Trocken-

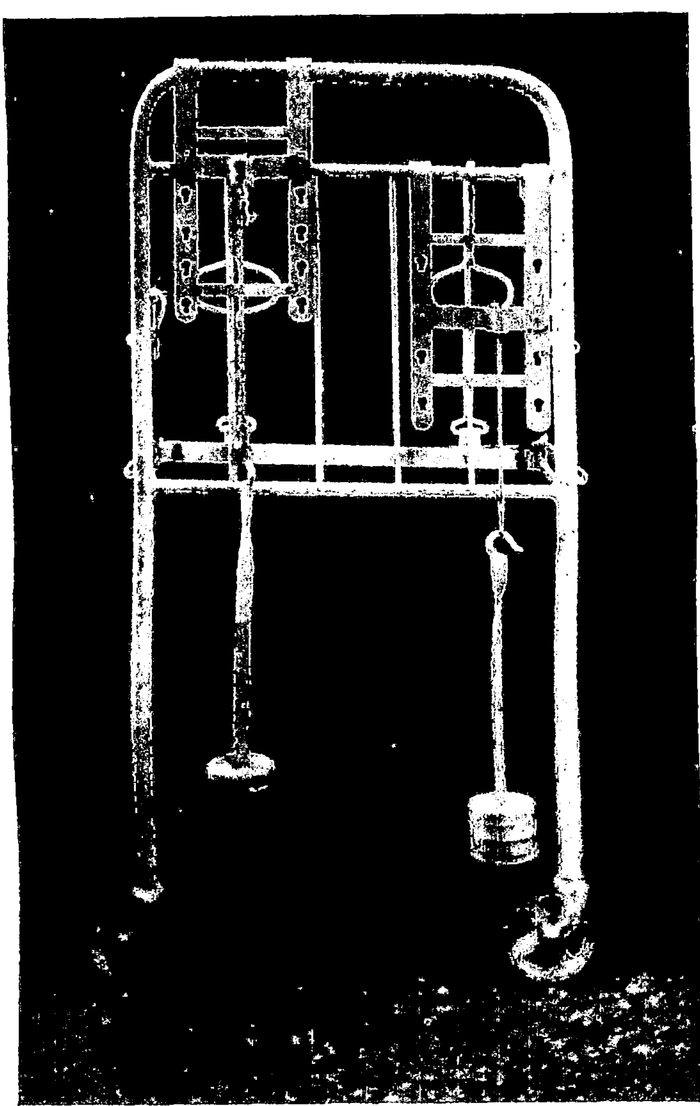

Abb. 9. Rollvorrichtung und Extension.

heit, im Gegensatz zur weichen, die in sie einsinkenden Körperteile umschließenden Matratze, welche die normale Schweißausdünstung verhindert, Hautmaceration und Aufliegen begünstigt und oft eine fehlerhafte Körperhaltung verursacht.

Einzelheiten dieser Bettanordnung können je nach dem Sitz der Krankheitsherde abgeändert werden. Diese Betten sind mit seitlich umklappbaren, gitterartigen Geländern versehen, eine Vorrichtung, die sich speziell bei lebhaften Kindern empfiehlt.

Hinsichtlich Länge und Breite schwanken die Bettdimensionen zwischen 150—210 cm bzw. 70—90 cm. Am Kopfende läßt sich, als Ersatz des für das

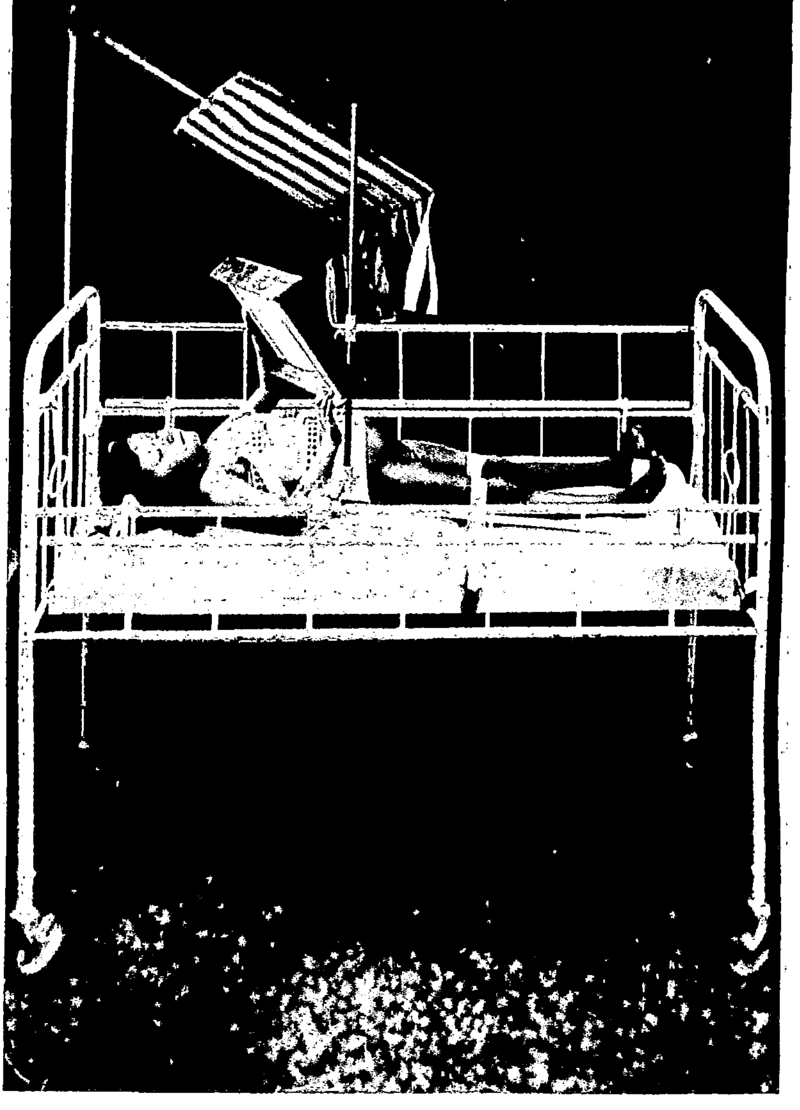

Abb. 10.   Unser Bett mit Sonnenschutz und beweglichem Lesepult.

Sonnenbad unerläßlichen weißen Leinenhuts, ein beweglicher Schutzschirm anbringen, der den Kopf des Patienten in jeder beliebigen Lage deckt. Derselbe besteht in einem viereckigen, mit Leinwand überdeckten Rahmen, der sich mittelst seines Stiels um die am Bett befestigte, vertikale Stütze drehen und in jedem gewünschten Neigungswinkel feststellen läßt.

B. Heliotherapie und orthopädische Maßnahmen bei den verschiedenen Lokalisationen.

Für die Behandlung der Spondylitis und der tuberkulösen Arthritiden der unteren Extremitäten gilt als allgemeiner Grundsatz, eine strikte und lang andauernde Ruhigstellung und Entlastung vom Körpergewicht zu erstreben. Immobilisierung in Horizontallage entspricht am ehesten dieser Forderung. In den Spitälern und Krankenanstalten im Tiefland stößt diese zeitlich immer lange Kur auf große Schwierigkeiten und hat leider oft eine fortschreitende Verschlechterung des Allgemeinzustandes zur Folge. Im Gegensatz dazu erträgt der Körper in Sonne und Höhenluft eine Immobilisierung strengster Art und von langer Dauer nicht nur erstaunlich gut, sondern es kommt in der Regel zu einem Wiederaufleben und zu einer auffälligen Hebung des Allgemeinbefindens.

Tuberkulose der Wirbelsäule (Spondylitis)[1].

In allen Fällen von Spondylitis verbinden wir mit der Heliotherapie die Immobilisierung in Horizontallage, und zwar so lange, bis die völlige Ausheilung der ergriffenen Wirbelkörper — d. h. Verkalkung der Tuberkuloseherde, Rekonstitution der Knochenstruktur, Blockbildung usw. — durch das Röntgenbild nachgewiesen ist. Die Immobilisierung in Horizontallage erachten wir als unerläßlich, denn sie verleiht nicht nur der Wirbelsäule die für die Heilung des Krankheitsprozesses erforderliche Ruhe, sondern sie gestattet zudem noch, durch Ausschalten des schädlichen Einflusses der Belastung, die Neigung weiterer Ulceration infolge Kompression sowie Deviationen der Wirbelachse zu unterdrücken. Aus diesem Grunde verwerfen wir denn auch jegliche ambulatorische Behandlung grundsätzlich.

Zwecks Erreichung einer zweckmäßigen Hyperextension des erkrankten Segments immobilisieren wir den Patienten abwechselnd in Rücken- und Bauchlage.

Die Rückenlage.

An Spondylitis erkrankte Patienten mit kräftiger Muskulatur, bei denen es noch nicht zu Verkrümmungen der Wirbelsäule gekommen ist, werden — ohne Hinzunahme anderer Kissen — einfach auf die bei uns übliche harte Matratze gelegt. Kommt dagegen der Kranke, wie dies leider nur zu oft der Fall ist, in stark abgemagertem Zustand und mit ausgesprochener Muskelatrophie in Behandlung, so wird das Einschieben einer Reihe von Kissen zwischen Körper und Matratze notwendig. Die zu diesem Zwecke dienenden Hirsespreuerkissen müssen von gleichmäßiger Beschaffenheit sein. Unter das Becken kommt zunächst ein Lochkissen, dessen Öffnung die untere Kreuzbein- sowie Steißbeingegend aufnimmt, wodurch der sonst auf das Steißbein allein ausgeübte Druck auf das Gesäß und den Oberschenkel übertragen wird. Ein zweites Kissen dient zum Ausfüllen des durch normale Lordose der Sacro-Lumbalgegend gebildeten Zwischenraums. Ein drittes Kissen endlich nimmt Schulterblätter, Hals und Kopf des Patienten auf.

---

[1] Um Platz zu gewinnen, haben wir auf die Beigabe von Krankengeschichten in extenso verzichtet. Ein großer Teil derselben findet sich in den aus unserer Klinik hervorgegangenen Inaugural-Dissertationen und Arbeiten. STRAUBE: Spondylitis. VODOZ: Coxitis. GIAUQUE: Knie (erscheint demnächst). LEUBA: Fuß. HÜSSY: Handgelenk. FRANZONI: Sequester. KISCH und GRAETZ: Fisteln. JANECKE: Die Knochen- und Gelenktuberkulose im Alter. WIDMER: Heliotherapie. MIEVILLE: Gelenkfunktion. Siehe im übrigen Literaturverzeichnis.

Für Kinder sowie unruhige erwachsene Patienten, die namentlich zu Beginn der Kur sich viel hin-. und herbewegen, nehmen wir außerdem-noch eine Art Tuchkorsett zu Hilfe, das mittels Gurten an den Bettenden befestigt ist. Um den Patienten am Aufsitzen oder am Umdrehen zu hindern, wird der Oberkörper durch über die Schultern laufende Bänder fixiert.

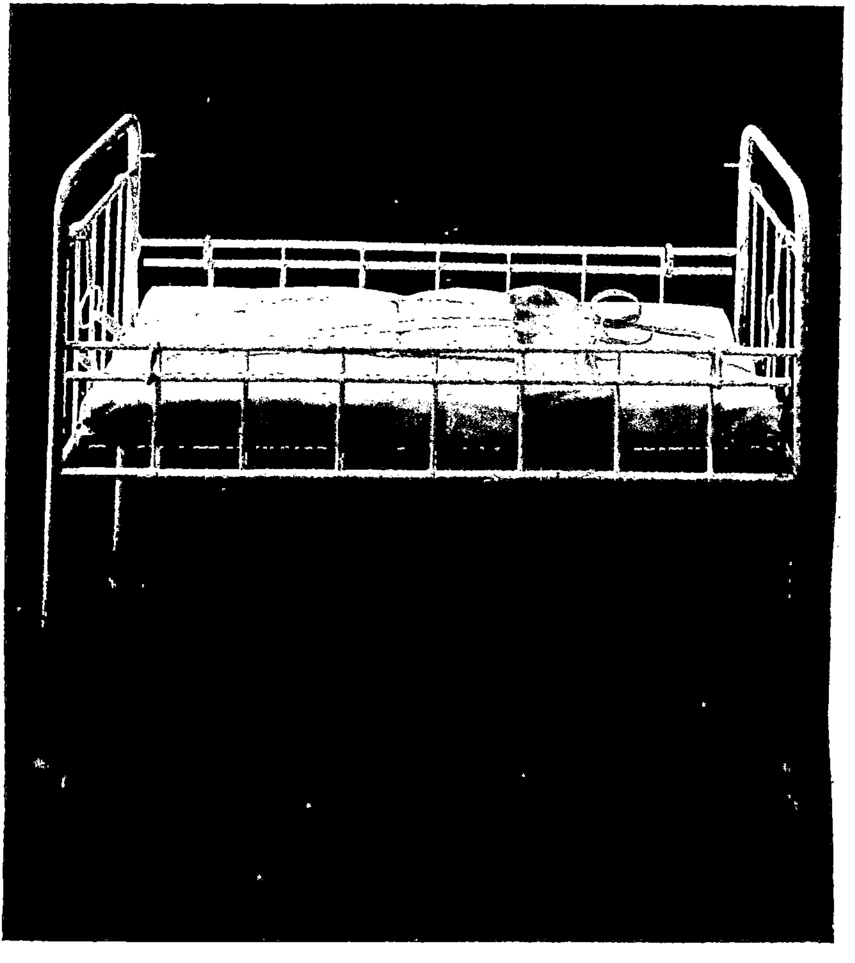

Abb. 11. Bett zur Aufnahme von Spondylitis.

Nachdem das erwähnte Tuchkorsett fast über die ganze Länge der Kissen ausgebreitet und fixiert ist, wird der Kranke darauf gebettet und angeschnallt. Wir haben nunmehr einen ununterbrochenen Kontakt der ganzen Wirbelsäule, vom Becken bis zum Kopf, mit der „Kissenschiene" hergestellt, die so eine ideale Fixation bildet. Sollen die Unterextremitäten etwa mitfixiert werden, so geschieht dies leicht durch an Längsgurten befestigte Doppelschlaufen, die sich über Knie und Knöchel legen. Es genügt jetzt einfach, das Korsett zu öffnen, um eine Bestrahlung der ganzen Vorderfläche des Körpers zu ermöglichen.

Ist die Spondylitis durch Gibbusbildung kompliziert, so wird das ergriffene Wirbel-
säulensegment in Hyperextension gelagert, wobei wir gleichzeitig suchen, durch langsam gesteigerten und nur vom Körpergewicht ausgeübten Druck eine Reduktion
des Gibbus zu erreichen. Zu diesem Zwecke schieben wir unter die Kyphose in der
ersten Zeit ein Hirsespreukissen, das jedoch späterhin durch ein Sandkissen ersetzt wird, dessen Dicke nach und nach größer gemacht wird. Die verwendeten Kis-

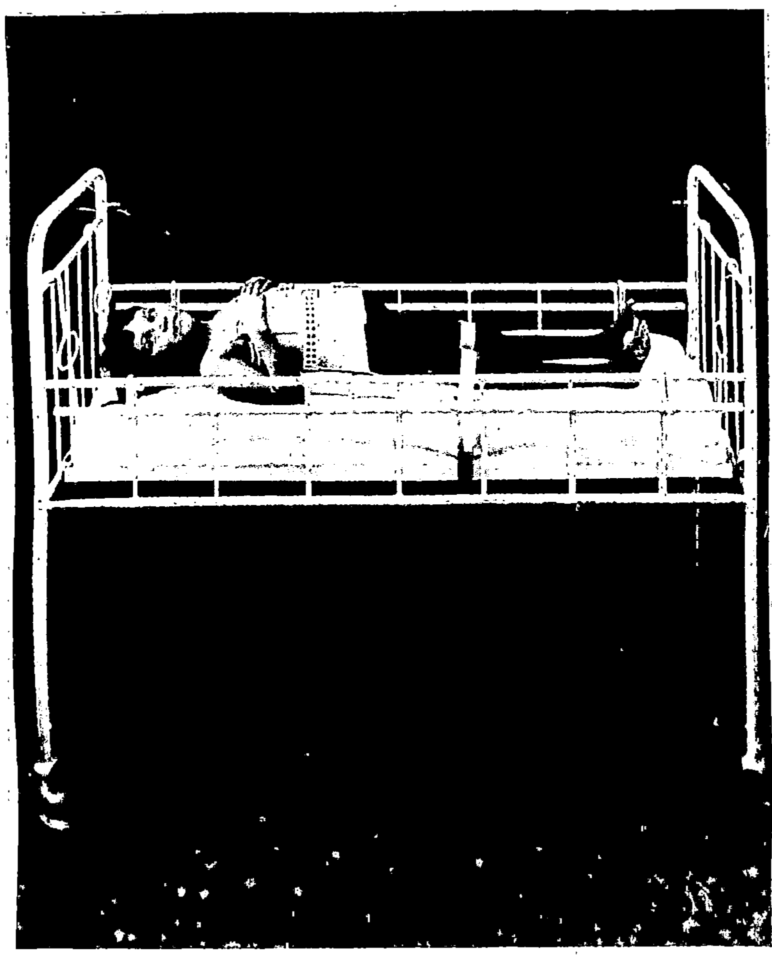

Abb. 12. Spondylitis in Rückenlage.

sen sollen gleichmäßig beschaffen sein, damit die Wirbelsäule in ihrer ganzen Länge
gestützt und fest gelagert ist. Dadurch wird auch der seitliche Druck auf den
Gibbus vermieden und einer etwaigen Skoliosebildung vorgebeugt. Sobald sich
der Gibbus sichtlich zurückgebildet und abgeplattet hat und die darüber befindliche Haut weniger empfindlich geworden ist, ersetzen wir vorteilhaft das Sandkissen durch eine nach oben leicht konvexe Holzunterlage, in Form eines 2—3 cm
dicken Tannenbretts, dessen Berührungsfläche mit dem Körper oben und unten
abgeschrägt ist. In der Quere muß es von einer Körperseite zur andern reichen,

die Breite ist ca. 15—20 cm. Ist eine dickere Holzunterlage nötig, so verwenden wir einen Holzklotz, dessen Profil dem Sitz des Gibbus angepaßt werden muß, und dessen Ober- und Seitenflächen zwecks Herstellung eines guten Kontakts des Rückens mit der Luft durchlöchert sein können. Gegenüber dem Sandkissen besitzt dieser Holzklotz den großen Vorzug der Unveränderlichkeit, der anhaltenden Trockenheit sowie des völligen Glattbleibens, d. h. alle Eigenschaften, die uner-

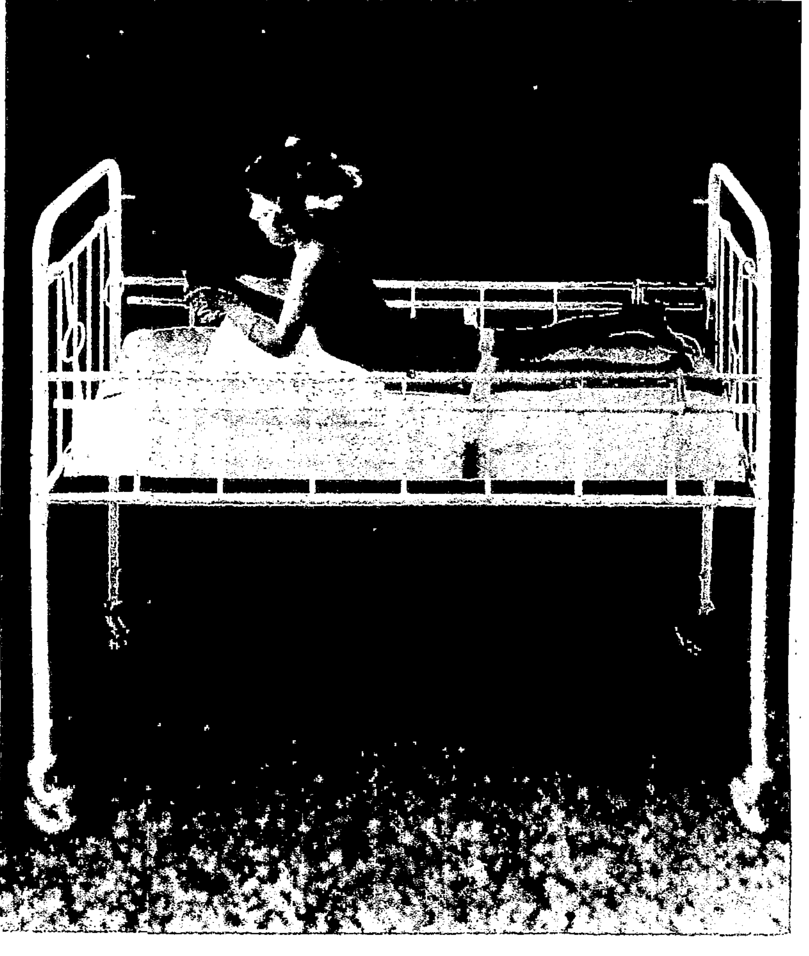

Abb. 13. Spondylitis in Bauchlage.

läßlich sind, um das bei feuchten, faltigen Bettunterlagen kaum zu umgehende Aufliegen zu vermeiden. Die Kranken gewöhnen sich sehr schnell an diese feste Unterlage und geben ihr gegenüber Sand- und Hirsespreukissen den Vorzug.

Die Bauchlage.

Sobald die Schmerzen verschwunden sind — was gewöhnlich nach einigen Wochen Sonnenbehandlung der Fall ist — werden die Patienten an die Bauchlage gewöhnt. Diese begünstigt eine geeignete Lordose, sichert eine ausreichende Ruhelage der Wirbelsäule und hebt den durch das Körpergewicht ausgeübten

Druck nahezu auf. Die Gefahr eines etwaigen Einknickens der Wirbelsäule während der Bauchlage ist nicht zu befürchten.

Diese gestattet die Bestrahlung der ganzen Rückenfläche und ganz besonders des ergriffenen Wirbelsäulensegments. Hierbei ist in folgender Weise vorzugehen:

Der Kranke wird vorsichtig gedreht, dann wird, nach Entfernung der bei der Rückenlage angewandten Kissen resp. Holzunterlagen, unter Arme und Brust ein Dreieckkissen — nach Art der landläufigen Kopfpolster — geschoben. Durch zunehmendes Höherwerdenlassen dieses Dreieckkissens wird ein Einbiegen der Wirbelsäule im Sinne der Lordose erreicht und beliebig verstärkt. Dank diesem Vorgehen lassen sich selbst bedeutende dorsale und lumbale Gibbusbildungen korrigieren und können solche in den Anfangsstadien der Spondylitis fast immer vermieden werden.

Beläßt man einen solchen Patienten in Bauchlage, so wird er immer die Tendenz haben, den Kopf zu heben, um zu sehen, was um ihn herum vorgeht,

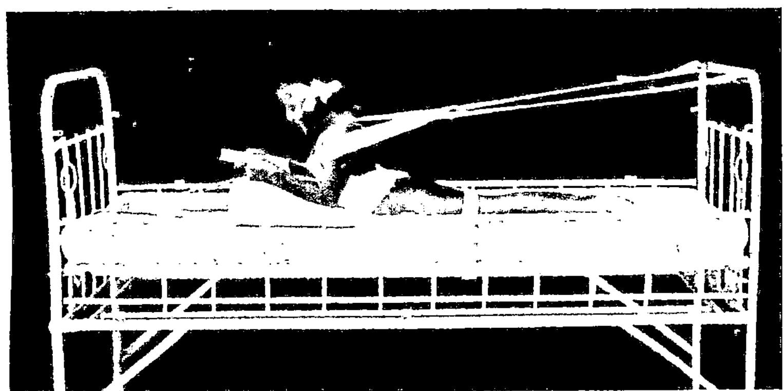

Abb. 14. Bauchlage und Schulterhalter.

und um seine Hände beschäftigen zu können. So redressiert er eigentlich selbst progressiv seine Wirbelsäule. Dieses Redressement erscheint uns das natürlichste und rationellste zu sein, da es zugleich die Rückenmuskulatur und den dorsalen Bandapparat glücklich betätigt und wach erhält, im Gegensatz zu den üblichen orthopädischen Maßnahmen, welche jene beiden für die gerade Körperhaltung so überaus wichtigen Faktoren meist schwer schädigen oder doch außer acht lassen. Diese Bewegungen können dem Patienten in keiner Weise gefährlich werden, da bei der Bauchlage die Wirbelkörper vom Körpergewicht entlastet sind. Dank diesem Vorgehen entwickelt sich die Rückenmuskulatur unserer Patienten in auffallender Weise und rüstet dieselben gleichsam mit einem natürlichen Korsett aus.

Um in gewissen Fällen den Kranken die Beibehaltung einer guten Lordosestellung zu erleichtern, befestigen wir an seinen Schultern Bänder, die quer übereinander laufend am Fußende festgemacht werden. Durch progressives Spannen derselben werden die Schultern nach hinten gezogen, wodurch sich der Brustkasten ausdehnt und in seiner Entwicklung begünstigt wird.

Schließlich ist die Bauchlage in physiologischer Hinsicht geradezu ideal, denn dank des von ihr auf das Abdomen ausgeübten Drucks trägt sie wesentlich zur Regelung der Darmfunktion bei. Die Kranken ziehen sie übrigens, bereits nach einigen Tagen der Angewöhnung, der Rückenlage vor und behalten sie nicht nur den größten Teil des Tages über, sondern selbst nachts bei. Nicht zuletzt spielt dabei der Umstand mit, daß sie ihnen die Ausführung aller Art von Handarbeiten wie Schreiben, Zeichnen, Holzschnitzerei, Macramé, Stickerei, Maschinennähen usw. gestattet, wodurch der üble Einfluß der Langeweile wirksam bekämpft wird.

Bei Spondylitis cervicalis verbanden wir ursprünglich mit der Immobilisation eine Extension der Wirbel mittelst GLISSONscher Schlinge. Nun kann aber, namentlich bei Kindern, infolge des von diesem Apparat auf den Unterkiefer ausgeübten Drucks eine schwere Atrophie der ganzen Kinngegend auftreten. Diesem Übelstand helfen wir neuerdings durch eine Vorrichtung ab, welche die Unterkiefergegend freilassend ihren Stützpunkt ausschließlich in die Occipitalgegend verlegt, und deren Anordnung kurz folgende ist:

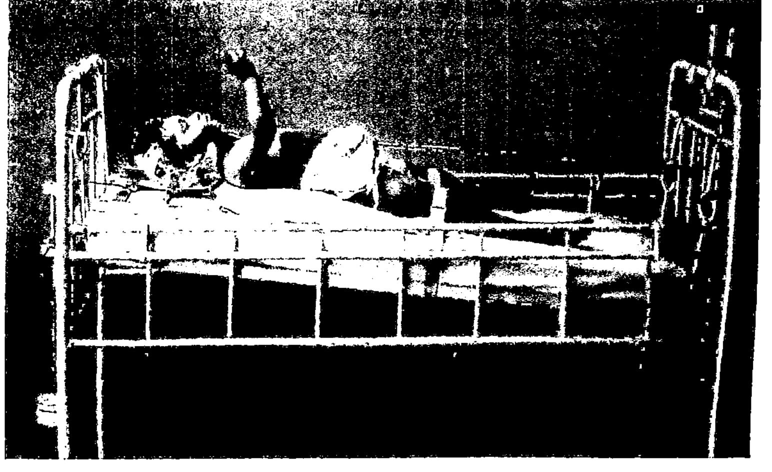

Abb. 15. Spondylitis cervicalis mit unserer Extensionsvorrichtung.

Eine, dem vorher angefertigten Gipsabdruck der Hinterkopfpartien genau angepaßte Celluloidschale dient zur Aufnahme des Kopfes, welcher durch sein Eigengewicht darin festgehalten wird. Diese Schale ist mit Stützen versehen, die auf Rädern und Schienen frei hin- und herrollen. Dadurch wird die Reibung gering und eine ausgiebige Extension möglich. Die Zugkraft setzt hauptsächlich an den occipitalen Apophysen an, und zwar in horizontalem Sinne, sie wird auf eine am Kopfende angebrachte Streckvorrichtung übergeleitet.

Wird eine Gegenextension durch einfache Neigung des Körpers angestrebt, so läßt sich dies durch beliebige Neigung des an beiden Bettenden mittelst Haken aufgehängten Eisenrahmens erreichen.

Wenn nun Patienten mit geschlossener Spondylitis von unserer Behandlungsmethode ausnahmslos sichere Heilung erwarten können, so gestaltet sich die Prognose wesentlich ungünstiger, sobald es sich um durch Mischinfektion komplizierte Fälle handelt. Da trotz aller Vorsichtsmaßregeln derartige Komplikationen im Anschluß an Operationen oder fehlerhaft ausgeführten Punktionen nichts Seltenes sind, so müssen wir vor übereilten chirurgischen Eingriffen eindringlich warnen.

Die Schutzapparate.

Heliotherapie in Verbindung mit Immobilisation in Horizontallage (bei abwechselnder Rücken- und Bauchlage) ist so lange fortzusetzen, bis ein das Ergebnis der klinischen Untersuchung bestätigendes Radiogramm die Ausheilung der Herdstelle erkennen läßt. Erstreckte sich die Krankheit auf mehrere Wirbel, so ist zu warten, bis das Röntgenbild einen festgefügten Vernarbungsblock und eine kräftige Knochenstruktur sichtbar werden läßt, welche ein nachträgliches Einsinken der Wirbel ausschließen. Dieses Resultat zeigt sich meist 1—2 Jahre nach Behandlungsbeginn, mithin zu einem Zeitpunkt, wo sich Brust- und Rückenmuskulatur unserer

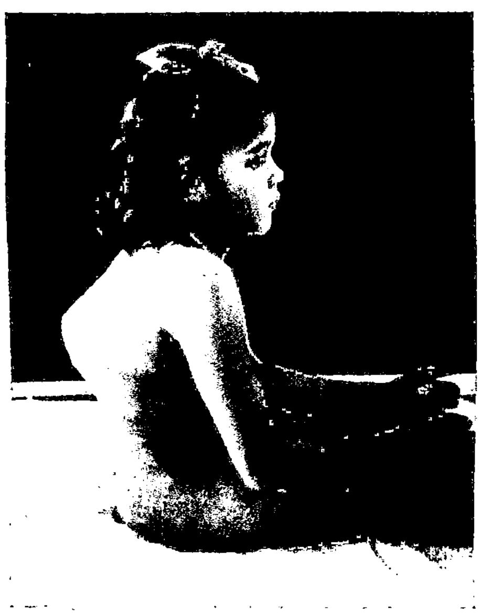

Abb. 16. 12 jährige Patientin. Ausgedehnte Spondylitis thoracalis mit mächtiger Gibbusbildung, Paraplegie, Atrophie der Muskulatur. Prekärer Allgemeinzustand.

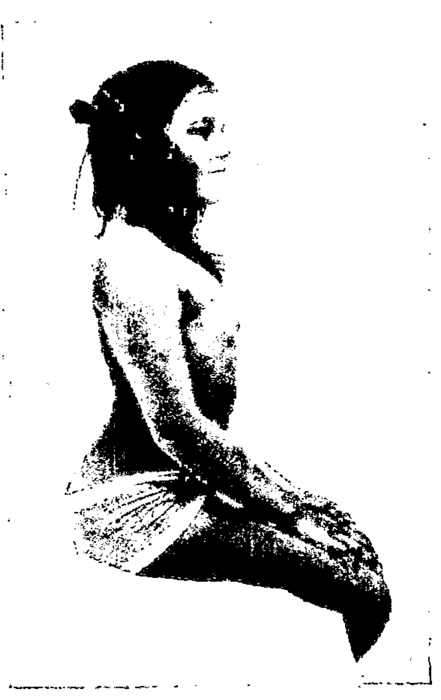

Abb. 17. Dieselbe Patientin. Vollständig ausgeheilt mit völliger Gibbuskorrektur nach $1^{1}/_{2}$ Jahren. (Ohne Anwendung von Gipskorsett.)

Spondylitiskranken unter dem Einfluß der Sonnenstrahlen derartig entwickelt haben, daß sie schon an und für sich eine ideale Stütze der Wirbelsäule darstellen.

Wird durch das Röntgenogramm das Ergebnis der klinischen Untersuchung (völliges Verschwinden spontaner sowie durch Druck auf das ergriffene Wirbelsegment oder Stoß in der Längsachse hervorgerufener Schmerzen, normale Reflexe usw.) bestätigt, so kann man daran denken, die Kranken aufstehen zu lassen. Um dieselben nicht von vornherein durch Gehen zu ermüden oder der Gefahr eines Traumas auszusetzen, fertigen wir zum Schutze der Wirbelsäule abnehmbare Stützapparate an. Deren Material richtet sich nach der Schwere des Falles sowie nach Ausdehnung und Sitz des Krankheitsherdes. Als grundsätzliche Gegner der Gipsverbände verwenden wir dazu entweder perforierte und weitausgeschnittene Celluloidkorsetts oder mit Metallstangen und Achselstützen ausgerüstete Stoffmieder (Leinwand). Die ersteren sind für Patienten mit kräftiger Konstitution, während die Stoffmieder für Frauen, junge Mädchen und Kinder in Betracht kommen. Erwachsene Männer tragen das Celluloidkorsett während 3—6 Monaten, um dasselbe dann durch ein leichteres Übergangsmieder ohne Metallbeschläge ersetzt zu bekommen, das noch ca. weitere 6 Monate hindurch getragen werden soll.

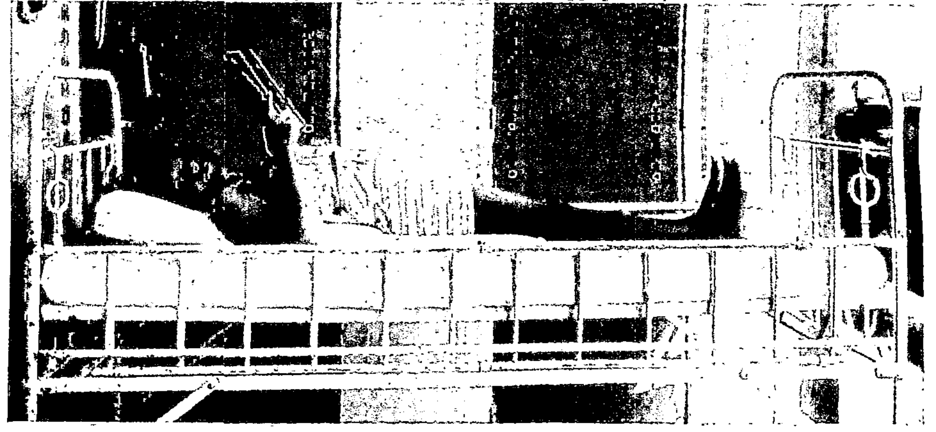

Abb. 18.   Dieselbe Patientin während der Besonnung in Bauchlage.

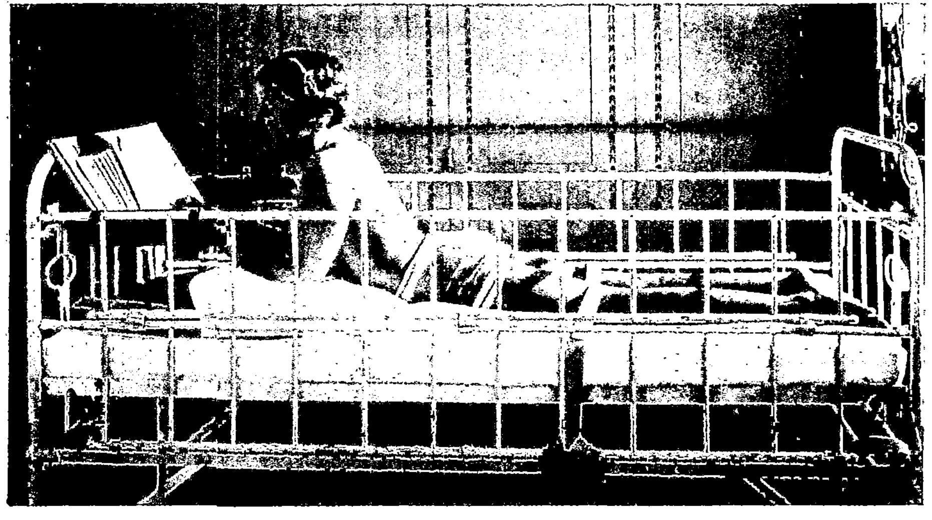

Abb. 19.   Dieselbe Patientin während der Besonnung in Rückenlage.

Die Anfertigung sämtlicher Korsetts und Mieder erfolgt nach Gipsabdrücken, die der Form des Thorax genau angepaßt werden, ohne denselben irgendwie zu behindern, und die ihren Hauptstützpunkt auf die Darmbeinkämme verlegen.

Nach erreichter Heilung und durchgeführtem Redressement kann den Rekonvaleszenten nicht dringend genug geraten werden, unter strenger Beachtung einer hygienischen Lebensweise zu Hause die Luft- und Sonnenbäder so oft wie möglich fortzusetzen. Nichts garantiert ihnen besser die Erhaltung des

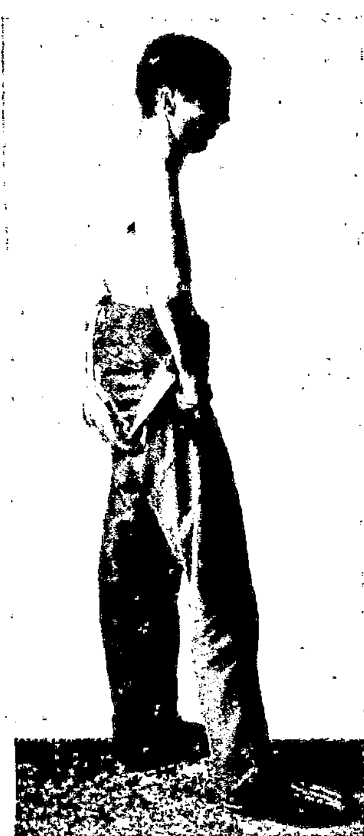

Abb. 20. 28 jähriger Patient. Spondylitis thoracalis mit allgemeiner Muskelatrophie; vorgeschrittene Tuberkulose der rechten Lunge; äußerst prekärer Allgemeinzustand.

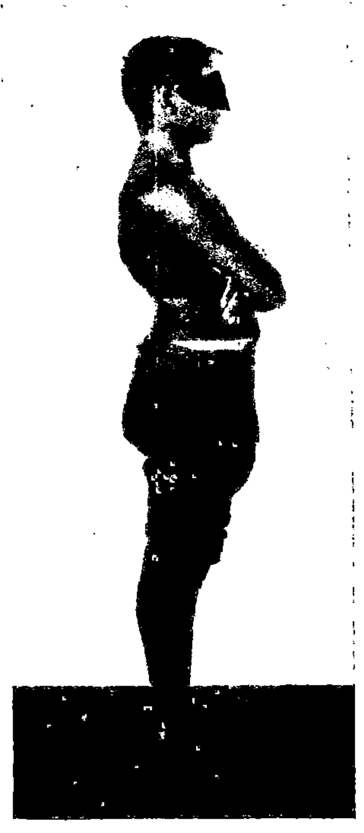

Abb. 21. Derselbe Patient nach $1\frac{1}{2}$ Jahren. Gibbus partiell korrigiert. Muskulatur nunmehr kräftig. Lunge bedeutend gebessert.

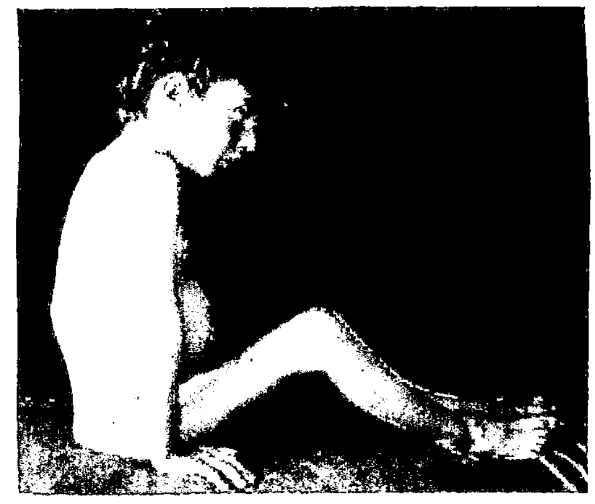

Abb. 22. 9 jähriger Patient. Spondylitis mit Gibbusbildung. Coxitis dextra in Flexionsstellung und starker Atrophie der Oberschenkelmuskulatur. Peritonitis. Schlechter Allgemeinzustand.

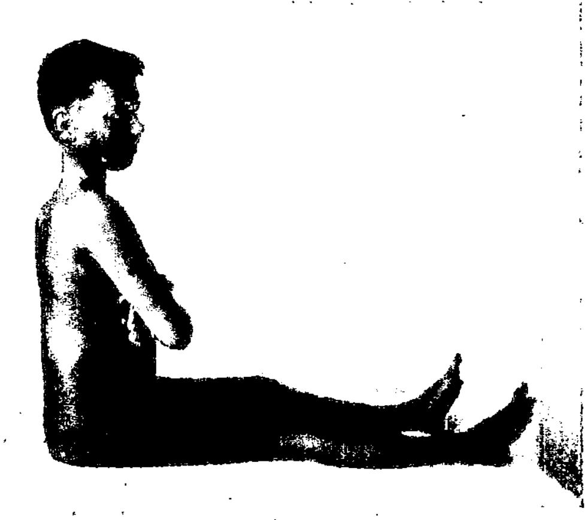

Abb. 23. Derselbe Patient nach 15 Monaten. Heilung der Spondylitis, Korrektur des Gibbus. Heilung der Peritonitis und der Gonitis. Herstellung der Muskulatur.

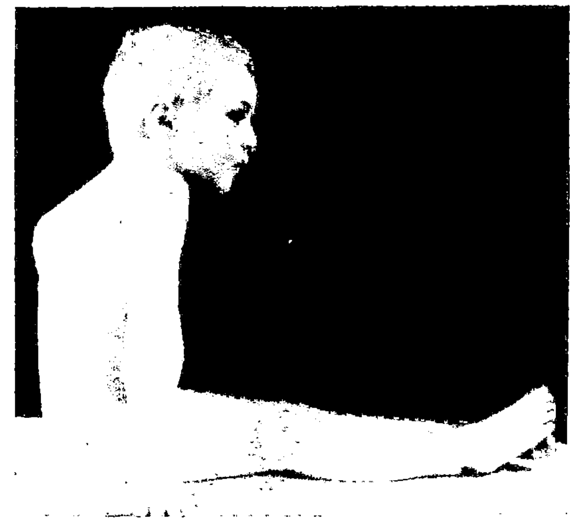

Abb. 24. Spondylitis thoracalis.

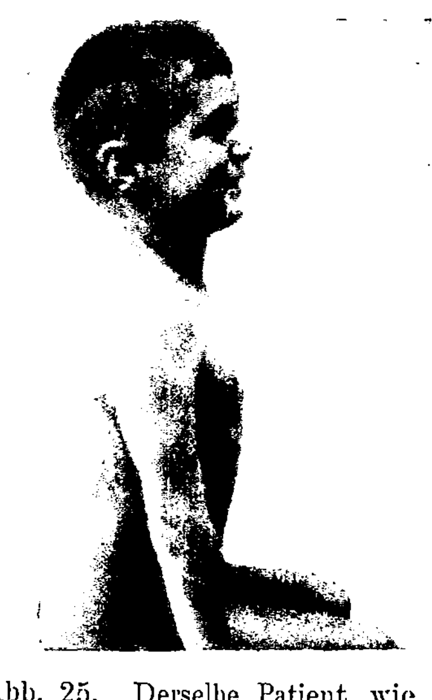

Abb. 25. Derselbe Patient wie Abb. 24 nach $1^{1}/_{2}$ Jahren.

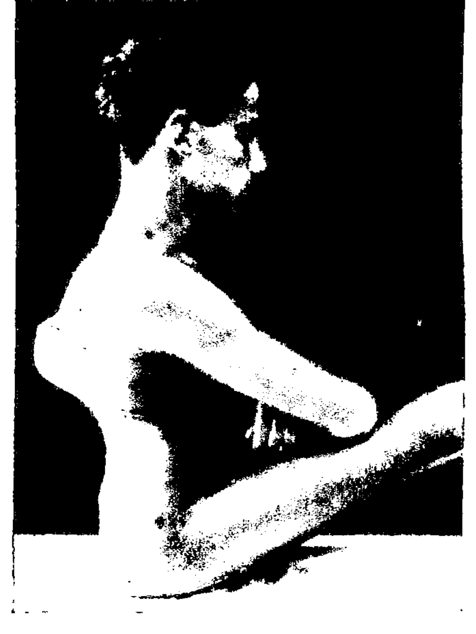

Abb. 26. Spondylitis thorac. inf.

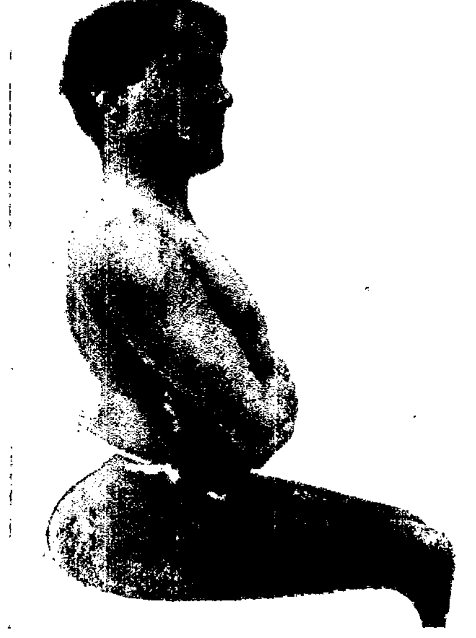

Abb. 27. Derselbe Patient wie Abb. 26 nach 2 Jahren.

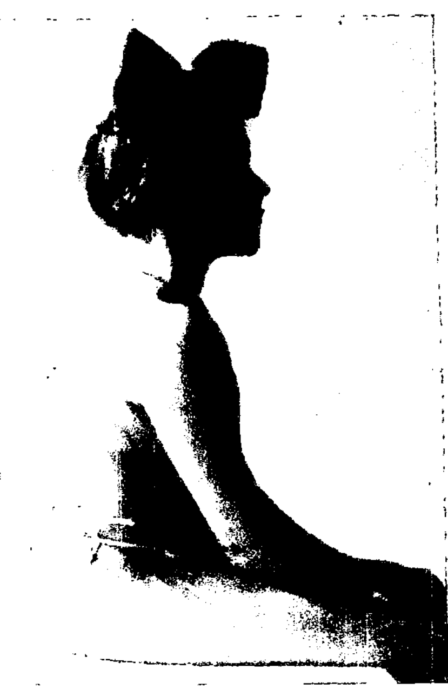

Abb. 28.   Spondylitis thorac.

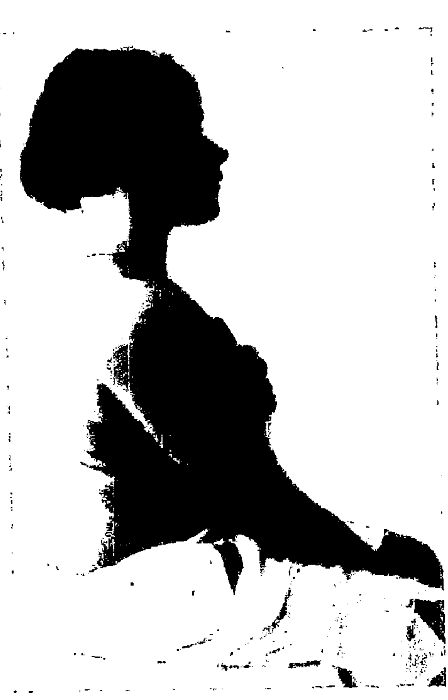

Abb. 29.   Dieselbe Patientin wie Abb. 28
nach $1^{1}/_{2}$ Jahren.

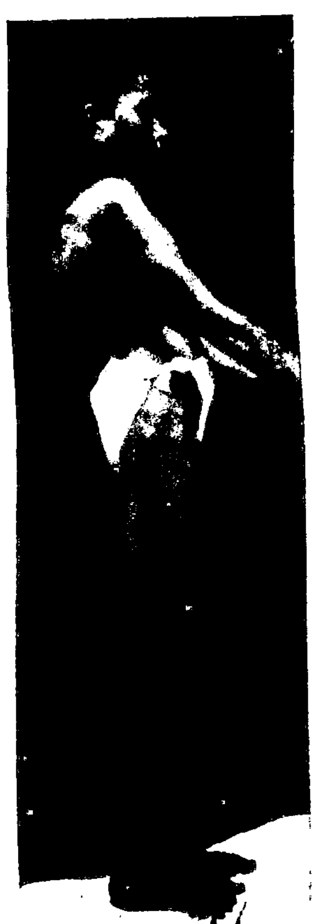

Abb. 30. Spondylitis thorac.

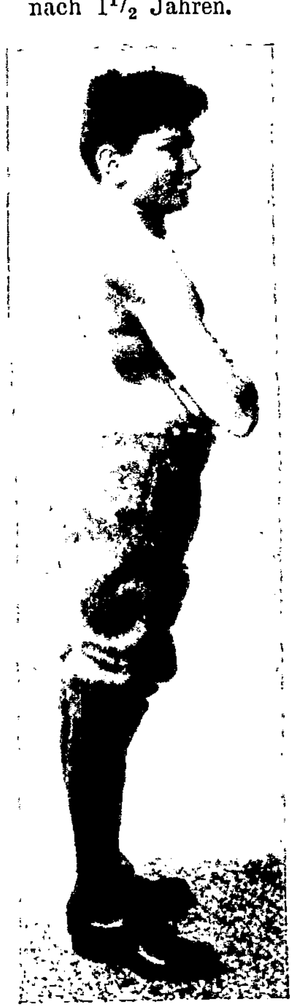

Abb. 31.   Derselbe Patient
wie Abb. 30 nach 2 Jahren.

notwendigen, die beste Stütze der Wirbelsäule darstellenden kräftigen Muskelkorsetts, und nichts bietet besseren Schutz vor Rückfällen.

Tuberkulose der unteren Extremität.
a) Tuberkulose des Hüftgelenks (Coxitis).

Wie bei Spondylitis, so haben wir auch bei Coxitis definitiv auf den Gipsverband verzichtet, da er das kranke Gelenk von Sonne und Luft ausschließt, die möglicherweise auftretenden Abscesse oder Fisteln unserer Kontrolle entzieht und außerdem Atrophie und Ankylose begünstigt.

Mit dem Sonnenbad verbinden wir dauernde Extension des erkrankten Beines. Auf der völlig glatten Matratze liegt ein hartes Kissen unter dem Becken, um dasselbe zu heben und dank der so erreichten völligen Extension die Neigung zur Flexionscontractur zu verhüten. Das erwähnte, zur Schonung des Coccyx

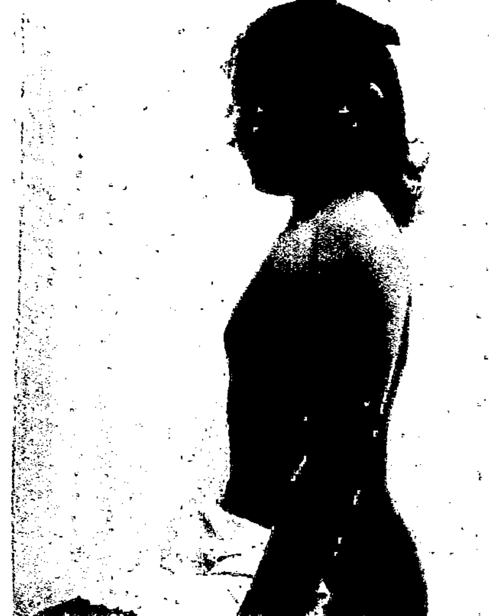

Abb. 32. Spondylitis dors.

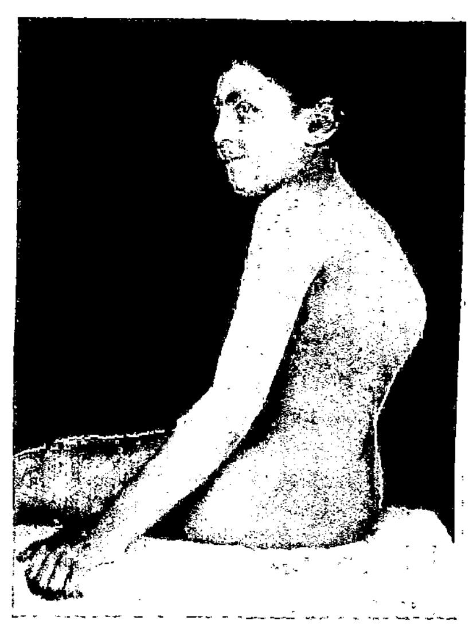

Abb. 33. Dieselbe Patientin wie Abb. 32 nach 15 Monaten.

dienende Kissen — ein Lochkissen — ist mit Hirsespreuer gefüllt. Diese erhöhte Beckenstellung ist für die Kur von Wichtigkeit, denn sie sichert nicht nur eine feste Lagerung des Beckens in vollem Gleichgewicht, sondern erlaubt auch ausgiebige Bestrahlung der Hüft- und Trochanterengegend.

Je nach dem vorliegenden Falle ist die Art der Extension eine verschiedene. Bei beginnender Coxitis verwenden wir einfach eine oberhalb des Fußknöchels angreifende Leder- oder Stoffmanschette. Erweisen sich dagegen schwerere Zuggewichte als notwendig, so ersetzen wir diesen Apparat, der bei großer Belastung im Kniegelenk eine Distension zur Folge hätte, durch eine Extension mittels Doppelmanschette. Letztere besteht aus zwei Lederriemen oder solchen aus starkem Stoff, die ihren Sitz über dem Knie bzw. über dem Knöchel haben. Beide Manschetten, zur Vermeidung einer Reizung der Haut auf der Innenseite mit Watte ausgepolstert, sind durch zwei Seitenriemen miteinander verbunden, an deren Verlängerungen die Zuggewichte angehängt werden. Diese Vorrichtung gestattet den Angriffspunkt des Zuges zu verlegen, d. h. entweder mittels der unteren oder mittelst der oberen Manschette oder schließlich mittelst beider gleichzeitig auszuüben.

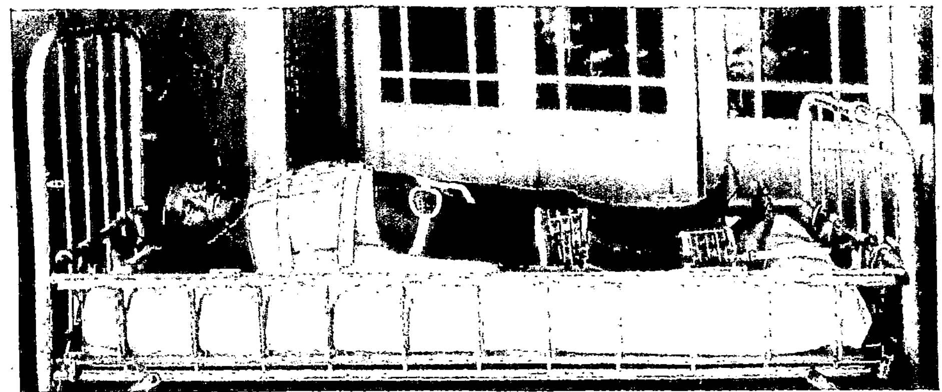

Abb. 34. Unsere Behandlungsmethode bei Coxitis. Immobilisierung in Rückenlage mit Hilfe des Tuchkorsetts, dessen Öffnen die Allgemeinbesonnung ermöglicht. Extension mittels einer doppelten, gleichzeitig oberhalb der Fußknöchel und der Knie angreifenden Ledermanschette. Letztere gestattet die Besonnung der Beine und Oberschenkel. Diese Anordnung ermöglicht den Angriffspunkt der Extension je nach Belieben auf eine dieser beiden Stellungen allein oder auf beide gleichzeitig zu verteilen. In der Regio coxofemoralis bemerkt man ein die ununterbrochene Besonnung und Lüftung der Fisteln ermöglichendes „Drahtnetz".

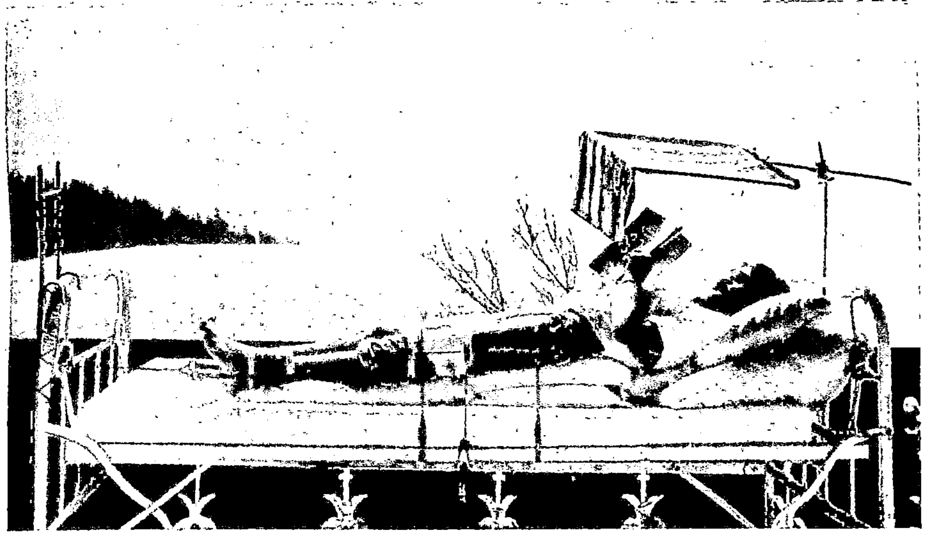

Abb. 35. Coxitis in Extension und Abduction.

Pathologische Rotation wird durch seitlich wirkende, über oder unter dem Knie angreifende und über eine Rolle am Bettrand laufende Extension korrigiert. Auch dazu dient eine mittelst Schnalle am Knie befestigte, auf der Innenseite mit Watte ausgepolsterte Stoffmanschette, an deren dem Bettrand zugekehrten Seite der Zugriemen angreift.

Zwecks völliger Immobilisierung des Beckens und unter Vermeidung einer Kompression des Abdomens wird bei unruhigen Patienten, ganz besonders bei Kindern, ein äußerst einfacher Beckengürtel zu Hilfe genommen. Es ist eine rechteckige, vorn aus elastischem Gewebe und hinten aus starkem Stoff bestehende Binde, die sich seitlich durch eine über Haken laufende Schnur zusammenziehen läßt. Dieser mittels starker Schnallenbänder am Bettrand befestigte Gürtel verbürgt, außer der völligen Immobilisierung, eine vollkommene Gleichgewichtslage des Beckens.

Für Fälle mit vorgeschrittener fehlerhafter Hüftstellung, die eine besonders starke Extension erheischen, kommt die erwähnte Doppelmanschette nicht mehr in Betracht, da sie, trotz Watte- oder Trikotpolsterung, einen zu starken Druck auf die Weichteile ausübt. Hier muß eine Heftpflasterextension angelegt werden, bei der das Bein in einer leichten, für den nötigen Luftzutritt durchlochten Celluloid- oder Blechschiene ruht, die auf Schienen und Rädern leicht hin und her rollt. Eine Reibung des Fußes auf dem Bettuch wird so vermieden und eine ungehinderte kräftige Extension

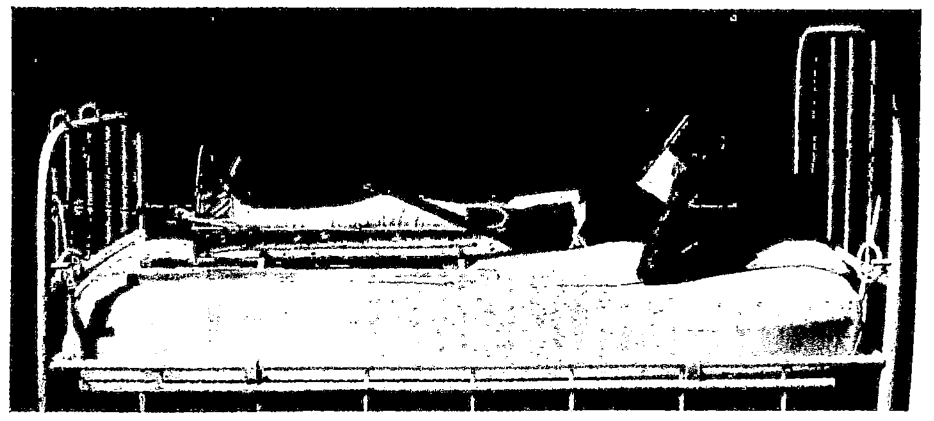

Abb. 36.   Extension auf Rollschlitten.

ermöglicht. An ihrem äußersten Ende ist die Beinschiene mit einer beweglichen Sohle versehen, die sich durch eine elastische Binde nach Belieben anziehen läßt und so die progressive Korrektur etwa eingetretener Equinusstellung ermöglicht.

Im Verlaufe der Insolation ist eine Verminderung der Schmerzhaftigkeit im erkrankten Hüftgelenk das erste Symptom, das sich oft kurz nach Kurbeginn bemerkbar macht. Diese analgesierende Wirkung beruht einmal auf der durch die Sonne hervorgerufenen Dekongestion der tieferen Schichten und dann auch auf der erfolgreichen Wirkung der Extension. Schließlich trägt die Hebung von Allgemeinzustand, Nervensystem, Widerstandskraft des Gesamtorganismus ihrerseits ebenfalls zum Verschwinden der Schmerzhaftigkeit bei.

Sobald klinischer Befund und Röntgenbild gestatten, die Patienten ohne Schaden für ihre Heilung etwas zu bewegen, bringen wir sie während eines Teils des Sonnenbads in Bauchlage. Hierbei schieben wir ihnen ein Dreieckkissen unter die Brust, während ein anderes einfaches Kissen unter die Füße zu liegen kommt, um eine übertriebene Extension der Zehen zu verhindern. Durch die Bauchlage wird die Extension des erkrankten Beines keineswegs behindert. Zudem bietet sie den großen Vorteil einer ungehinderten Bestrahlung des ganzen

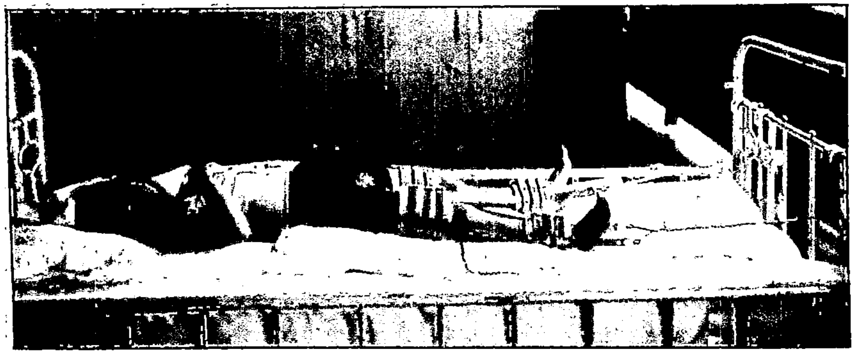

Abb. 37.   Coxitis dupl. in Extension.

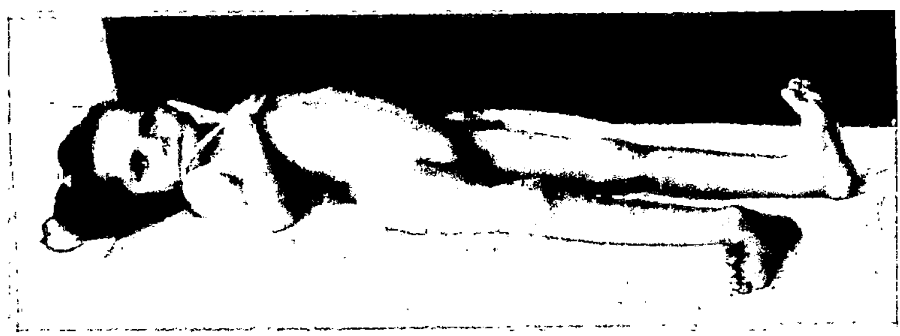

Abb. 38.   6 jährige Patientin.   Hochgradige, vorgeschrittene Coxitis. Zerstörung des Gelenkkopfes.   Verkürzung und typische Stellung. Allgemeine
Muskelatrophie.

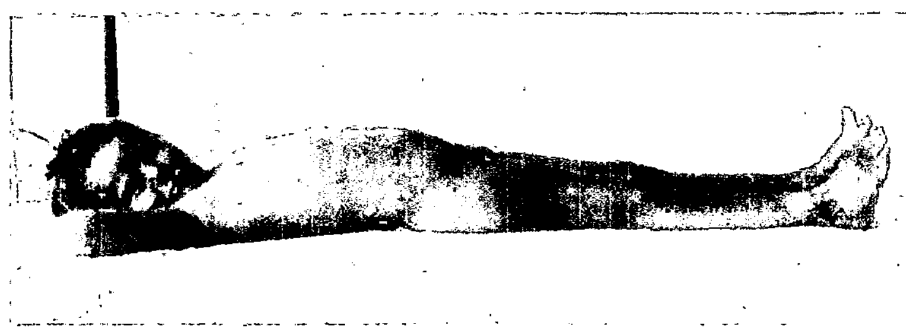

Abb. 39.   Der gleiche Fall nach 1¹/₂ Jahren.   Korrektur der Stellung.
Wiedererstarken der Muskulatur.   Besserung des Allgemeinzustandes.

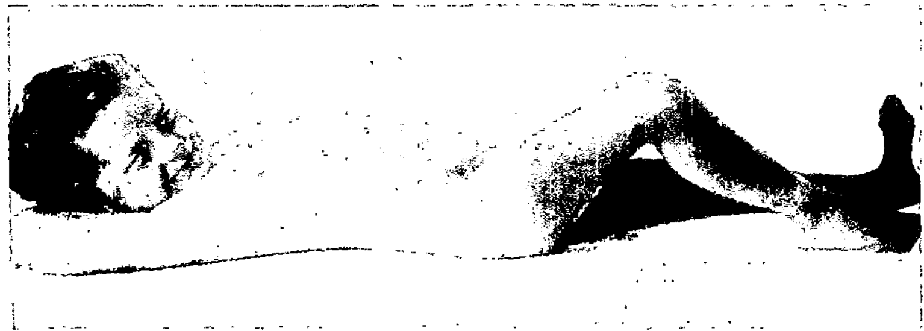

Abb. 40. Dieselbe Patientin zeigt die Spontanrückkehr der Gelenkfunktion.

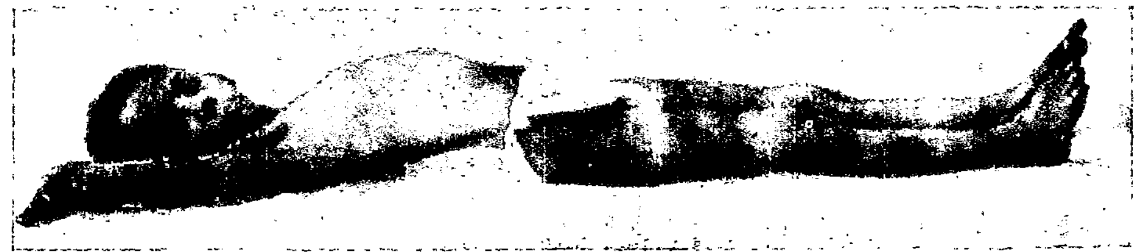

Abb. 41. Coxitis dextra.

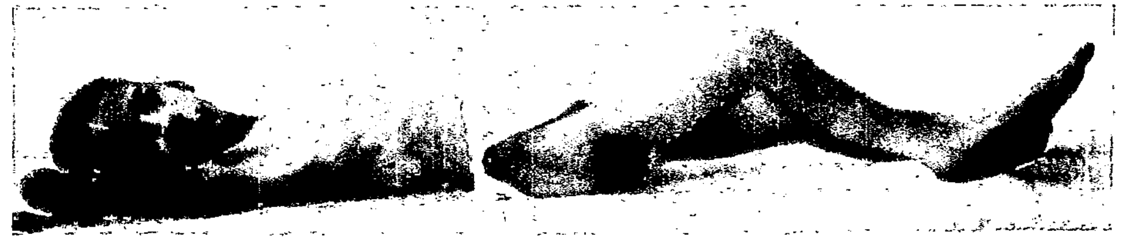

Abb. 42. Fall wie Abb. 41 (Flexionscontractur).

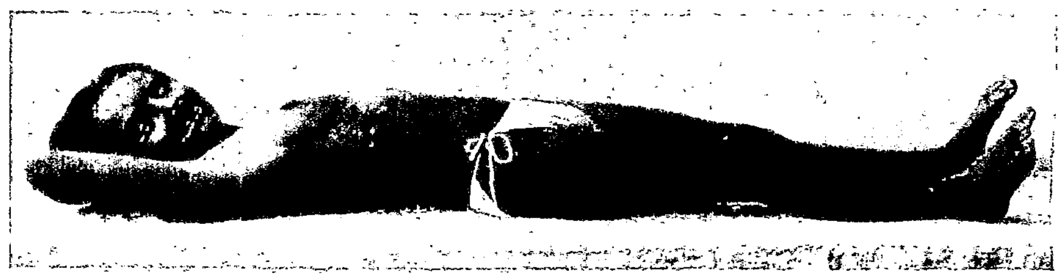

Abb. 43. Fall wie Abb. 41 nach 15 Monaten.

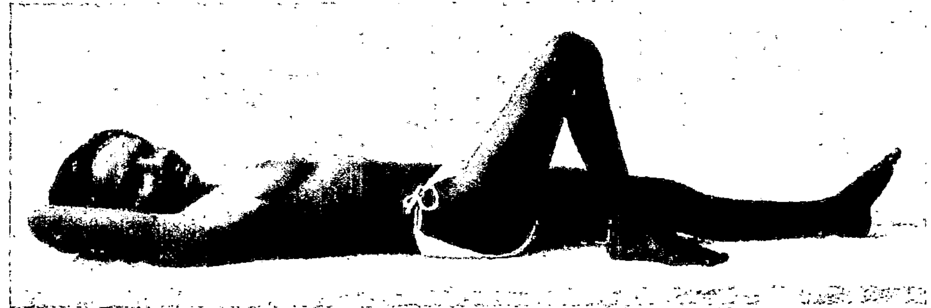

Abb. 44. Fall wie Abb. 41, wiederkehrende Gelenkfunktion.

Körpers und ganz besonders der hinteren Hüft- und Oberschenkelgegend. So kommt auch die dorsale Hüft- und Beckenmuskulatur zu ihrem Recht.

Mit dem Eintreten der ersten Heilungssymptome macht sich bei den Kranken eine Neigung zu spontanen kleinen Bewegungsversuchen bemerkbar. Da hierdurch Blutkreislauf und Muskulatur nur günstig beeinflußt werden, läßt man die Patienten am besten gewähren, da diese spontanen, durch die Natur erlaubten Übungen die Beweglichkeit des Hüftgelenks sowie die Rückkehr einer, mit Rücksicht auf den anatomischen Befund noch möglichen, maximalen Gelenkfunktion begünstigen.

Geschlossene Coxitisfälle, selbst wenn sie durch kalte Abseßbildung kompliziert sind, heilen in der Regel unter dem alleinigen Einfluß der Sonnenbestrahlung aus, da es meist zur Spontanresorption der kalten Abscesse kommt. Grundsätzlich ist jede Intervention zu vermeiden, es sei denn, es handle sich darum, einer Spontanöffnung eines Abscesses durch Punktion zuvorzukommen.

Als schwere Komplikation ist das Vorhandensein von Fisteln mit hartnäckiger Eiterung anzusehen, welche die Widerstandskraft des Patienten wesentlich vermindert und ihn der Gefahr einer Amyloidentartung aussetzt. Eine gute Drainage bildet hier die unerläßliche Vorbedingung für die Heilung, denn nur von einer ungehinderten und regelmäßigen Eiterentleerung läßt sich noch, neben gleichzeitiger Hebung des Allgemeinzustandes, ein Versiegen der Fisteln erhoffen. Stößt dagegen die Drainage aus irgendeinem Grunde auf Schwierigkeiten, so beobachtet man öftere, von Temperatursteigerung, Übelkeit, Appetitlosigkeit, Schmerzen usw. begleitete Eiterverhaltungsperioden, die äußerst nachteilig auf das Allgemeinbefinden wirken. Folgt auf diese Perioden jedesmal starke Eiterentleerung, so kommt alles schnell wieder in Ordnung. Bleibt jedoch der größte Teil des Sekrets im Innern des Körpers, so treten schwere Toxinwirkungen auf, die zur Amyloidentartung führen können.

Eiterverhaltungen können die Folge zu rascher Verklebung der äußeren Fistelöffnung sein. Um diese zu vermeiden, wird nach kurzer Bestrahlung die Fistelöffnung mit feuchten Kompressen bedeckt. Tiefgehende Fistelgänge werden mit Vorteil durch aseptische Gazedochte oder durch Laminariastifte offen gehalten.

Fisteln, von wenig eiternden Geschwüren begleitet, sind nach dem Sonnenbad mit einer aseptischen Gazekompresse zu bedecken; besser aber noch mit einem leichten gewölbten Drahtkörbchen, das dauernde Lüftung gestattet und jede Beschmutzung und Berührung verhindert (siehe Abb. 34).

Die Sonnenbestrahlung bewirkt anfangs eine verstärkte Eiterabsonderung. Bald geht diese wieder zurück, nimmt zunächst einen serös-eitrigen und alsdann einen serösen Charakter an, um schließlich ganz aufzuhören, sobald sich Allgemeinzustand und Lokalbefinden entsprechend gebessert haben.

In gewissen Fällen schwerer, durch multiple Fisteln und tiefe Abscesse komplizierter, Coxitis reichen übrigens die oben erwähnten Maßnahmen nicht mehr aus, um Eiterverhaltungen zu verhüten. Es handelt sich hierbei um Patienten, bei denen die Fisteln auf der Vorderseite des Oberschenkels und oft selbst in den Darmbeingruben sitzen. Durch die liegende Stellung wird hier ein freier Eiterabfluß verunmöglicht, und der Kranke steht in Gefahr, einer Amyloidentartung zu verfallen. In derartigen Fällen halten wir uns für berechtigt, die Kranken vor erreichter Heilung der Knochenherde aufstehen zu lassen, da nur noch auf diese Weise die durchaus nötige ausgiebige Drainage ermöglicht wird. Durch diesen Lagewechsel ist es uns sehr oft gelungen, die Eiterentleerung zu erleichtern. Die Folgen waren: Verschwinden der Intoxikationssymptome, Temperaturabfall sowie Besserung von Lokalbefund und Allgemeinzustand. Solche Patienten stützen sich beim Gehen auf Krücken. Hierbei wird der Fuß der gesunden Seite durch einen orthopädischen Schuh erhöht, damit das von jeglichem die Blut-

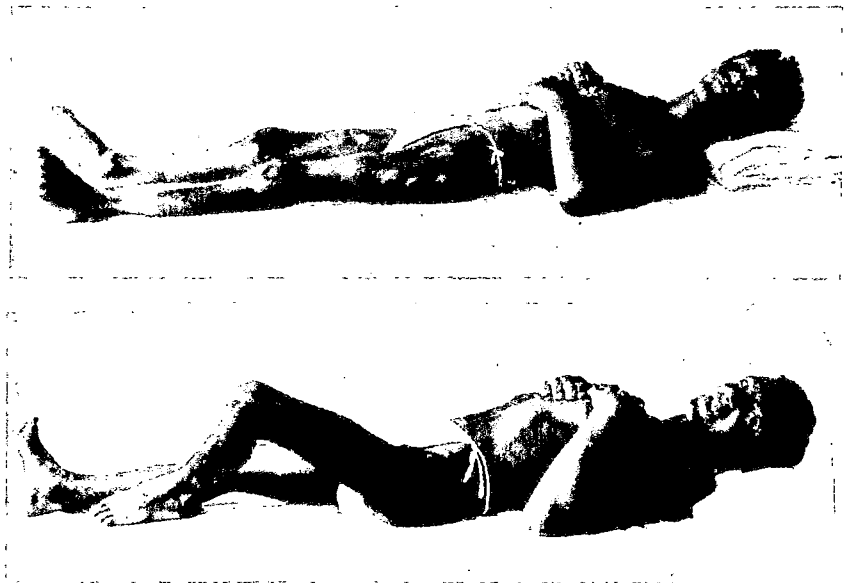

Abb. 45. Schwerer Fall von Tuberkulose des Hüftgelenkes mit Mischinfektion.

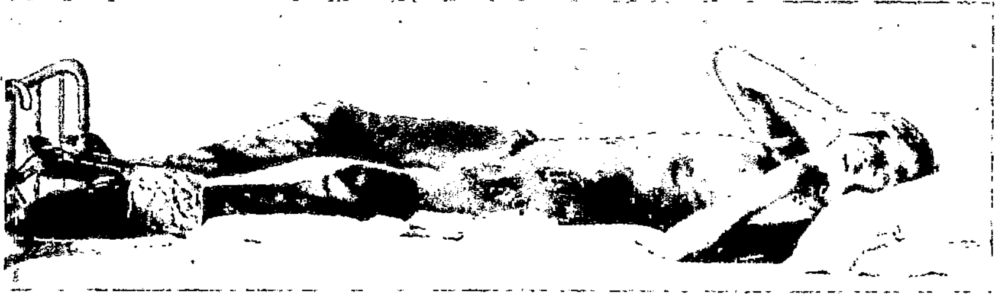

Abb. 46 und 47. Derselbe Patient nach 21 Monaten. Zeigt Krankheitshemmung, auffallende Besserung des allgemeinen Befindens und teilweise Rückkehr der Funktion.

zirkulation hemmenden und Schmerzen verursachenden Apparat befreite, kranke Bein den Boden nicht berührt, sondern frei schwebend getragen wird.

Nur in diesen eben erwähnten Spezialfällen wird das Aufstehen vor erreichter Heilung gestattet. Für alle anderen Formen der Coxitis gilt als unumstößliche Regel, mit dem Aufstehen zu warten, bis das Röntgenbild, unter Bestätigung des klinischen Befunds, völlige Ausheilung der Krankheitsherde nachweist.

Eine oft auffallende Entwicklung der Muskulatur, häufige Wiederkehr der Gelenkfunktion, Wiederherstellung des Gesamtorganismus, das sind die drei charakteristischen Hauptmerkmale der durch die Heliotherapie erreichten Heilung.

Sobald dem Kranken das Aufstehen erlaubt werden kann, wird er vorsichtig und langsam an die aufrechte Stellung gewöhnt. Dabei sind die Beine vorübergehend mit elastischen Binden zu umwickeln, um eine plötzliche Erweiterung

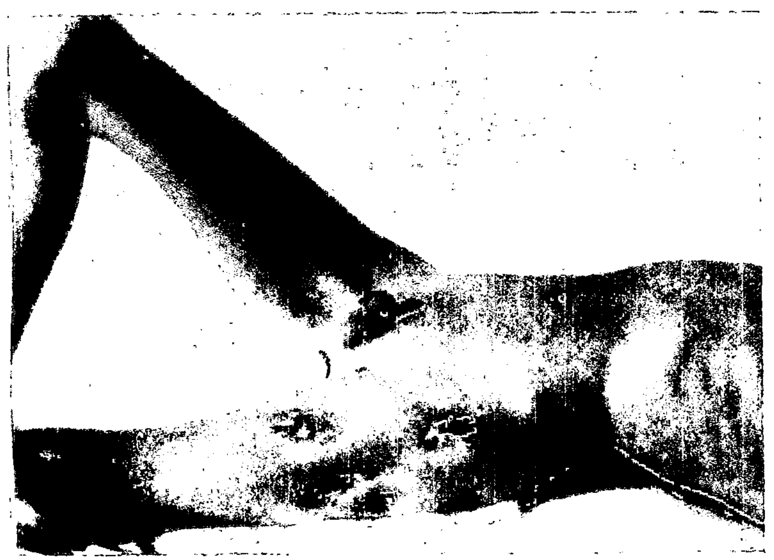

Abb. 48. Detail von Abb. 45.

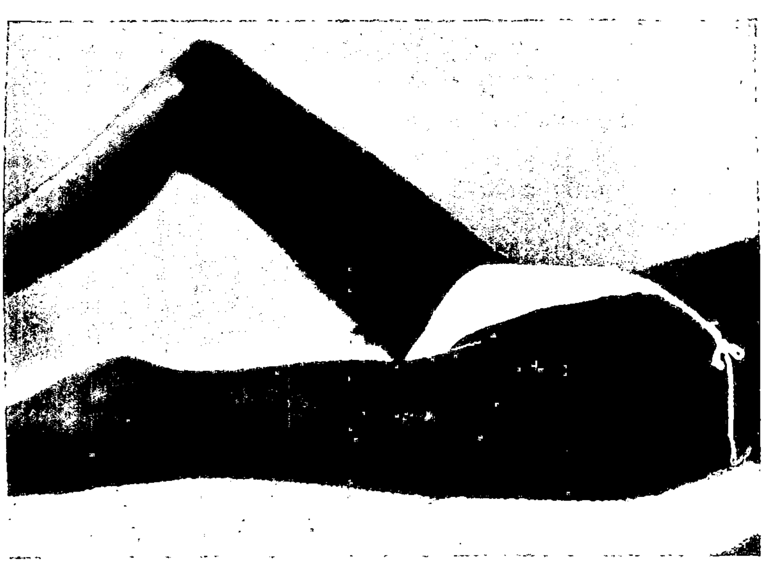

Abb. 49. Detail von Abb. 46.

der Blutgefäße zu vermeiden. Die Schuhe sind mit orthopädischen Sohleneinlagen zu versehen, zur Stützung der Fußsohle, und um die Neigung zu Plattfuß zu bekämpfen. Das Hüftgelenk selbst muß durch einen leichten, Becken, Hüfte und Oberschenkel umschließenden Stützapparat geschützt werden, der das Hüftgelenk während der ersten Gehversuche stabil hält und falsche Bewegungen verhindert. Um ein seitliches Ausbiegen des Knies zu verhindern, wird der Stütz-

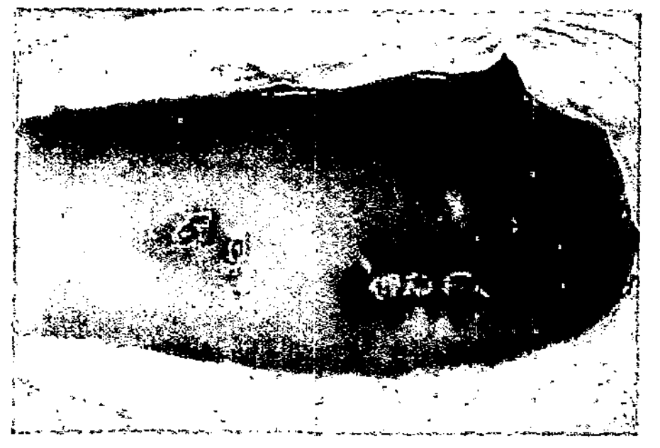

Abb. 50. 22jähriger Patient. Alte seit Jahren nach Operation fistelnde Coxitis (6 Fisteln).

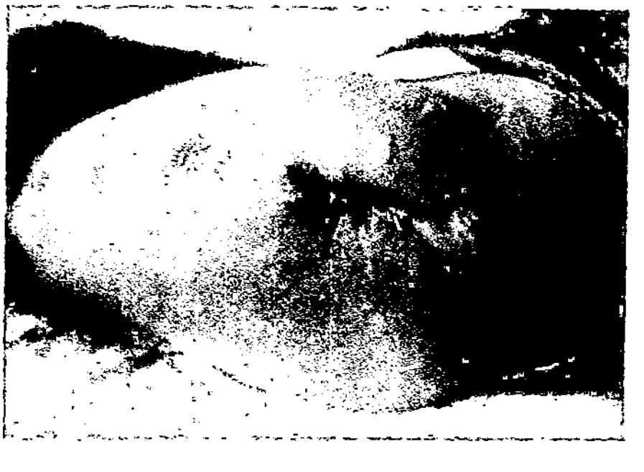

Abb. 51. Gleicher Fall nach 10 Monaten. Vollständige Heilung der Coxitis, mit Vernarbung sämtlicher Fisteln.

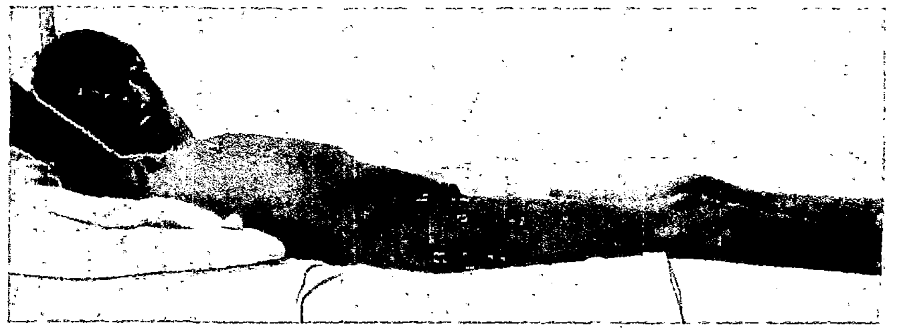

Abb. 52. Trochanthritis nach Operation mit Fistelbildung.

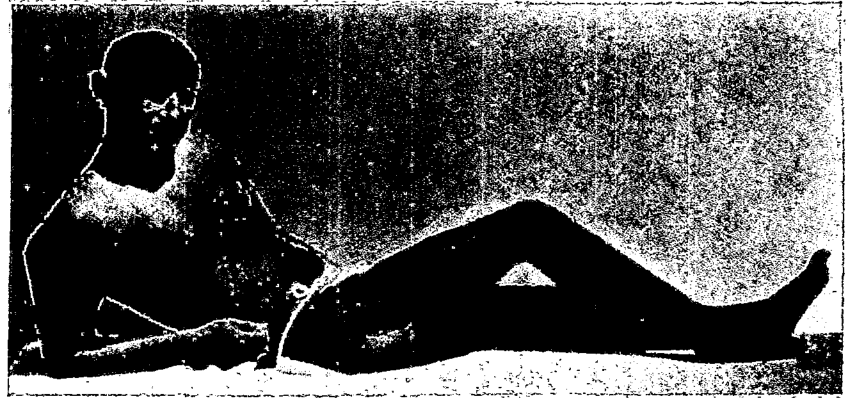

Abb. 53. Derselbe Patient wie Abb. 52 nach 1 Jahr.

apparat mit einer am Wadenbein angreifenden Celluloidmanschette verlängert, welche, mit Scharnieren versehen, die freie Beweglichkeit des Kniegelenks gestattet.

Zur Sicherung seiner ersten Schritte ist es für den Kranken vorteilhaft, die Krücken, deren lange Verwendung eine Deformation der Wirbelsäule bedingen könnte, durch lange Holzstöcke zu ersetzen, welche beim Gehen in Schulterhöhe anzufassen sind. Schon nach kurzer Zeit erlangen die Kranken im Gehen ziemliche Sicherheit, die ihnen gestattet, sich auch ohne Zuhilfenahme der Stöcke, selbst auf unebenem Gelände leicht fortzubewegen.

b) Tuberkulose des Kniegelenks (Gonitis).

Die gleiche Kombination von Heliotherapie und Extension kommt bei tuberkulöser Gonitis oder Gonarthritis zur Anwendung. Die Extension begünstigt hier die Rückkehr der Gelenkbewegung. Bildet diese für Fälle im Initialstadium die Regel, so kann sie selbst bei jahrelanger, offenbar fibröser Ankylose noch erreicht werden, und zwar oft noch in vollem Ausmaße. Wie bei der Coxitis, so hat bei tuberkulösen Erkrankungen des Knies die Heliotherapie ein Verschwinden der Schmerzhaftigkeit, die Rückbildung ödematöser und fungöser Entartung, den Verschluß der Fisteln und gute Vernarbung zur Folge.

Kommt der an Gonarthritis leidende Patient während der Periode vollster Aktivität und mit starker Gelenkcontractur in unsere Behandlung, so begnügen wir uns anfänglich mit einer völligen Ruhelage des Beines in der von ihm spontan angenommenen Haltung, indem wir es einfach auf Kissen, oder besser noch in einer weit offenen Schiene, hoch lagern. Sobald es die Umstände zulassen, schreiten wir zur Insolation, unter deren Einfluß die Schmerzhaftigkeit schnell verschwindet, so daß es möglich wird, nunmehr zur Korrektur der krankhaften Beinstellung durch Anlegen der Extension überzugehen. In den meisten Fällen genügt hierzu eine über dem Fußknöchel angreifende Manschette. Ist, wie dies häufig vorkommt, Subluxation der Tibia nach hinten vorhanden, so wird außerdem das Bein mittels elastischer Binde an einem, das Knie überbrückenden Holz- oder Eisenbogen aufgehängt. Hier trägt das Gewicht des Oberschenkels, unterstützt durch den auf das Bein ausgeübten kontinuierlichen Zug, dazu bei, die Femurkondylen wieder den Tibiaflächen gegenüber zu stellen. Liegt sehr stark ausgesprochene Flexion vor, so darf die Extension anfangs nur einen kleinen Winkel mit der Beinachse bilden, da der Patient einen dem Bettniveau parallelen Zug nicht aushalten würde. Der Übergang zur Horizontalen hat in der vorsichtigsten Weise, unter Berücksichtigung der jeweiligen Beinstellung zu geschehen. Übrigens können nicht immer beide Korrekturen gleichzeitig vorgenommen werden. Oft erweist es sich als vorteilhafter, zunächst die Subluxation zu beseitigen und alsdann erst die Beugungscontractur zu korrigieren. Bei „Genu valgum" oder „Genu varum" kommt — analog dem Vorgehen in Fällen von Coxitis in Innen- oder Außenrotation — seitlicher Zug in Anwendung.

Hat die Tuberkulose in der Gelenkkapsel begonnen, so genügt oft eine Lagerung des Beines in weit offener Schiene auf schiefer Ebene. Hierbei kommt der Fuß höher zu liegen als das Knie und letzteres höher als das Hüftgelenk. Das der Hüfte zugekehrte Ende der geneigten Unterlage stützt sich auf die Matratze, während das entgegengesetzte Ende, auf dem die Ferse ruht, durch eine beliebige Stütze 20—30 cm über das Niveau des Bettes erhoben ist. Es ist darauf zu achten, daß das als schiefe Unterlage dienende, mit weichem Stoff überzogene Holzbrett in seiner ganzen Länge hinsichtlich Profil und Festigkeit vollkommen gleichmäßig beschaffen ist. Diese Lagerung, welche den Blutkreislauf sowie die Rückbildung ödematöser und fungöser Massen — durch Dekongestion der ergriffenen

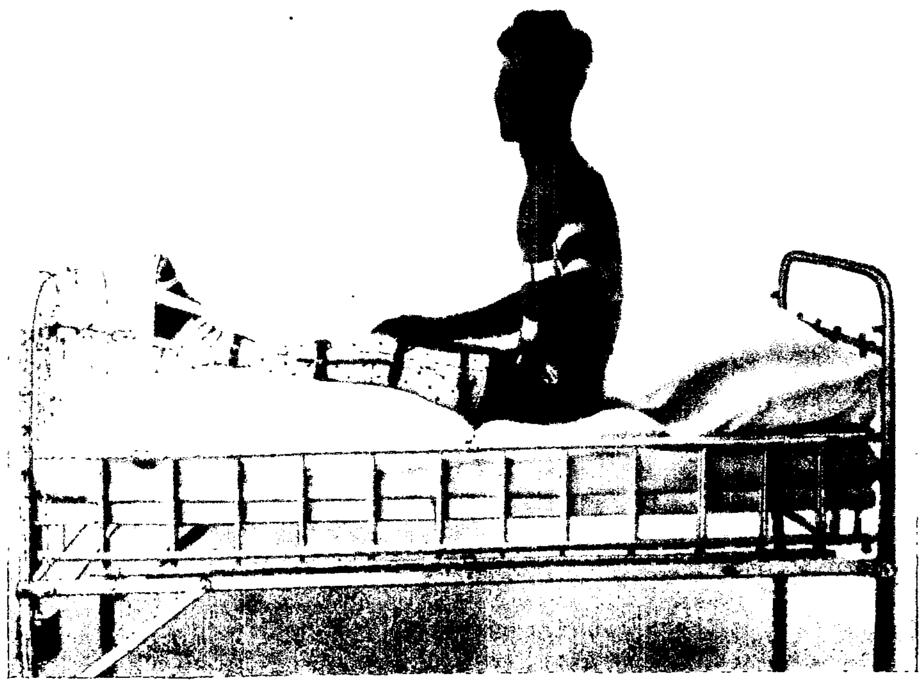

Abb. 54. Gonitis, Fixation und Extension in offener Schiene.

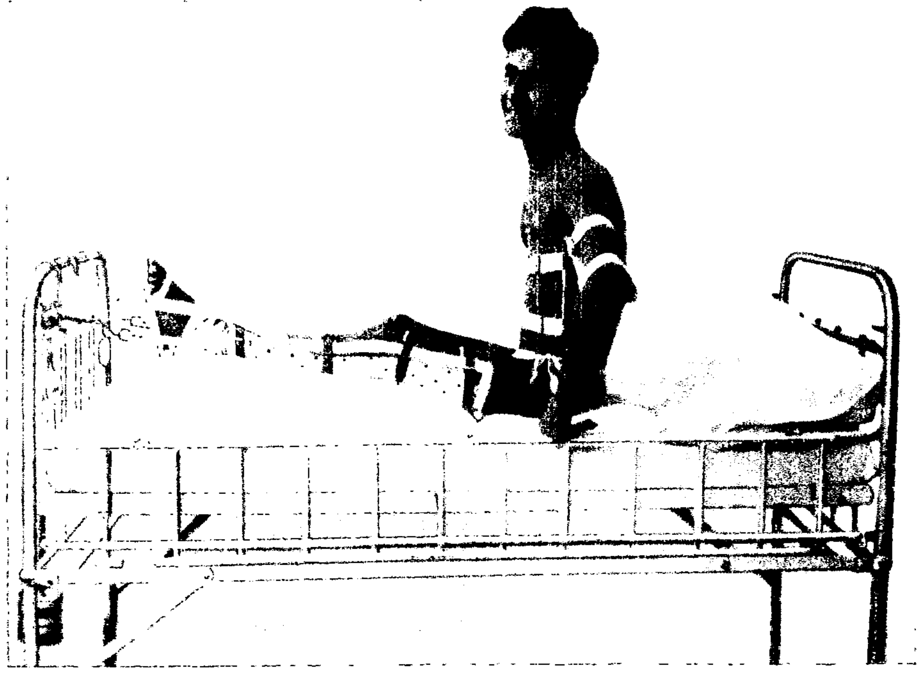

Abb. 55. Gonitis, gleiche Schiene wie Abb. 54 mit Deckel zu besserer Fixierung während der Nacht.

Gewebe — begünstigt und so die Selbstverteidigung des Körpers unterstützt, verdient größte Beachtung.

Bei fungöser Gonitis sehen wir oft guten Erfolg von periodisch angewendeten Ignipunkturen. Ist unter normalen Verhältnissen die Blutzirkulation in der Kniegelenkkapsel eine mangelhafte, so ist dies noch weit mehr der Fall, wenn sie fungös entartet ist. Die Ignipunkturen können eine Hyperämie der gesamten

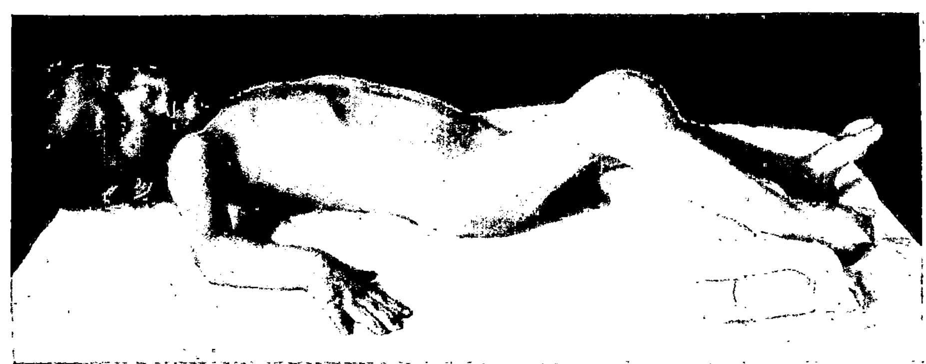

Abb. 56. Rechtsseitige Gonitis. In Flexionsstellung mit Ausfluß verbundener Tumor albus und Subluxatio tibiae.

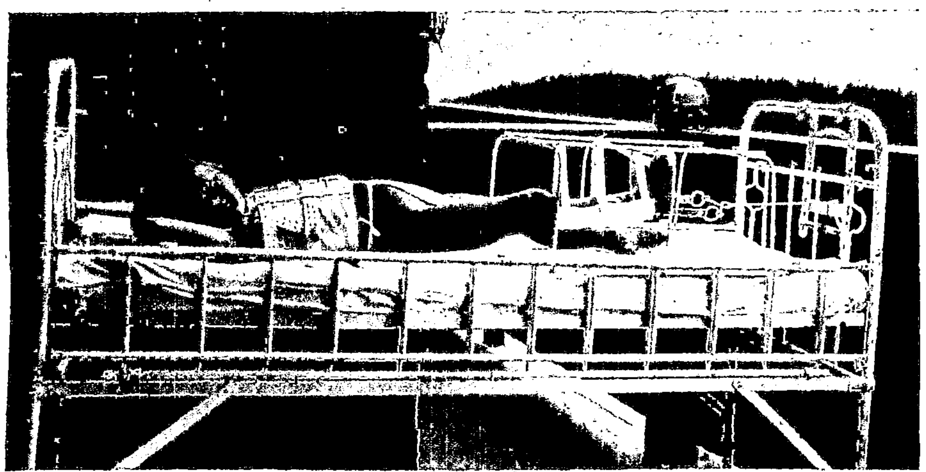

Abb. 57. Dieselbe Patientin, illustriert unsere Behandlungsmethode der Gonarthritis mit Subluxatio tibiae durch Extension und gleichzeitige Elevation des Unterschenkels mit Hilfe elastischer Züge.

Gelenkgegend hervorrufen und so als Unterstützung der Heliotherapie zur rascheren Resorption der fungösen Massen führen.

Ist die klinische Heilung durch das Röntgenbild bestätigt, so wird dem Patienten das Aufstehen, unter Beobachtung der bereits bei Spondylitis und Coxitis besprochenen Vorsichtsmaßregeln, gestattet. Während einiger Zeit und namentlich auf Spaziergängen ist das Tragen eines das Kniegelenk vor Stoß und falschen Bewegungen schützenden Celluloidapparats für eine gewisse Zahl

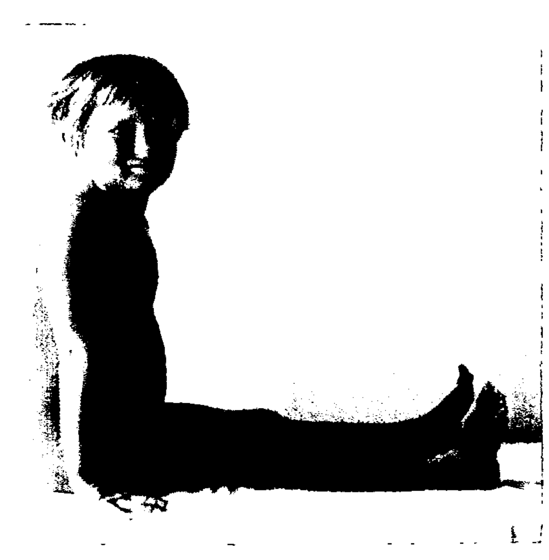

Abb. 58. Dieselbe Patientin geheilt nach 2 Jahren.

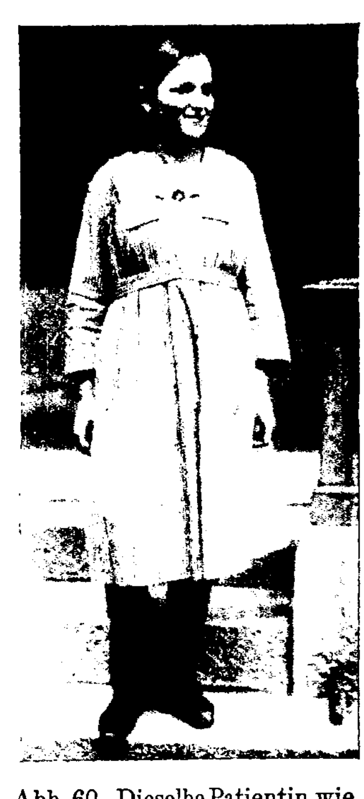

Abb. 60. Dieselbe Patientin wie vorhergeh. Abb. nach 10 Jahren.

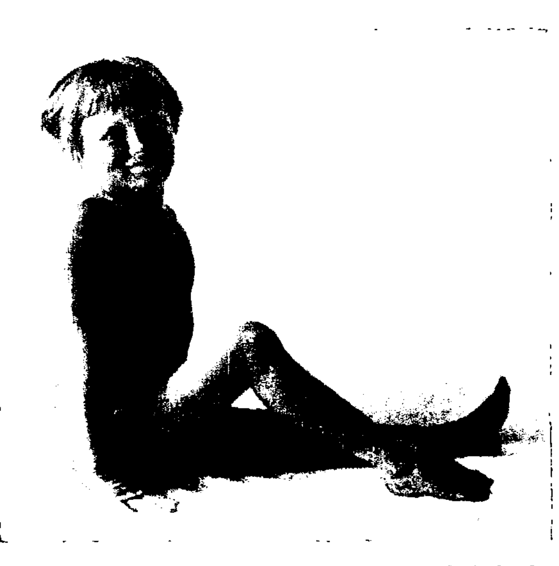

Abb. 59. Dieselbe Patientin zeigt die Wiederkehr der Gelenkfunktion.

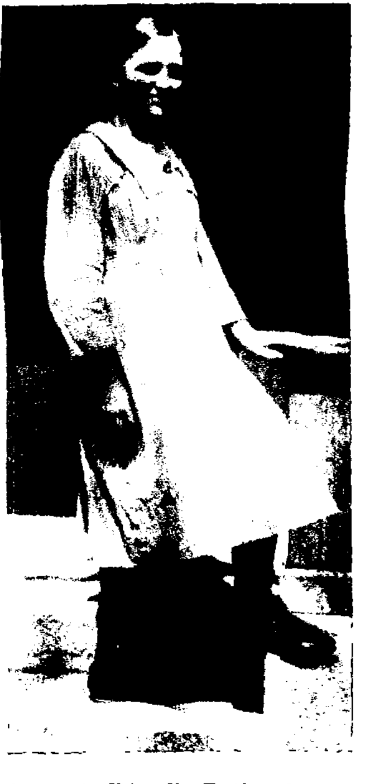

Abb. 61. Dieselbe Patientin zur Demonstration der Beweglichkeit der Gelenke.

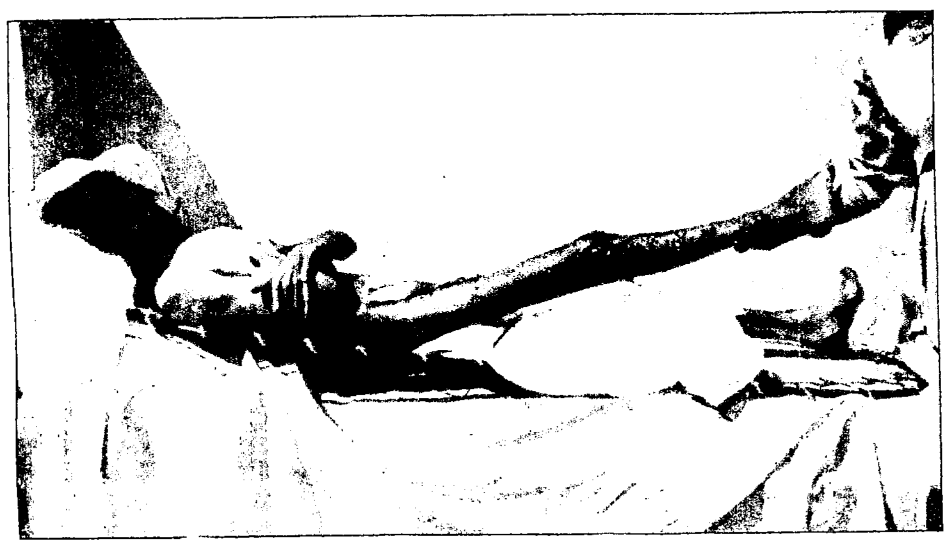

Abb. 62. Gonitis tbc. reseziert, fixiert in Innenrotation; schwere Mischinfektion. Kachexie.

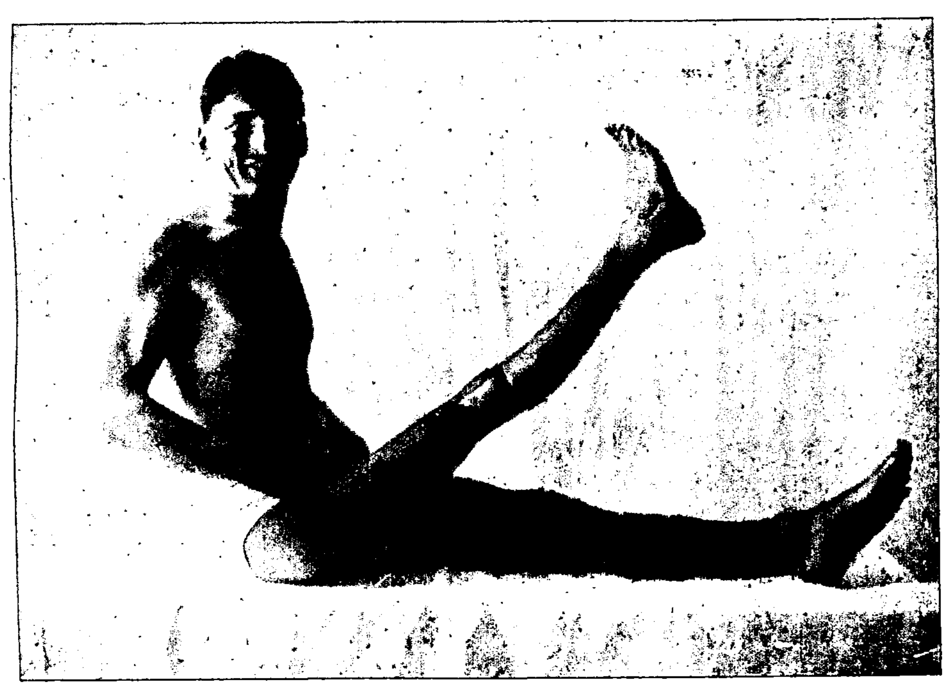

Abb. 63. Gonitis. Abb. 62 nach 2 Jahren.

der Fälle zu empfehlen. Nach und nach kann derselbe dann weggelassen werden, gewöhnlich schon nach einigen Monaten.

Wir möchten diese kurze Abhandlung über die Heliotherapie der Kniegelenktuberkulose nicht schließen, ohne uns vorher zur Frage der Zweckmäßigkeit einer Resektion bei Erwachsenen geäußert zu haben. Bei unserer Ankunft in Leysin waren wir selbst Anhänger der Resektion in allen Fällen von Gonarthritis, und haben demzufolge auch diesen Eingriff wiederholt vorgenommen. Bald gelangten wir aber zur Erkenntnis, daß unser Eifer übertrieben war, denn zweimal mußten wir feststellen, daß die Heilung unter dem Einfluß der Sonne bereits weit fortgeschritten war und die Resektion keine Berechtigung gehabt hatte.

Heute stehen wir, angesichts unserer zahlreichen günstigen Erfolge, auf ganz entgegengesetztem Standpunkt und ziehen die konservative Behandlung vor. Nicht zuletzt bestärkte uns hierin die Tatsache, daß wiederholt Patienten in unsere Behandlung kamen, bei welchen, nach vorangegangener Resektion eines Knies, sich eine Erkrankung am andern Knie eingestellt hatte. Da eine doppelseitige Ankylose den Betroffenen das Gehen verunmöglicht hätte, so war eine erneute Resektion von vornherein auszuschließen, und es mußte vielmehr gesucht werden, durch konservative Behandlung die Ausheilung mit einer mehr oder weniger vollständigen Erhaltung der Gelenkfunktion zu erreichen. Mit einer einzigen Ausnahme ist uns dies übrigens in allen Fällen gelungen, allerdings unter Aufwendung großer Geduld. Angesichts des angestrebten, für den Patienten so überaus wichtigen Resultats erscheint uns diese jedoch berechtigt zu sein.

Es liegt auf der Hand, daß sich, ebenso gut wie für die Neuerkrankung, eine Heilung des vorher resezierten Knies durch die Heliotherapie hätte erzielen lassen. In allen Fällen von Gonarthritis soll nach unserer Ansicht i m m e r zuerst

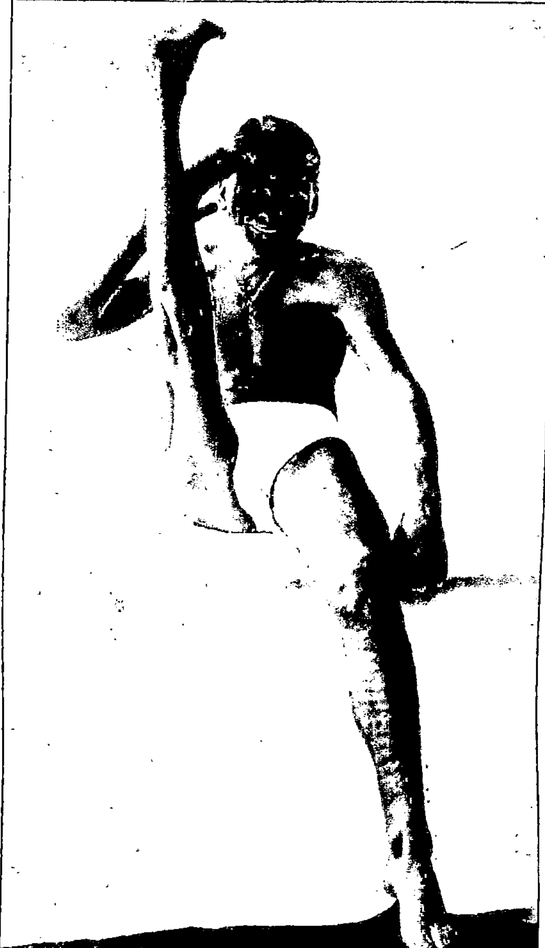

Abb. 64. Abb. 62 nach 2 Jahren. Patient steht nun seit 12 Jahren einem landwirtschaftlichen Betriebe vor.

ein Versuch mit Heliotherapie gemacht werden, bevor man sich zu einem chirurgischen Eingriff entschließt.

Eine Operation rechtfertigt sich, sobald es sich darum handelt, in Fällen infizierter Gonarthritis die Elimination isolierter Sequester dadurch zu erleichtern. Die Operationshöhle wird den Sonnenstrahlen direkt ausgesetzt und gelangt schnell zum Austrocknen und zur Vernarbung.

Die Fälle eigentlicher Gonarthritis liegen für die Heliotherapie keineswegs ungünstig, selbst wenn sie mit

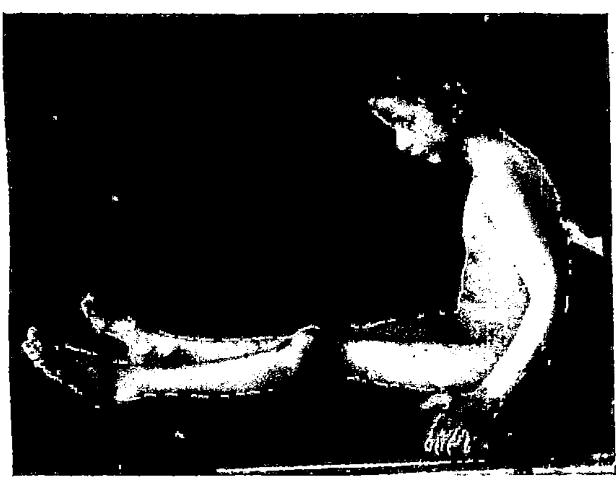

Abb. 65. 8 jährige Patientin. Linksseitige Gonitis, Muskelatrophie und schlechter Allgemeinzustand.

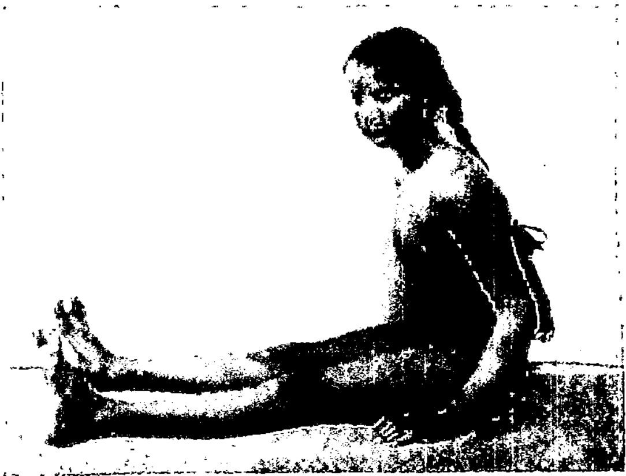

Abb. 66. Heilung des Knies nach 1 Jahr mit normalen Konturen und Wiederkehr der Muskulatur.

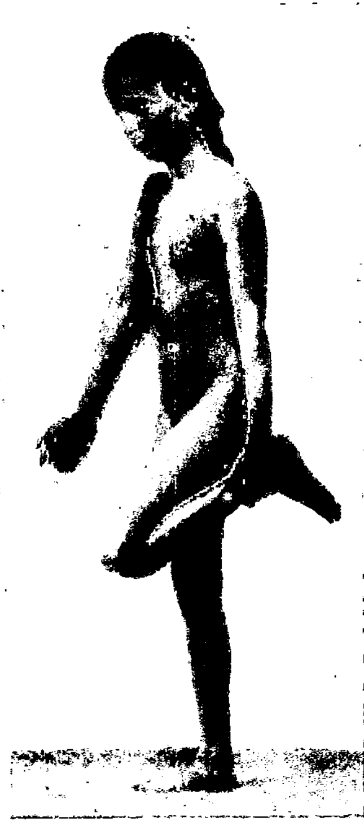

Abb. 67. Zeigt die vollständige Wiederkehr der Gelenkfunktion.

Zerstörungen der Knochen und Knorpel einhergehen. Viel hartnäckiger, so eigentümlich dies auf den ersten Blick scheinen mag, verhalten sich manchmal ganz harmlos aussehende Gelenkkapselverdickungen, was den Ernährungsverhältnissen der Gelenkkapsel und der davon herrührenden schlechten Verteidigung gegen die Tuberkulose zuzuschreiben sein mag.

Was schließlich den Vorwurf anbelangt, daß die konservative Behandlung langwieriger und kostspieliger sei als die Operation, so mahnt doch Häufigkeit und Schwere der beobachteten postoperativen Rezidive in diesem Punkte zum Nachdenken.

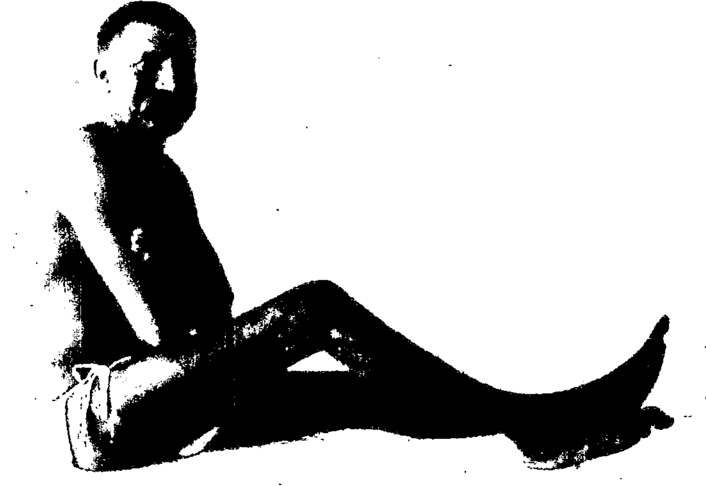

Abb. 68.   Gonarthritis mit Absceß.

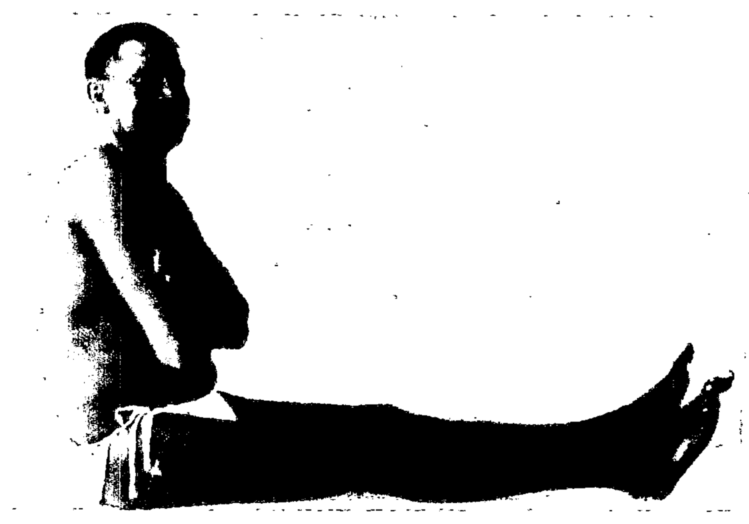

Abb. 69.   Gonarthritis wie Abb. 68 nach 15 Monaten.

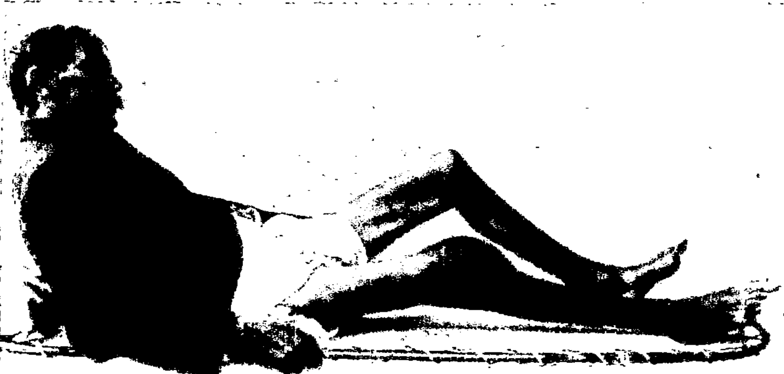

Abb. 70.   Wie Abb. 69 mit partieller Rückkehr der Gelenkfunktion.

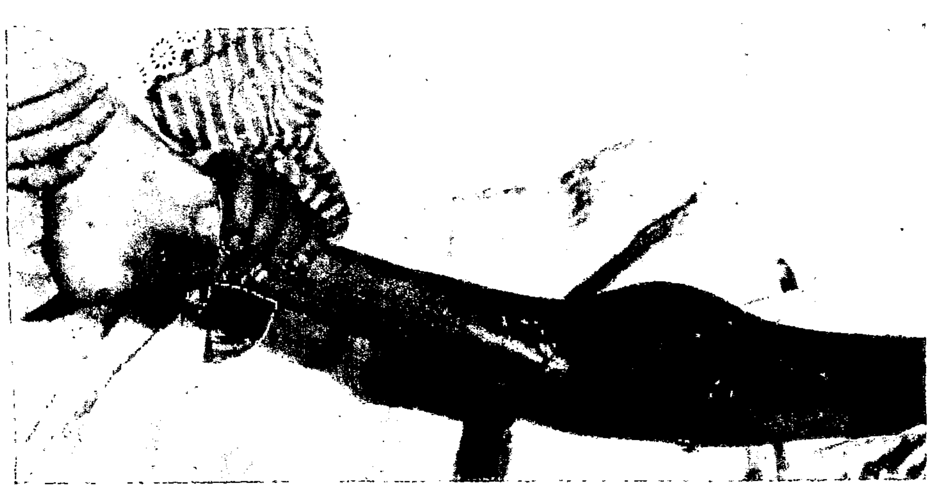

Abb. 71. Schwere mischinfizierte Gonitis.

Abb. 72. Wie Abb. 71 nach 1¹/₂ Jahren.

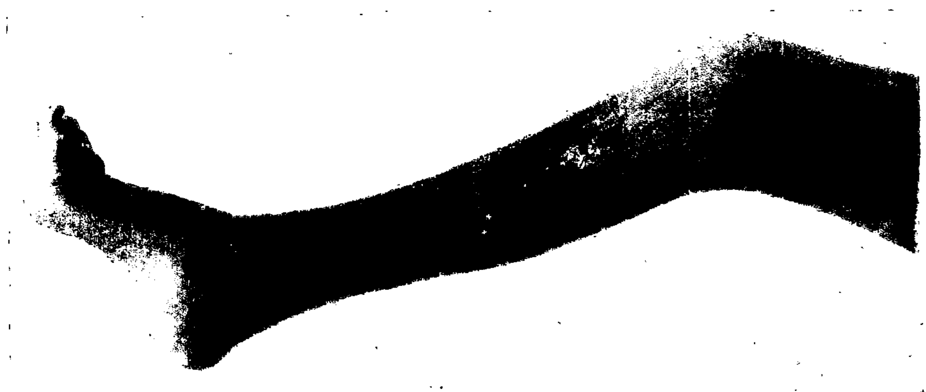

Abb. 73. Wie Abb. 71. Zeigt wiederkehrende Gelenkfunktion.

Übrigens scheint uns, daß die in unseren Volkskliniken eingeführte Verbindung der „Arbeitskur" mit der Heliotherapie, welche in einem späteren Kapitel zu besprechen sein wird, zur Lösung dieser immer brennender werdenden Frage der Behandlungskosten in hohem Maße beitragen könnte.

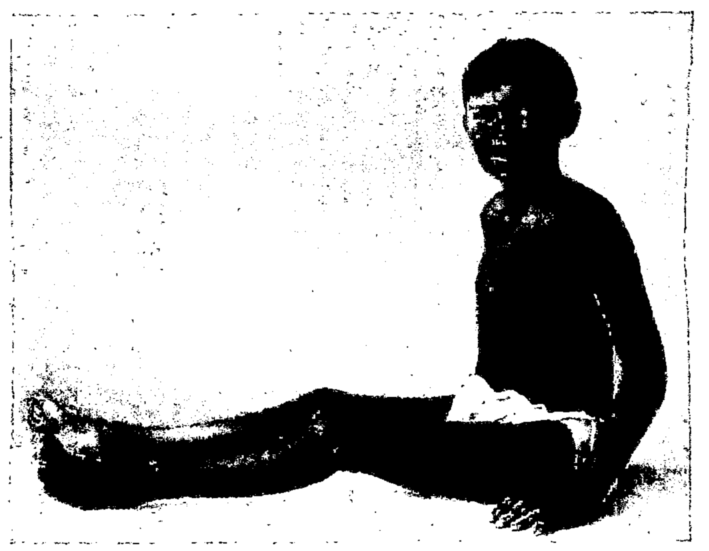

Abb. 74. Gonitis, operiert und mischinfiziert.

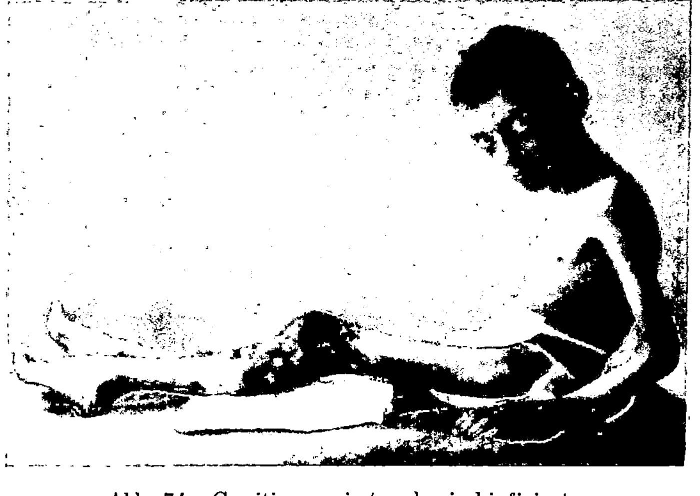

Abb. 75. Wie Abb. 74, nach 20 Monaten geheilt.

c) Fußtuberkulose.

Bei der Sonnenbehandlung der Fußtuberkulose wird der erkrankte Fuß und Unterschenkel erhöht gelagert, derart, daß der Fuß stets höher zu liegen kommt als Knie und Becken. Um die gerade bei Sprunggelenkentzündung häufig zutage tretende Equinusstellung zu vermeiden, werden Bein und Fuß in einer Gips- oder Celluloidschiene immobilisiert. Sobald es aber der Zustand des Gelenks erlaubt und die Schmerzen verschwunden sind, ist der Gebrauch der oben beschriebenen Sandale vorzuziehen, da sie den Vorzug hat, das Bein frei zu lassen und die Muskelatrophie zu verhindern. Die Immobilisation auf schiefer Ebene, welche die Blutzirkulation bestmöglich begünstigt, sowie die resorbierenden und

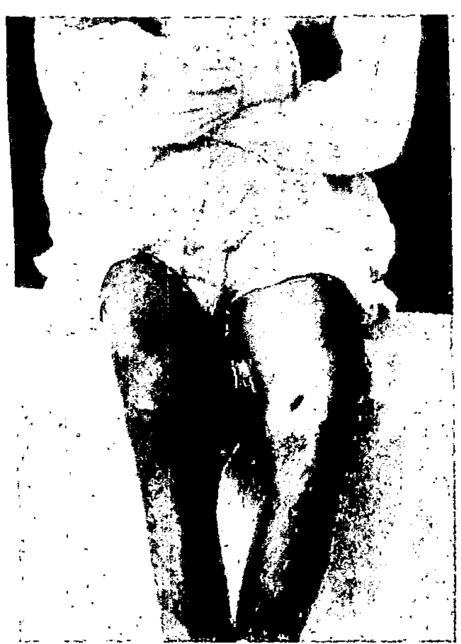

Abb. 76. Gonitis mit Absceß.

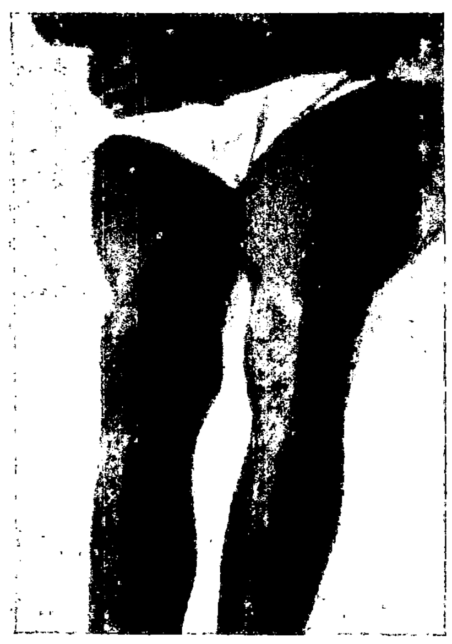

Abb. 77. Gleicher Fall wie Abb. 76, nach 1½ Jahren.

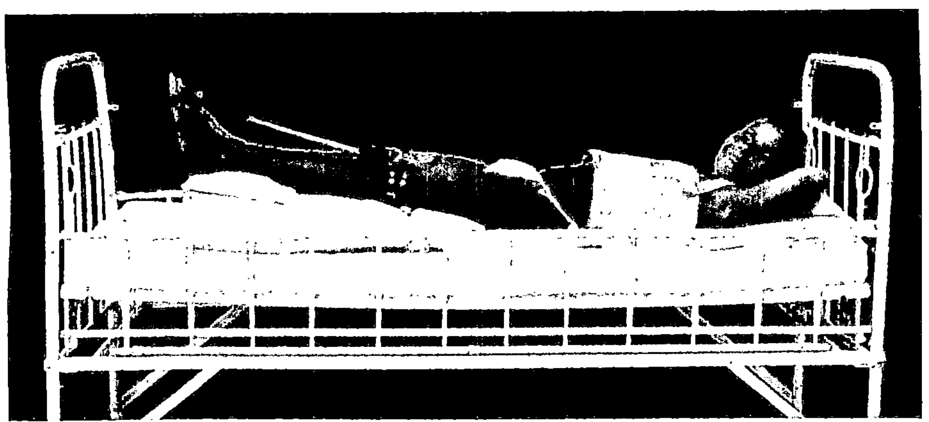

Abb. 78. Lagerung bei Fußtuberkulose. Elastisch fixierte Sandale zur Verhinderung der Equinusstellung.

schmerzstillenden Wirkungen der Besonnung zielen nicht zuletzt auf Beseitigung der Ödeme, Infiltrate sowie der periartikulären Schwellungen ab.

Befinden sich die tuberkulösen Herde außerhalb des Sprunggelenks in der Fußwurzel oder im Mittelfuß, so sind Bewegungen des gesunden Gelenks erlaubt, um die bei der Ankunft meist atrophische Muskulatur zur Entwicklung anzu-

Abb. 79. 22 jährige Patientin. Vorgeschrittene Tuberculosis pedis mit Tarsitis fistulosa ulcerosa, ausgedehnte fötide Wundfläche.

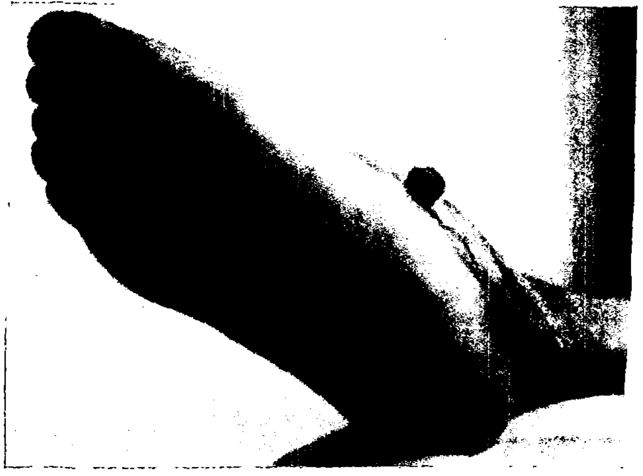

Abb. 80.   Spontane Elimination des Skaphoids.

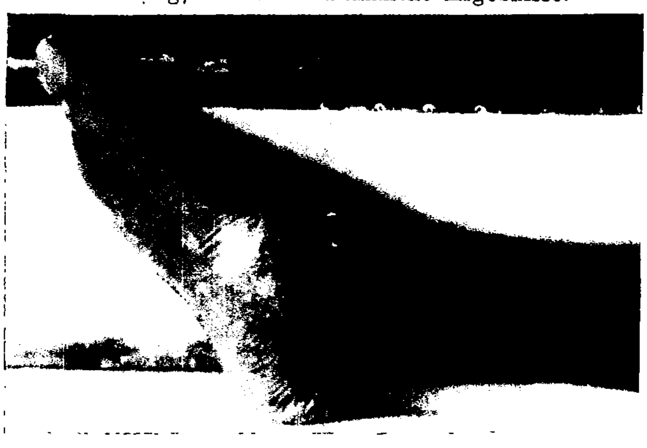

Abb. 81. Zustand nach 14 Monaten. Heilung mit vollständiger Vernarbung der Wunden nach Ausstoßung des Sequesters.

regen. Handelt es sich dagegen um einen Herd im oberen Sprunggelenk, so können langsame und fortschreitende Bewegungen erst dann gestattet werden, wenn die Radiographie die Heilung der Gelenkherde nachgewiesen hat.

Die Wiederkehr vollständiger oder teilweiser Gelenkbeweglichkeit bildet hier die Regel.

Sobald die Röntgenaufnahme die völlige Vernarbung der Knochenherde nachgewiesen hat, erlauben wir den Kranken das Aufstehen unter Beobachtung der bereits bei den früher besprochenen Lokalisationen erwähnten Vorsichtsmaßregeln und unter Benützung eines Stützapparats.

Derselbe besteht aus einer den Unterschenkel fest umfassenden Lederhülse sowie aus einem der Fußform genau angepaßten Gehbügel, die beide durch Seitenschienen miteinander verbunden sind. In Höhe des Fußknöchels befindet sich ein Scharniergelenk, das fixiert werden kann, falls auf die Gelenkbewegung noch verzichtet werden soll.

Die Lederhülse hat ihren Stützpunkt oben am Knie auf beiden Kondylen der Tibia und bewirkt, daß der Fuß im Apparat leicht hängt, wodurch jede Ermüdung beim Gehen sowie heftiger und direkter Druck auf das Gelenk selbst vermieden wird.

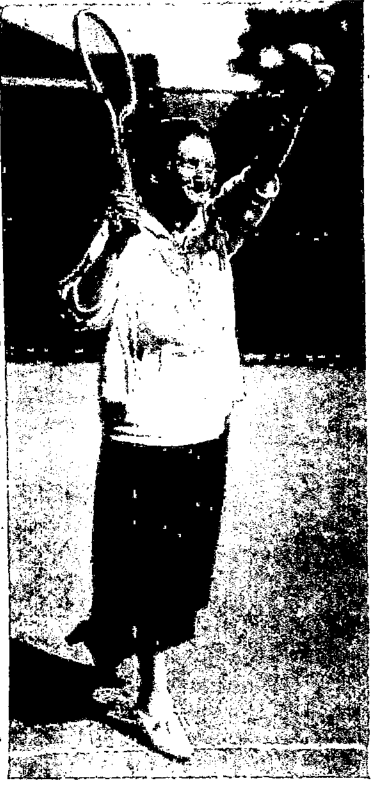

Abb. 82. Die gleiche Patientin wie Abb. 79—81, nach 14 Jahren beim Sport.

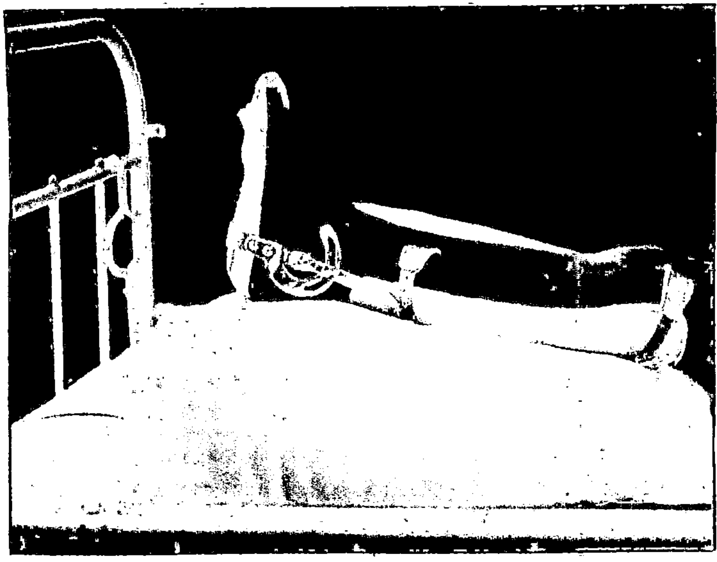

Abb. 83. Immobilisationsapparat aus Celluloid mit Feststellband artikulinenser Sohle.

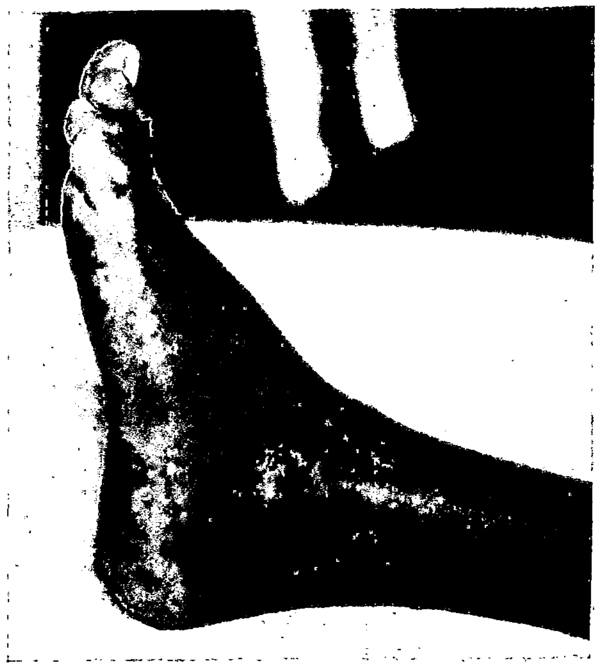

Abb. 84. 20 jähriger Patient. Arthritis tibio-tarsalis mit starker Anschwellung und multiplen Fisteln.

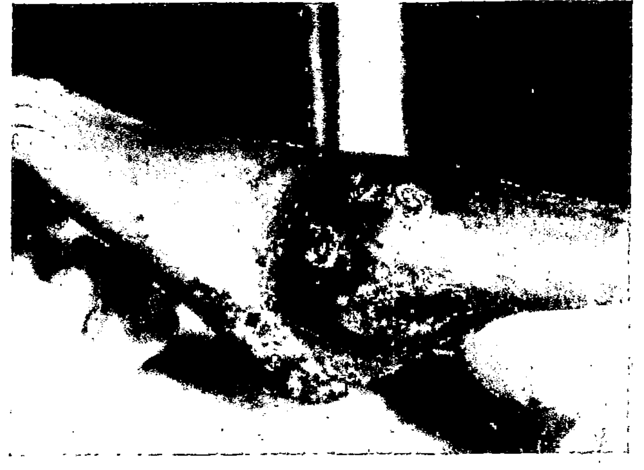

Abb. 85. Derselbe Patient nach 7 Monaten vollständig geheilt. Völlige Rückkehr der Beweglichkeit.

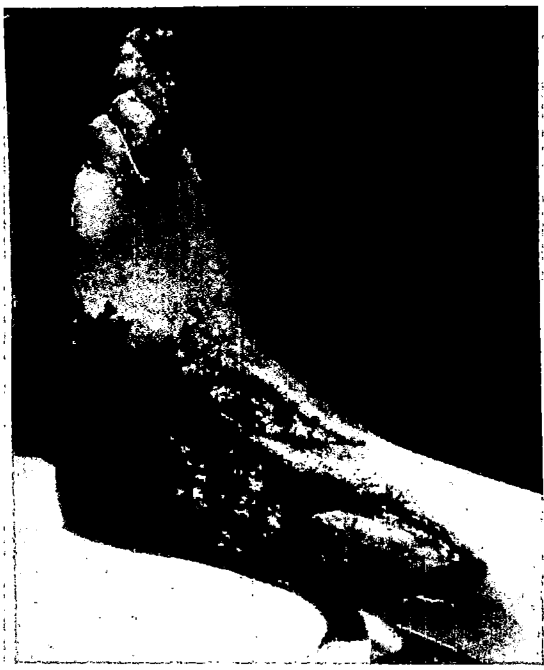

Abb. 86. 37 jähriger Patient. Arthritis tibio-tarsalis ulcerosa fistulosa.

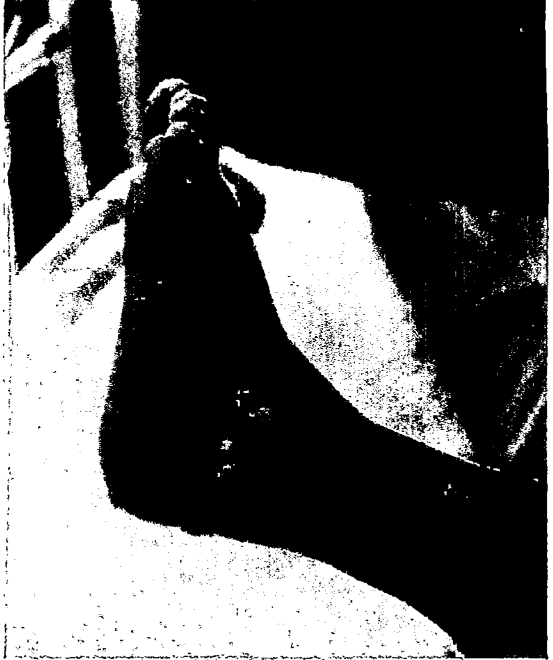

Abb. 87. Derselbe Patient geheilt nach 8 Monaten.

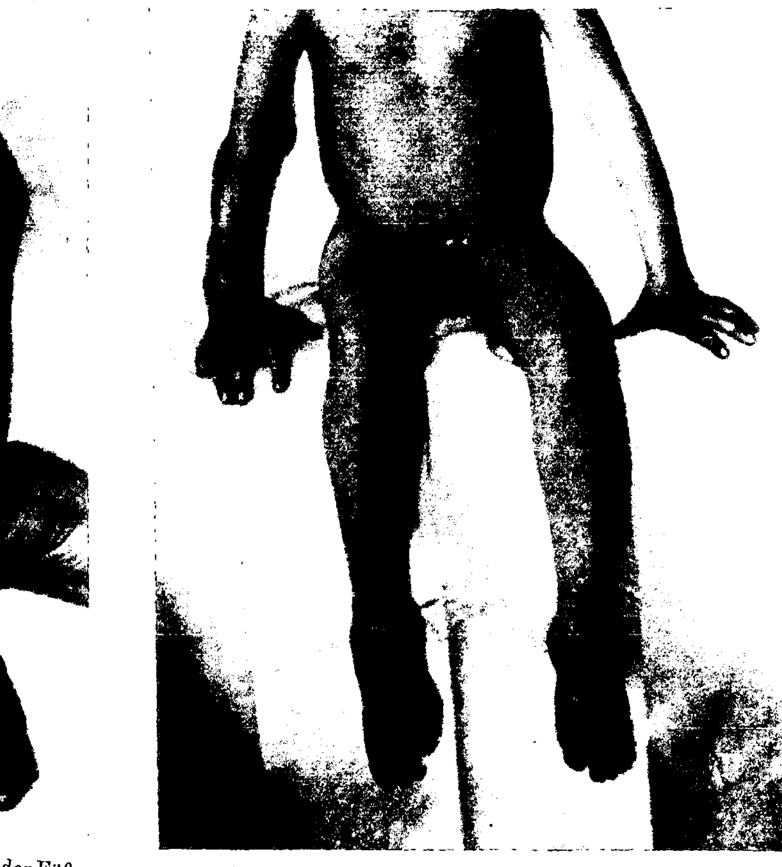

Abb. 88. 4½ jähriger Patient. Vorgeschrittene Tuberkulose beider Füße und der rechten Hand mit zahlreichen Fisteln und fötiden Wundflächen.

Abb. 89. Derselbe Patient geheilt nach 1 Jahr.

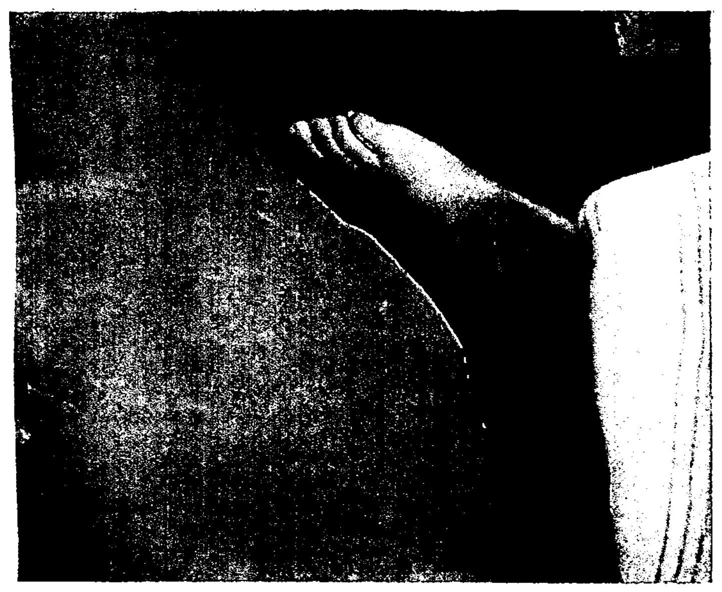

Abb. 91. Fall Abb. 90, nach 1 Jahr geheilt.

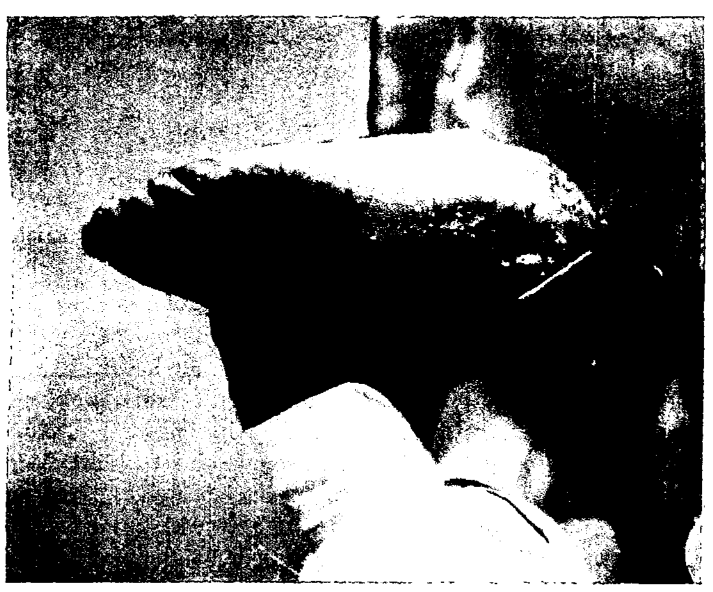

Abb. 90. Schwere, infizierte Fußgelenktuberkulose.

Tuberkulose der oberen Extremität.

a) Schultergelenktuberkulose.

Bei Schultergelenktuberkulose genügt oft das Gewicht des Armes allein zur Herstellung einer Gegenextension. Gewöhnlich suchen wir den Arm in Abduction zu fixieren, damit, falls eine Ankylose in dieser Stellung erfolgt, mittelst der Bewegung des Schulterblatts der Arm bis zur Berührung des Kopfes durch die Hand gehoben werden kann. Früher wurde das Tragen eines mit seiner Spitze unter der Achsel liegenden Dreieckkissens angewendet, um durch Abduction des Humeruskopfes eine Ankylose des Gelenks zu vermeiden. Neuerdings wird dieses Kissen durch einen Apparat ersetzt, der aus zwei zur Luftzufuhr durch-

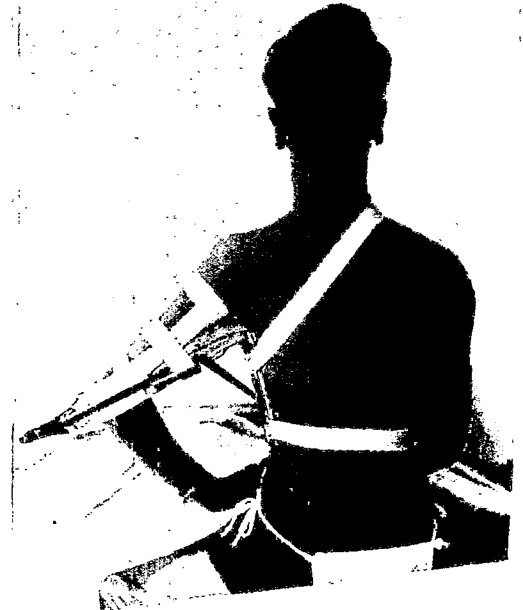

Abb. 92. Apparat zu progressiver Abduction bei Schultertuberkulose.

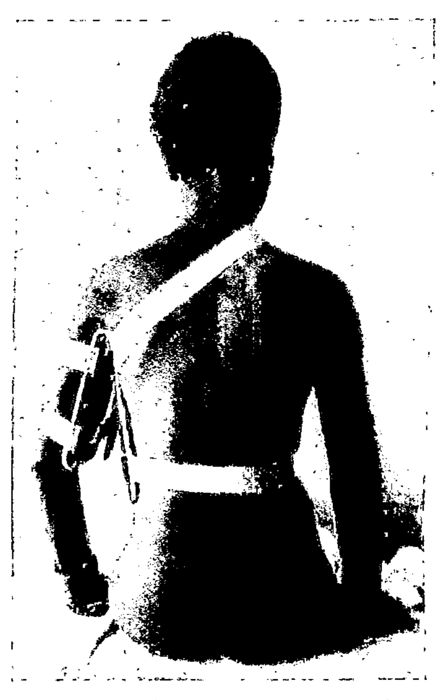

Abb. 93. Gleicher Apparat mit Extension.

lochten Brettchen besteht, die mit einem Scharnier zusammenhängen. Das eine der Brettchen liegt dem Thorax an, während das andere den Arm stützt. Am oberen Teilstück sitzt ein durch Federzug verstellbarer und fixierbarer Hebel, der in eine auf dem unteren Brettchen angebrachte Zahnstange eingreift. Diese Anordnung gestattet eine Fixation der Schulter in günstiger Stellung, sei es sofort oder aber, falls die anfängliche Armstellung eine schlechte ist, ganz allmählich. Der ganze Apparat wird am Thorax mittelst zweier Gurte angeschnallt, von denen der eine über die gegenüberliegende Schulter läuft, während der andere um die Brust gelegt wird. Der Arm selbst wird gleichzeitig auf dem oberen Brettchen durch zwei Riemen festgehalten. Schließlich kann an das ganze Dispositiv eine Heftpflasterextension angebracht werden. Sie besteht aus einer Rolle, über welche das elastische Zugband läuft, um alsdann am oberen Brettchen mittels Riemens und Knopfes befestigt zu werden.

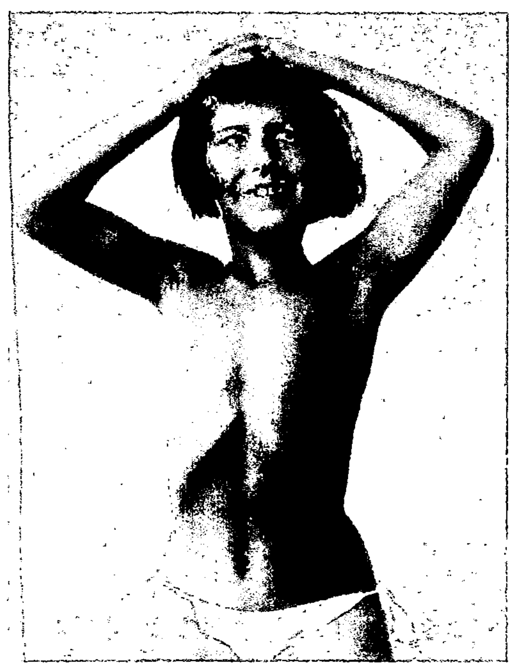

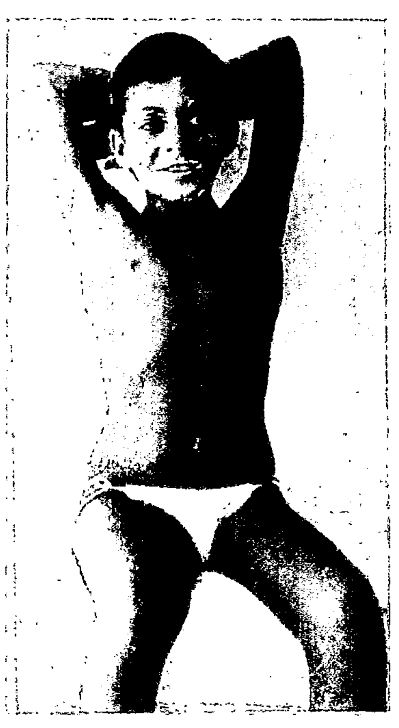

Abb. 94. Geheilte Schultergelenktuberkulose,
zeigt Wiederkehr der Gelenkfunktion.

Abb. 95. Geheilte Schultergelenktuberkulose mit Rückkehr der Gelenkfunktion.

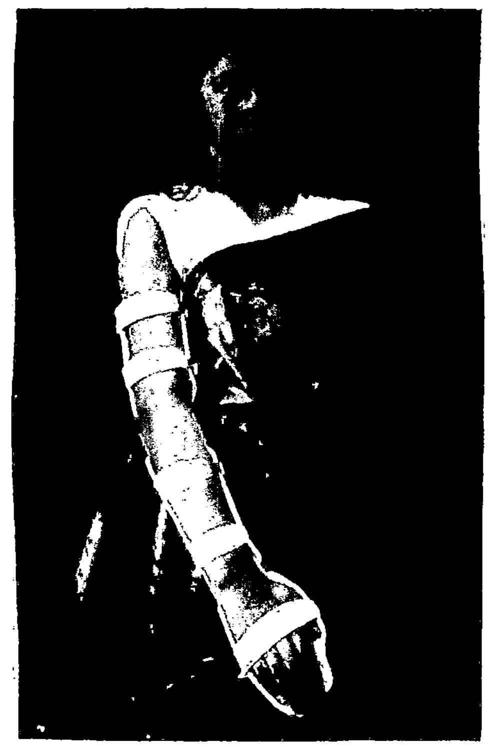

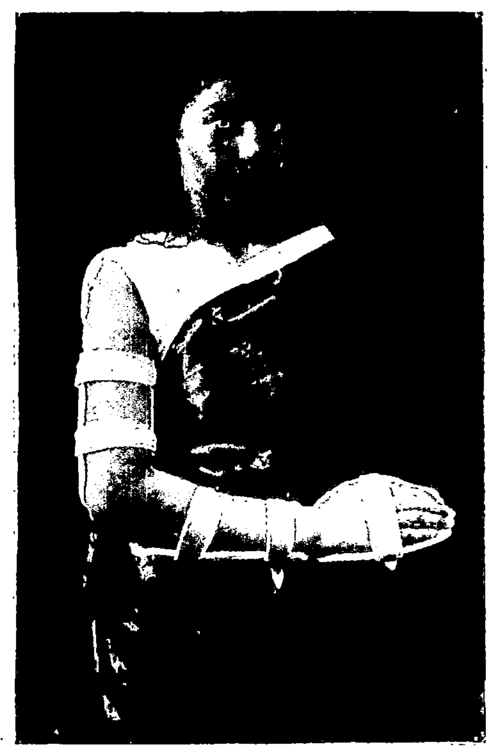

Abb. 96. Schiene für Ellbogen und Handgelenk.

Abb. 97. Gleiche Schiene wie Abb. 96 flektiert.

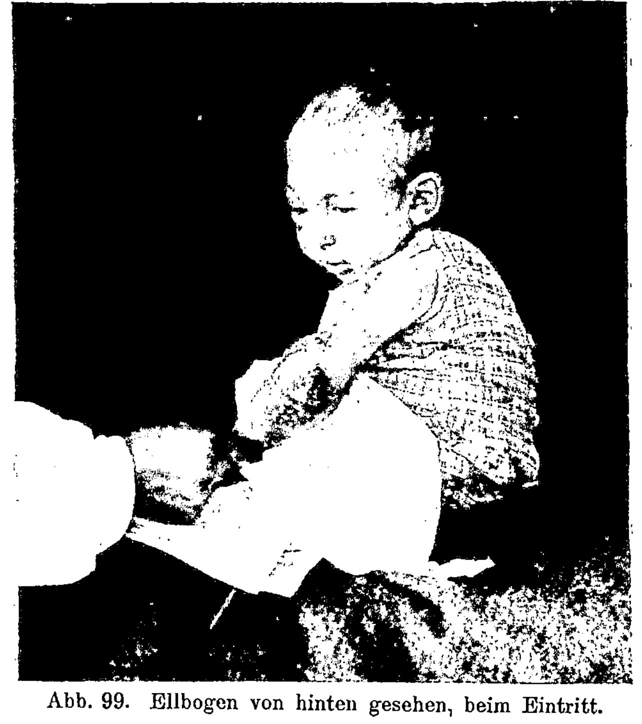

Abb. 98. 5 jähriger Patient. Tuberculosis faciei et articul. cubiti. 17 Fisteln nach 3 Resektionen. Ankylose in 160°.

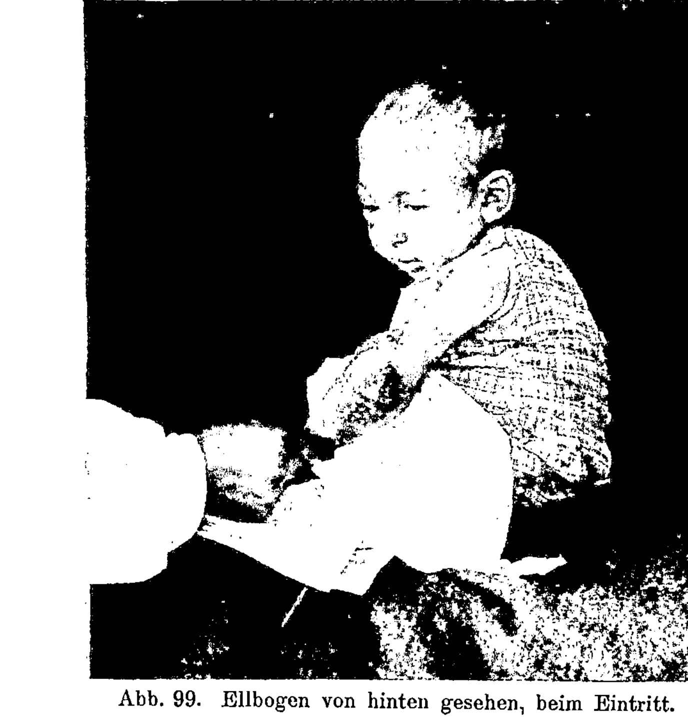

Abb. 99. Ellbogen von hinten gesehen, beim Eintritt.

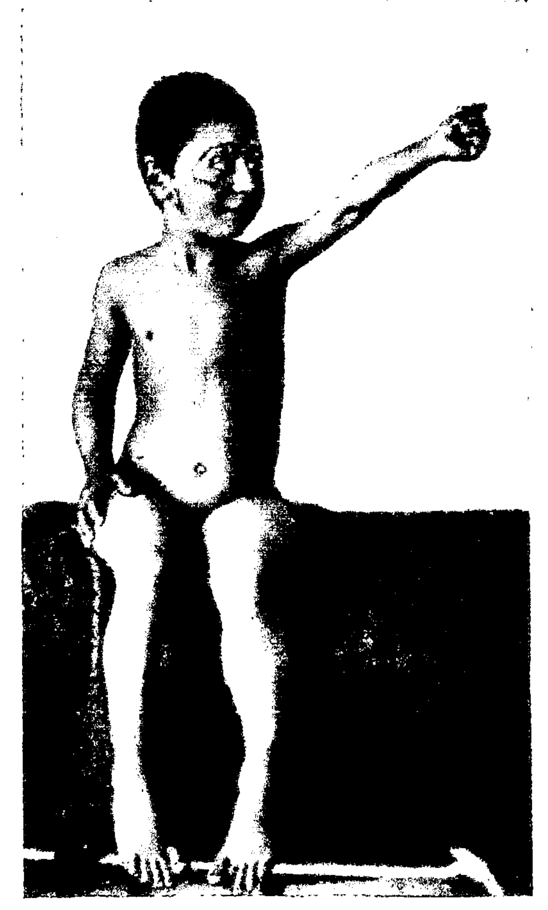

Abb. 100. Derselbe Patient, vollständige Heilung nach 1 Jahr. Vernarbung sämtlicher 17 Fisteln.

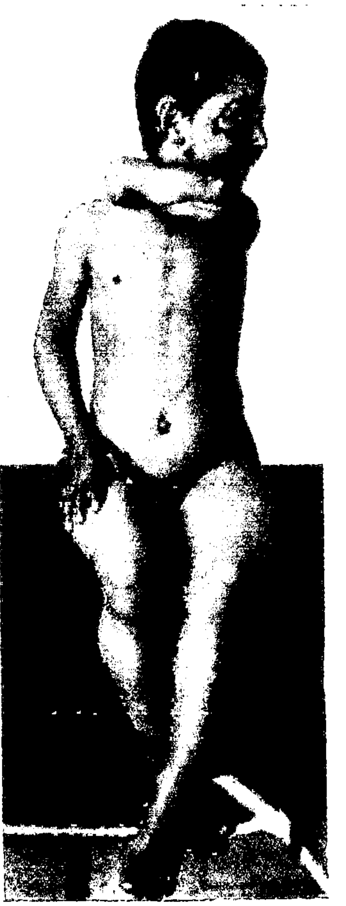

Abb. 101. Derselbe Patient, Wiederkehr der Gelenkfunktion.

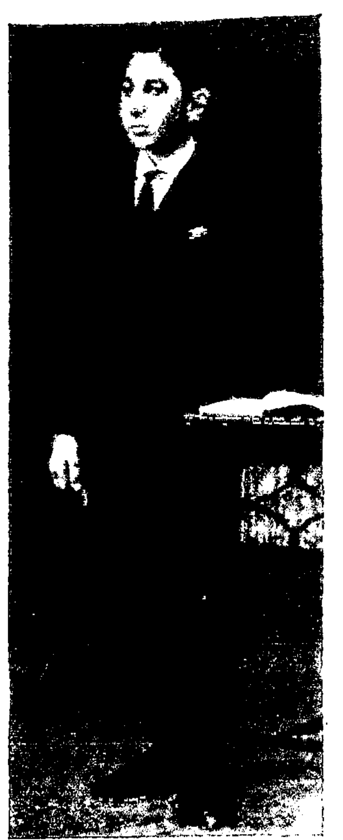

Abb. 102. Fall der Abb. 98 bis 101 nach 12 Jahren.

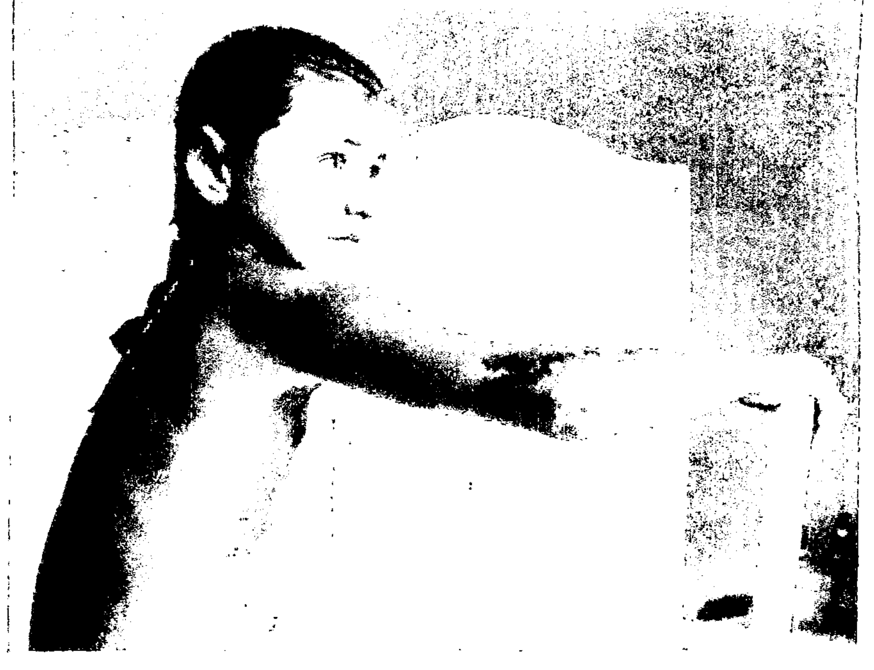

Abb. 103. 7jährige Patientin. Tuberculosis artic. cubiti fistulosa.

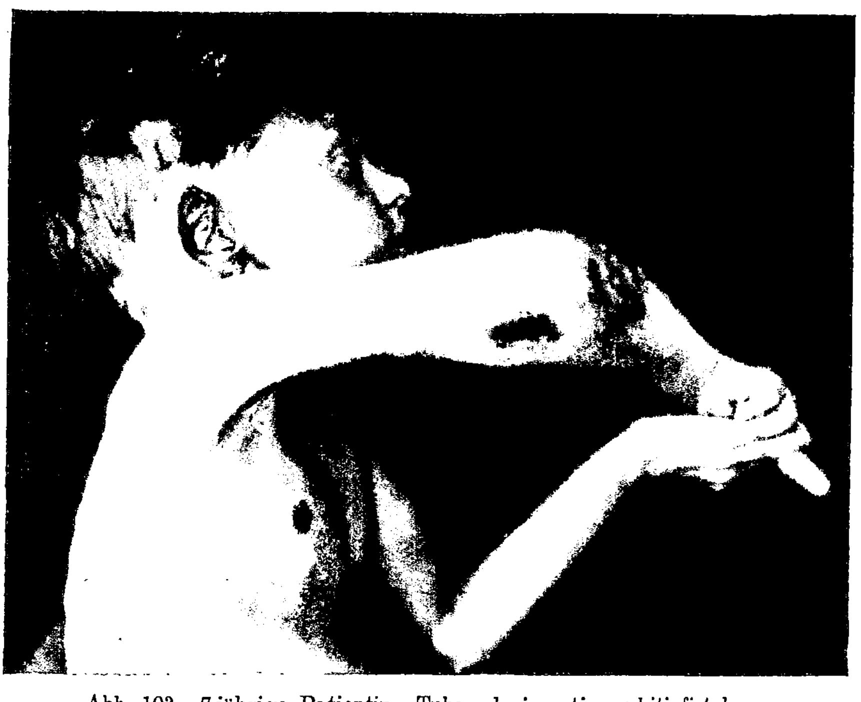

Abb. 104. Nach 1 Jahr geheilt.

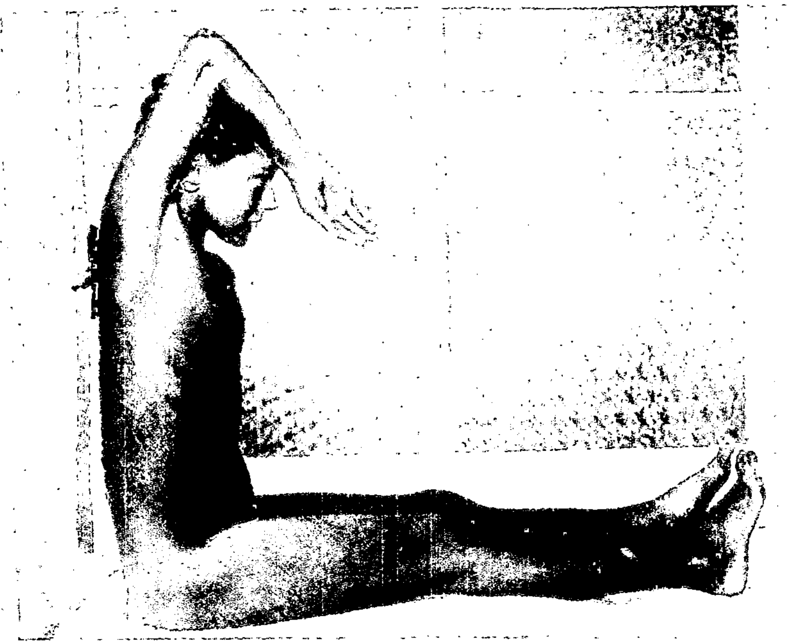

Abb. 105. Wiederkehr der Gelenkfunktion.

Das Ganze läßt sich auch, nach Gipsabdruck, aus Celluloid herstellen, wodurch ein besseres Anpassen der beiden Stützflächen an Thorax und Arm erzielt wird. Hebel und Zahnstange sind hierbei in vernickeltem Stahl ausgeführt.

b) Ellbogen- und Handtuberkulose.

Bei Ellbogenerkrankungen macht man mit Vorteil von einer weit offenen immobilisierenden Schiene Gebrauch, welche das Gelenk selbst zur Bestrahlung offen läßt. Diese Lokalisation ist günstiger als Schulterherde. Auch geht die Gelenkfunktion in der Regel nicht verloren.

Handgelenktuberkulose gilt allgemein als eine Lokalisation sehr ernster Natur, wenigstens was die Gelenkfunktion anbelangt. Auch heute noch gibt es unter den Chirurgen eine große Zahl, die Anhänger eines operativen Vorgehens sind, trotz den wenig ermutigenden Resultaten, welche die Resektion des Handgelenks ergeben hat. Es ist dies um so bedauernswerter, als wir gerade bei Hand-

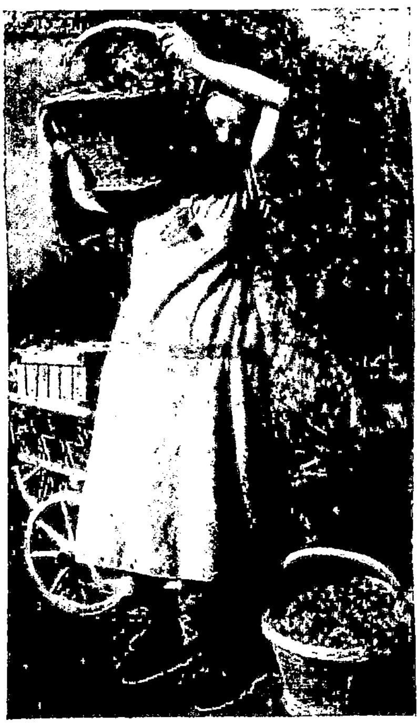

Abb. 106. Gleiche Patientin nach 14 Jahren in vorzüglichem Gesundheitszustand.

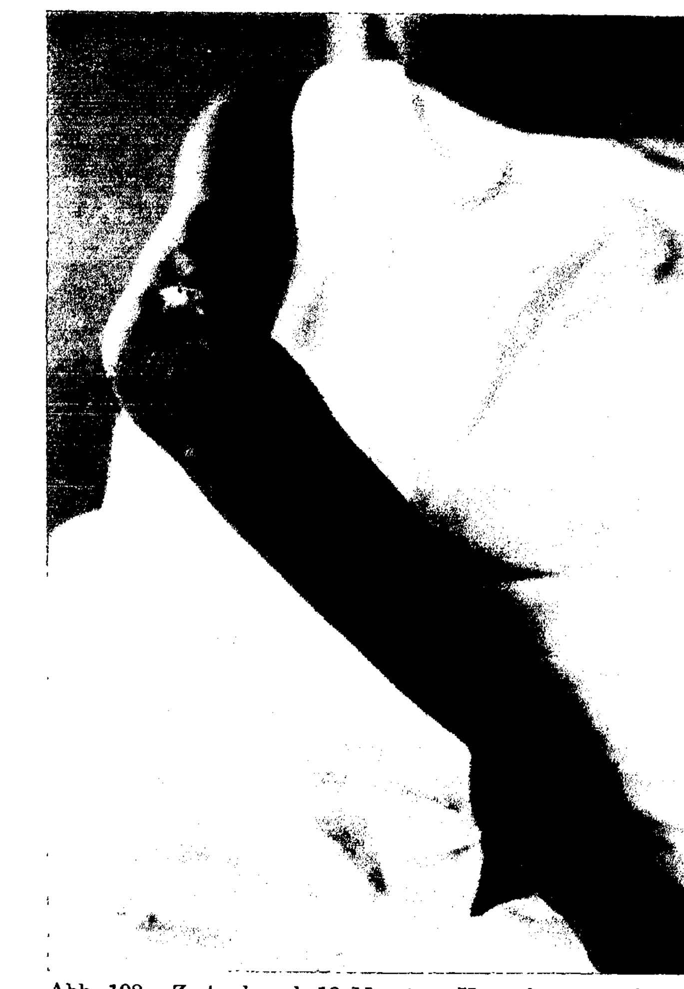

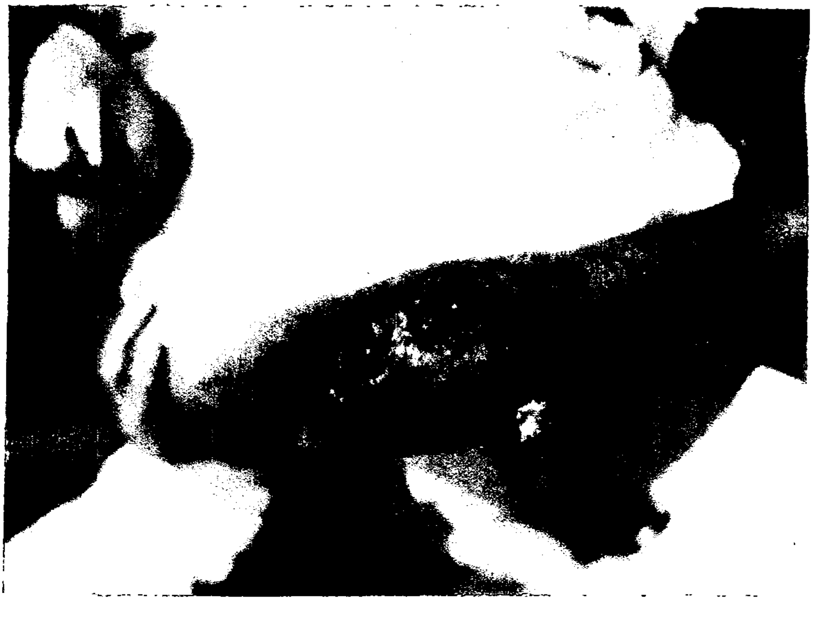

Abb. 107. 8 jähriger Patient. Vorgeschrittene Ellbogentuberkulose mit zahlreichen Fisteln. Ausstoßung eines Sequesters.

Abb. 108. Zustand nach 10 Monaten. Vernarbung sämtlicher Fisteln nach Ausstoßung des Sequesters.

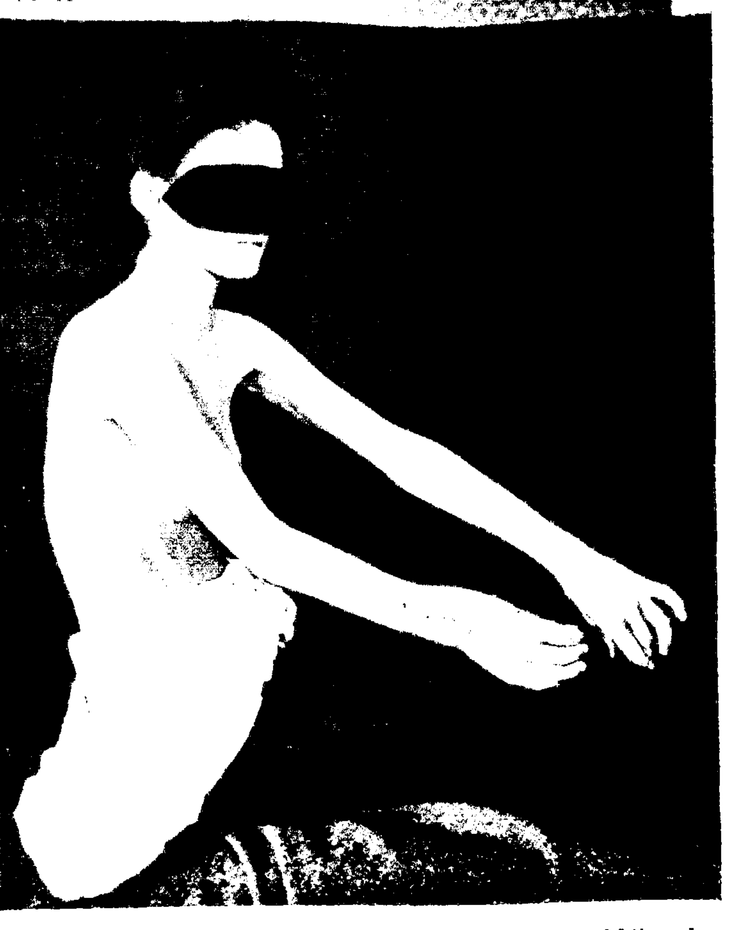

Abb. 109. 20jährige Patientin. Tendovaginitis mit Tumefaktion der Handwurzel. Rezidiv nach Operationen. Peritonitis, Tuberculosis pulmonum. Typischer Habitus phthisicus.

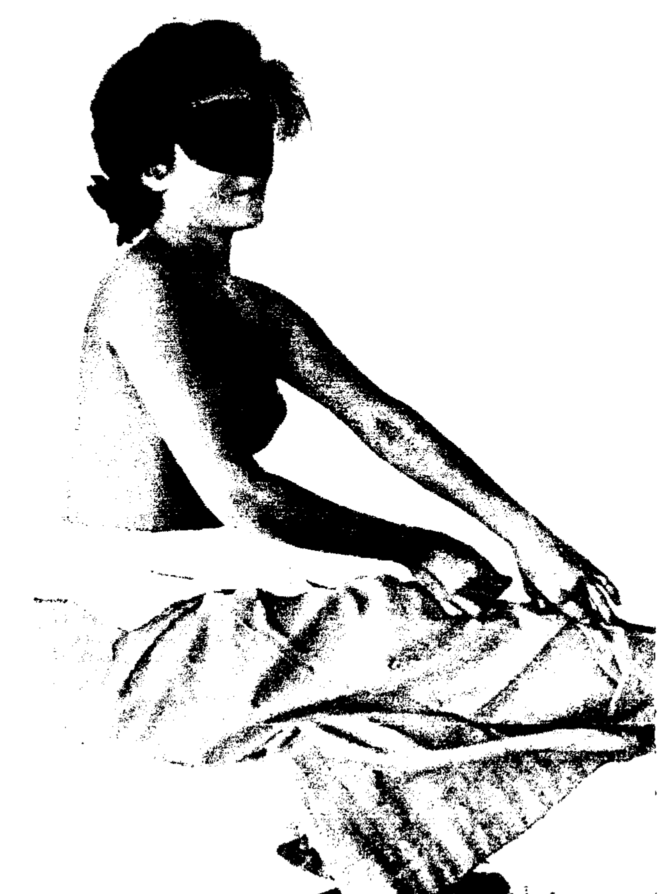

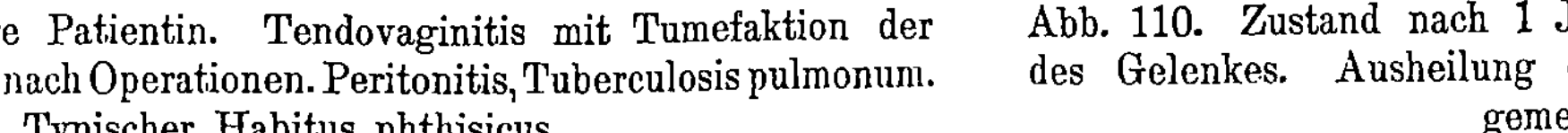

Abb. 110. Zustand nach 1 Jahr. Heilung; normale Konturen des Gelenkes. Ausheilung der Lunge. Ausgezeichneter Allgemeinzustand.

tuberkulose eine auffallend günstige Wirkung der Heliotherapie feststellen können. Wie bei Ellbogenerkrankungen, geht auch hier die Heilung mit einer Rückkehr der Gelenkfunktion einher.

Die Spina ventosa tritt selten als alleinstehende Erkrankung auf. Hier, wie übrigens bei den karpalen Herden, hängt die Prognose von dem Verhalten der konkomitierenden Lokalisationen ab.

Für Handtuberkulose wird ein Schienensystem gewählt, dessen charakteristische Merkmale hier wiedergegeben sind: Die schalenförmige, an Vorderarm und Handgelenk genau angepaßte Celluloidschiene verbreitert sich unter dem Handteller, um ein Spreizen der Finger zu gestatten. An die Finger legt sich eine kleine Zugpflasterextension, die an gekerbter Querleiste der Schiene befestigt wird. Diese Querleiste ist durch einen schmalen, über eine Rolle laufenden Riemen mit dem elastischen Zugband verbunden, das sich mittels Riemens und Knopfes an der unteren Seite der Schiene festmachen läßt. Diese Einrichtung gestattet gleichzeitige Extension der 4 Finger.

Alles, was bisher betreffs der Arthritiden gesagt wurde, läßt sich auch auf die Behandlung von Ostitiden, Periostitiden und Tendovaginitiden anwenden.

Rheumatismus von PONCET.

Obwohl PONCET und LERICHE in ihrem 1909 erschienenen Buche über den Rheumatismus die Sonnenbehandlung mit Stillschweigen übergehen, so wird die Heliotherapie auch bei dieser, von der Lyoner Schule eingehend beschriebenen, rheumatischen Form der Tuberkulose mit Erfolg angewandt. Die hierbei verfolgte Technik weicht in keinem Punkte von dem bereits allgemein Gesagten ab. Auch hier richtet sich die Dauer des Sonnenbades

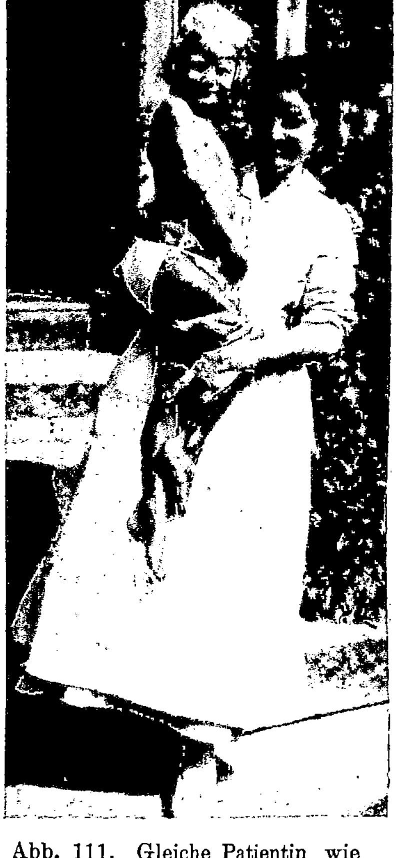

Abb. 111. Gleiche Patientin wie Abb. 109—110 nach 14 Jahren.

ganz nach dem Widerstandsgrad des Patienten sowie nach den jeweilig herrschenden Umständen. Verursachen die Gelenke noch Schmerzhaftigkeit, so werden dieselben zur Vermeidung krankhafter Stellung in Extension gelegt. Haben die Schmerzen unter der Sonnenwirkung wieder abgenommen, so darf zu vorsichtigen progressiven Bewegungen geraten werden, um der bekanntlich großen Tendenz zur Ankylose vorzubeugen.

Zu bemerken ist übrigens, daß die Formen des tuberkulösen Rheumatismus verschieden sind, so daß eigentlich jeder Patient eine besondere Behandlungs-

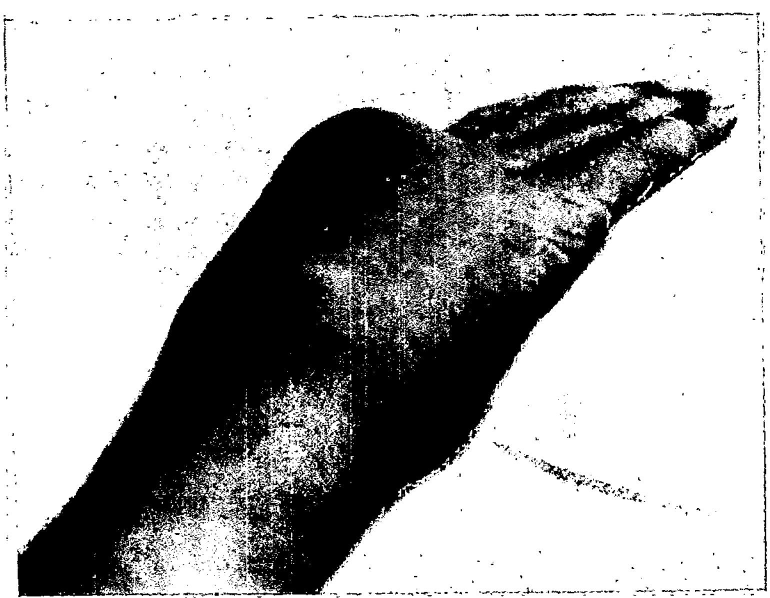

Abb. 112. 14 jähriger Patient. Vorgeschrittene, mit großer Anschwellung einhergehende Tuberkulose des Handgelenks und der Mittelhand.

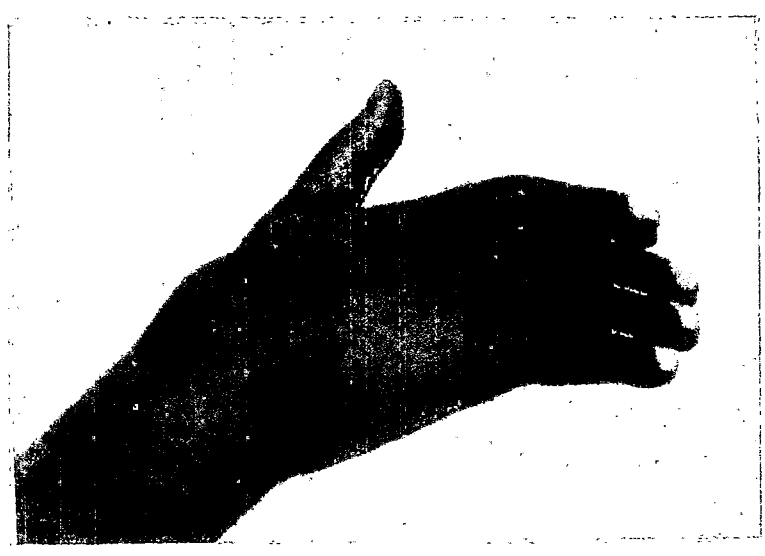

Abb. 113. Ausheilung nach 10 Monaten.

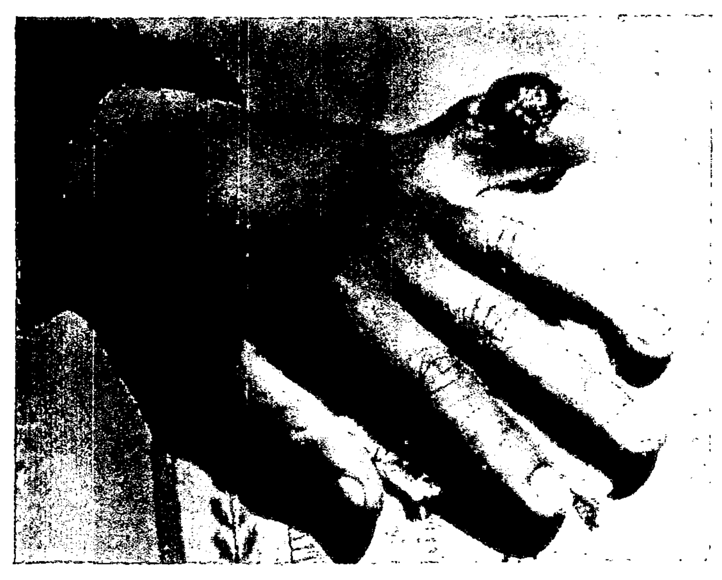

Abb. 114. 12jähriger Patient. Spina ventosa des 5. Fingers. Elimination einer fungösen Masse.

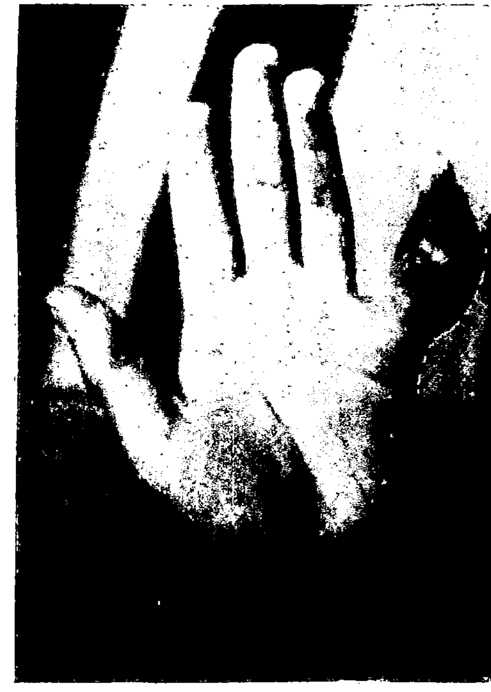

Abb. 115. Dieselbe geheilt, dorsale Ansicht nach 1 Jahr.

Abb. 116. Dieselbe; volare Aufnahme mit 2 Fistel

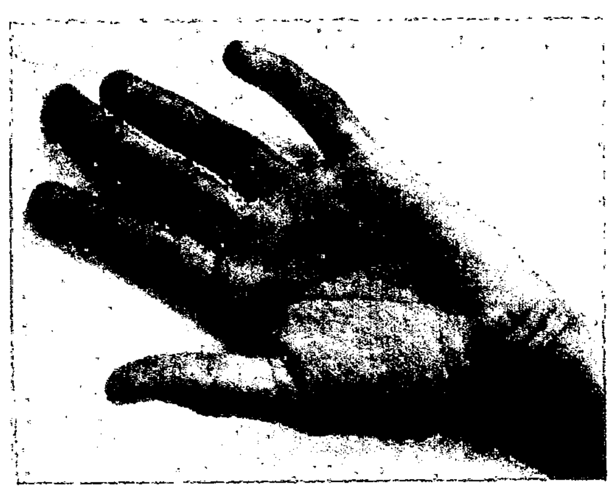

Abb. 117. Dieselbe, geheilt nach 1 Jahr.

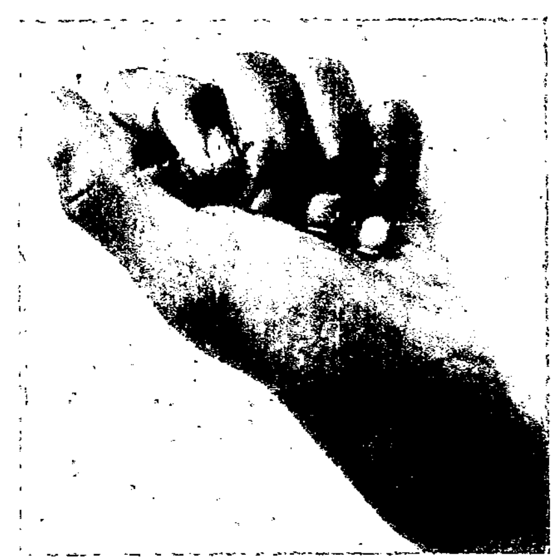

Abb. 118. Dieselbe, zeigt Wiederkehr der Gelenkfunktion.

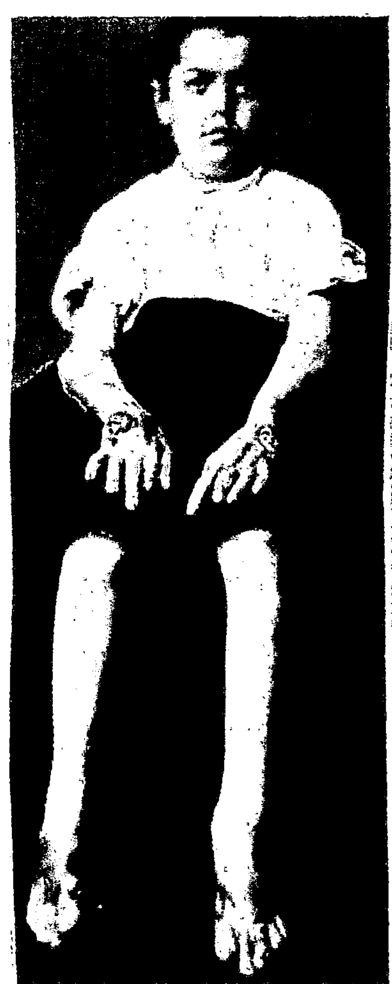

Abb. 119. 12 jährig. Patient. Aktive Tuberkulose der beiden Füße, der beiden Handgelenke und Hände mit multiplen Spinae ventosae u. der beiden Ellbogen.

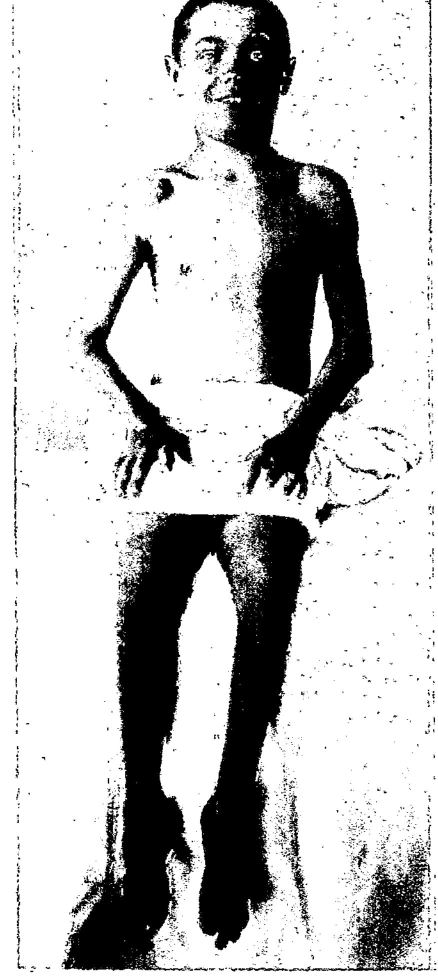

Abb. 120. Derselbe vollständig geheilt nach 1 Jahr.

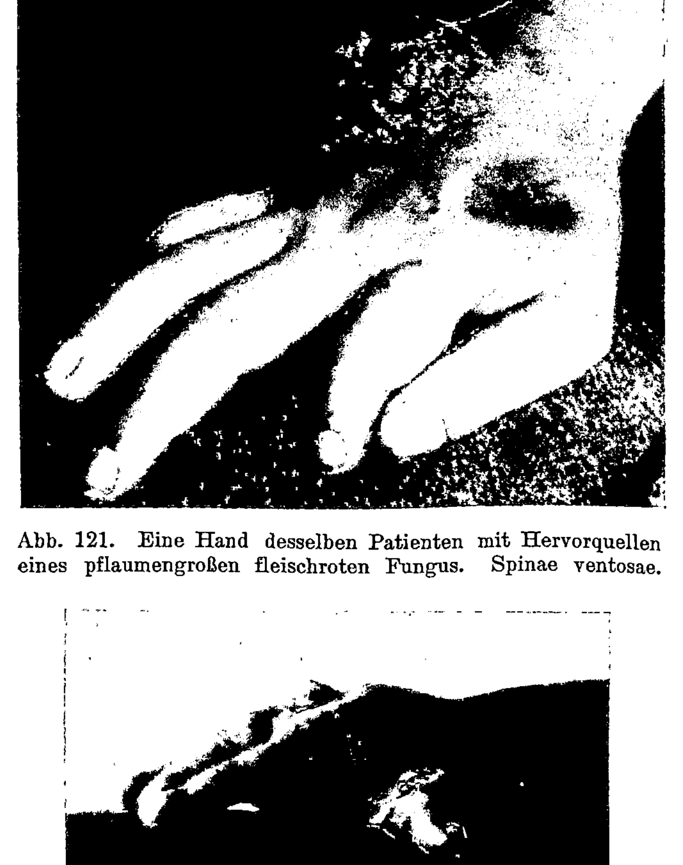

Abb. 121. Eine Hand desselben Patienten mit Hervorquellen eines pflaumengroßen fleischroten Fungus. Spinae ventosae.

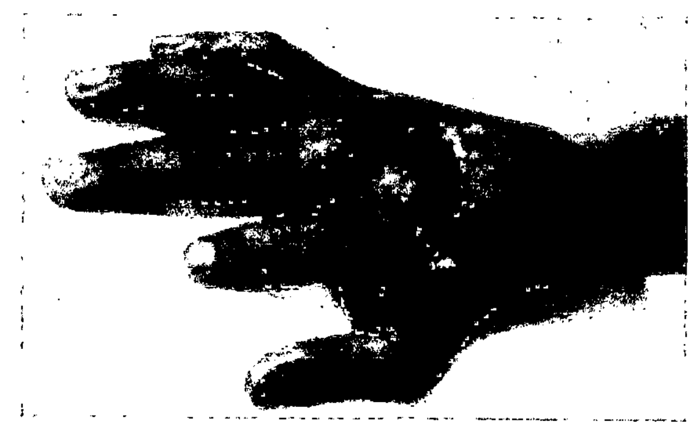

Abb. 122. Dieselbe Hand wie Abb. 121 nach 7 Monaten geheilt.

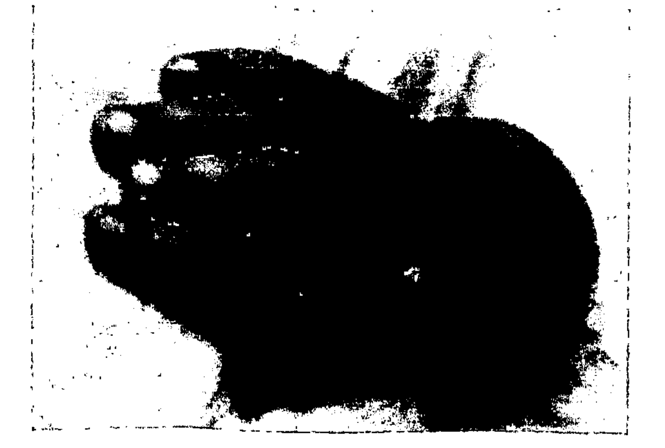

Abb. 123. 6 jähriger Patient. Spontane Elimination von zwei Sequestern (erste Phalange des Daumens und Metacarpus III).

Abb. 124. Dieselbe Hand geheilt, nach Spontanausstoßung der Sequester.

weise verlangt. Mithin ist es auch unmöglich, für die Behandlung einer derartig polymorphen Affektion allgemein geltende Regeln aufzustellen.

Bei sämtlichen hier in Behandlung gelangten Fällen konnten günstige Erfahrungen gemacht werden.

Tuberkulöse Fisteln.

Die Heliotherapie offener Tuberkulosen ist — wir können es nicht genug wiederholen — viel weniger aussichtsvoll und von weit langsamerem Verlauf als diejenige geschlossener Herde. Die große Gefahr, welche die Eröffnung tuberkulöser Herde mit sich bringt, besonders wenn sie tief liegen und mit Absceßbildung einhergehen, besteht in der Möglichkeit ihrer Infektion, durch das Eindringen einer ganzen Flora infektiöser Keime, oft von der Hautoberfläche her. Diese Mikroorganismen finden in dem tuberkulösen Gewebe einen für ihre Entwicklung ganz besonders günstigen Nährboden. Die von ihnen ausgeschiedenen Toxine sind giftiger als diejenigen des Kochschen Bacillus allein und sind von ungünstigem, oft deletärem Einflusse auf Leber, Nieren und Darm. Sie verwandeln kalte in heiße, mit Fieber einhergehende Abscesse.

Stellt schon die Fistel einen bedauerlichen Unfall dar, so kann doch ihre Schwere verschieden sein, je nach der Entfernung zwischen ihrer Mündung und dem tuberkulösen Herd, mit dem sie in Beziehung steht, und je nach den Retentionsmöglichkeiten, die der Fistelgang selbst bietet. Eine Finger- oder Olecranonfistel kann z. B. relativ nützlich werden, wenn der tuberkulöse Herd in unmittelbarer Verbindung mit der Hautoberfläche steht, denn wegen der Kürze des Fistelganges ist eine Eiterverhaltung ausgeschlossen. Handelt es sich dagegen um einen an der Wirbelsäule lokalisierten Herd, dessen Eiter sich einen Ausweg längs des Psoas bahnt und durch eine Fistel am oberen Teil des Oberschenkels austritt, so wird in diesem oft mehr als 50—60 cm langen labyrinthartigen Fistelgang die Bildung von Retentionen begünstigt und auch damit die Prognose empfindlich verdüstert.

Diese schweren Fisteln können zweifachen Ursprungs sein; entweder rühren sie von einer spontanen Absceßeröffnung her, oder sie werden durch chirurgische Eingriffe verursacht, sei es durch eigentliche Operationen oder durch unglückliche Punktionen.

Dann reiht sich an die passive Tätigkeit des Tuberkelbacillus die mehr aktive Tätigkeit infektiöser Keime, die unschädlich zu machen oft unmöglich ist. Die Infektion entwickelt sich im tuberkulösen Eiter mit ungewöhnlicher Schnelligkeit, wie auf einem für ihre Entwicklung zweckmäßigst zubereiteten Nährboden. Der kalte Absceß wird in Wirklichkeit zu einem in voller produktiver Tätigkeit befindlichen heißen Absceß, dessen Resorption durch die angrenzenden Gewebe zu allgemeinen Intoxikationserscheinungen führt, in deren Folge leider oft eine Amyloidentartung eintritt.

Die Beckentuberkulose, die iliosakrale Lokalisation z. B. kann, wenn geschlossen, durch die Sonnenkur mit Sicherheit geheilt werden, selbst wenn sie durch kalte Abscesse kompliziert ist. Aber diese günstige Prognose wird plötzlich schlecht, sobald infolge Spontaneröffnung oder durch einen unglücklichen Eingriff die gutartigen kalten Abscesse in gefährliche heiße Abscesse verwandelt werden. Die Drainage wird dann in den tiefen Nischen des Ilio-Sakralgelenks fast unmöglich, und es stellt sich eine dauernde Eiterung mit endlosen Retentionen ein. Trotz der üblen Erfahrungen und der kläglichen Prognose sehen wir leider immer noch Patienten zu uns kommen, bei denen der vorher vorgenommene chirurgische Eingriff den sichern Tod über kurz oder lang bedeutet.

Zwecks Bekämpfung von Retentionen in den Fisteln großer Gelenke (Hüfte, Becken, Wirbelsäule) muß eine möglichst vollkommene Drainage in erster Linie angestrebt werden.

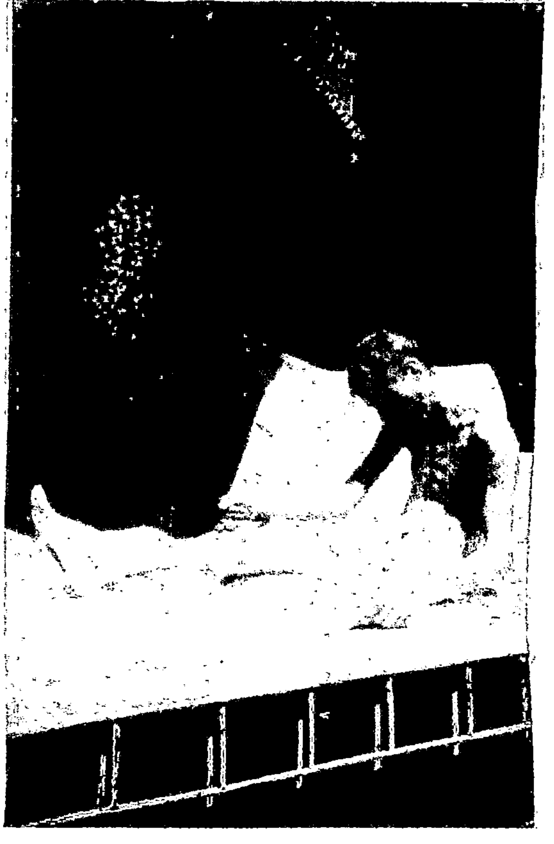

Abb. 125. Multiple Tuberkulose mit Fisteln.

Es wäre gefährlich, durch die Sonnenkur eine vorzeitige oberflächliche Vernarbung der Fisteln herbeiführen zu wollen, da eine solche Retentionen in den Fistelkanälen oder in den labyrinthartigen Gängen und Intoxikation durch Resorption zur Folge hätte. Um diese oberflächliche Vernarbung der Fisteln zu verhüten, bedecken wir den Fisteleingang mit feuchten Tampons oder führen Laminariastifte ein, die im Fistelgang aufquellen und auf diese Weise genügenden Abfluß sichern. Später empfiehlt sich die Einführung eines Drainrohrs. Andrerseits lassen wir den Kranken derart betten, daß sich die Fistel möglichst an tiefster Stelle befindet.

Nach dieser Vorbereitung beginnt die eigentliche Sonnenkur. Die Fisteln sezernieren zuerst stärker; spontan und ohne Schmerz scheiden sich in der Folge mit dem Eiter krümelige Partikel, Fetzen fungösen Gewebes oder von Sehnen-scheiden, Knochensequester vom feinsten Sand bis zum ganzen kleinen Knochen (z. B. Naviculare pedis) aus. Unter der Wirkung der Sonne reinigen sich die Herde, und ein intensiver Reparationsprozeß bereitet die Heilung vor. Manch-mal kommt es hierbei zur Bildung neuer Eiteransammlungen, die sich durch eine — bessere Drainage bezweckende — neu gebildete Fistel entleeren. Diese Erscheinungen deuten keineswegs auf eine Verschlimmerung hin, da sie gleich-zeitig mit einer Besserung des Allgemeinbefindens sowie mit auffallender Schmerz-abnahme einhergehen. Überdies liefern sie den Beweis, daß der Heilungsprozeß in der Tiefe beginnt, um nach und nach an die Oberfläche zu gelangen. Es folgt

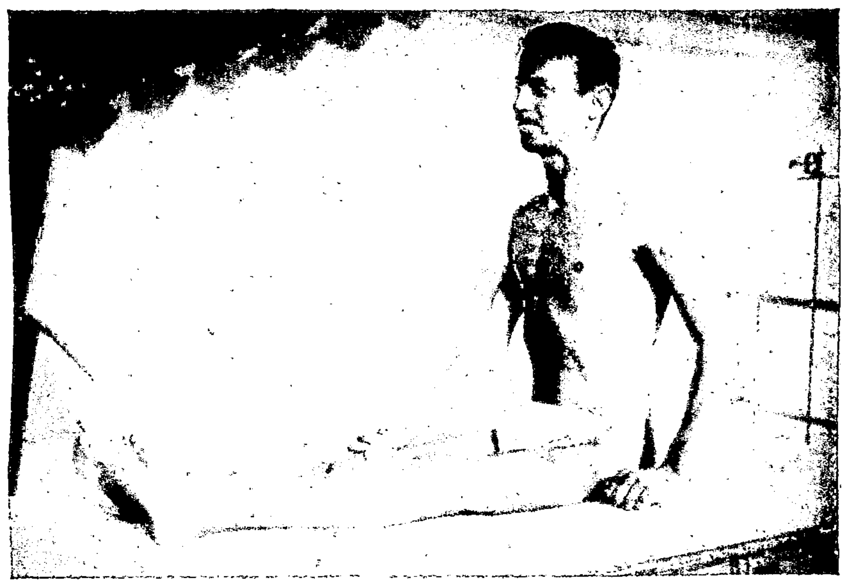

Abb. 126. Gleicher Patient wie Abb. 125 nach 1 Jahr.

hieraus, daß der definitive Fistelverschluß erst nach eingetretener Ausheilung des tief liegenden Krankheitsherdes möglich ist.

Sobald die Eiterung aufgehört hat und die Fisteln definitiv ausgetrocknet sind, bleibt nur eine kleine elastische Narbe übrig, eine kaum sichtbare Spur der mäch-tigen Wiederherstellungsarbeit, die unter dem Einfluß der Sonne stattgefunden hat.

Die Heliotherapie sowie die damit bei chirurgischer Tuberkulose erzielten Resultate haben uns zu einer Änderung des üblichen Vorgehens bei Behandlung geschlossener oder mit Fistelbildung komplizierter und sekundär infizierter Abscesse geführt. Früher schien bei kalten Abscessen die Punktion eine nicht zu umgehende Notwendigkeit zu sein. Durch die Heliotherapie wird diese Inter-vention in den meisten Fällen überflüssig, denn dank der kräftigen resorbierenden Wirkung der Sonnenstrahlen bilden sich die von Knochenherden herrührenden Eiteransammlungen zurück oder schwinden vollständig.

Unserer Ansicht nach ist der kalte Absceß oft eine Quelle von natürlicher Immunisierung für den Körper, und übt derselbe so einen günstigen Einfluß auf die Ausheilung überhaupt aus. In diesem Sinne müßte er als „Pus bonum et laudabile" angesehen werden.

Tuberkulöse Herde der Wirbelsäule führen fast immer zu Absceßbildung. Diese Brustwirbelabscesse z. B. sind dem Trokar nur höchst selten zugänglich, was sie jedoch keineswegs an einer guten und raschen Ausheilung hindert. Warum sollte dies nicht auch zutreffen für in den Darmbeingruben der Punktion zu-

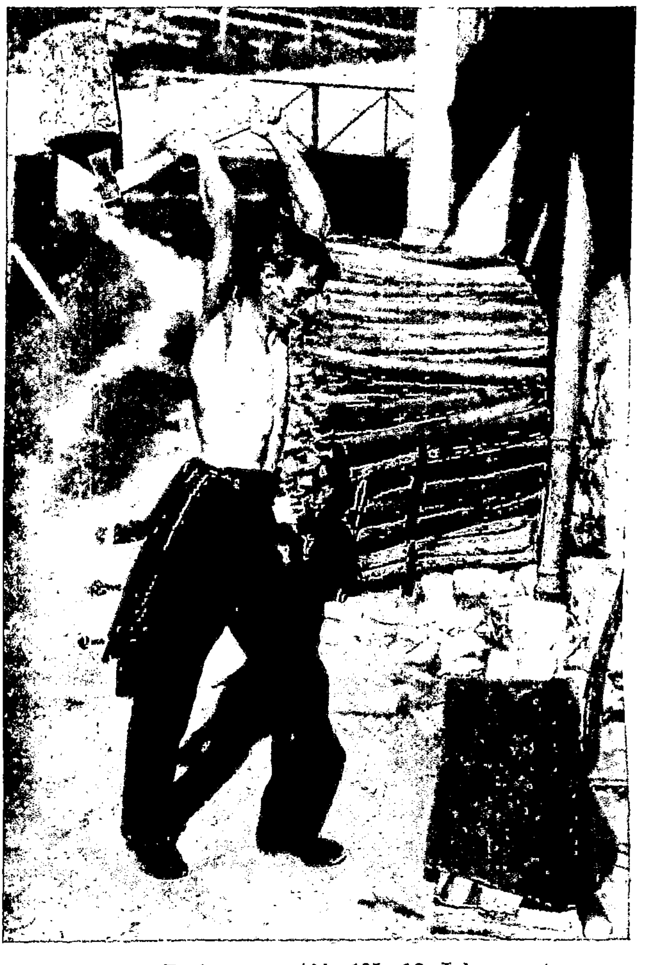

Abb. 127. Patient von Abb. 125, 13 Jahre später.

gängliche Abscesse der unteren Brust- und der Lendenwirbelsäule? Jedenfalls ist eine Punktion nicht ohne weiteres angezeigt, wenn die Bildung eines kalten Abscesses festgestellt ist. Erst wenn sich der Absceß zu öffnen droht, sein Volumen sich gar nicht verringert oder nach teilweiser Resorption stationär bleibt, halten wir eine Punktion für angängig. Auch dieser einfache Eingriff darf nur nach bestimmten Regeln ausgeführt werden. Dabei ist die Wahl der Einstichstelle für den Erfolg von größter Wichtigkeit. Ein sorgfältiges Abwaschen mit Alkohol sowie das Bestreichen mit frischer Jodtinktur geben gute Resultate.

Prinzipiell verwenden wir nur Punktionsnadeln kleinsten Kalibers. Die Lokalanästhesie erreichen wir durch Einspritzen einer 1 proz. Novocainlösung. Gewöhnlich ist selbst diese Lokalanästhesie überflüssig, da die abgehärtete pigmentierte Haut das Eindringen der Nadel kaum mehr verspürt als dasjenige der
Novocainspritzennadel. Die Eiterentleerung erfolgt durch Aspiration. Im Gegensatz zu den, von anderen Autoren empfohlenen Methoden helfen wir nur in wenigen
Ausnahmefällen mit Injektionen antiseptischer Substanzen in die Absceßtasche
nach, z. B. wenn der Zustand der Haut unvermeidliche Spontanöffnung befürchten läßt. Die Einstichstelle wird mit einem Tampon steriler Gaze bedeckt, der
mit Heftpflaster oder Collodium festgehalten wird. Dies bewirkt rasches Ver-
narben der kleinen Wunde. Durch die Punktion erfährt die Sonnenkur des

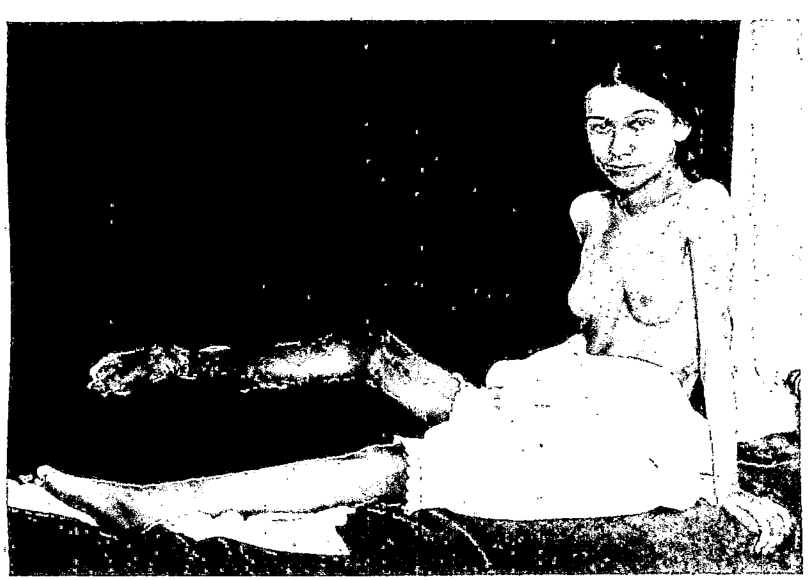

Abb. 128. 15 jährige Patientin. Fuß- und Kniegelenktuberkulose. 5 mal operiert.
13 Fisteln; Ankylose des Kniegelenks.

Patienten keine Unterbrechung. Etwa 2 Tage nach erfolgter Punktion wird der
kleine Verband entfernt und die von ihm bedeckte Fläche nunmehr ebenfalls
den Sonnenstrahlen wieder ausgesetzt. In dieser Ausführung bildet die Punktion
sozusagen den einzigen chirurgischen Eingriff, den wir bei der Behandlung der
externen Tuberkulose in Anwendung bringen.

Seitdem wir uns systematisch mit der Sonnenkur der chirurgischen Tuberkulose beschäftigen, haben wir eine große Zahl Spontanausstoßungen von Sequestern
verschiedenster Lokalisationen beobachtet. Unter dem bactericiden Einfluß
des Lichtes im Verein mit der austrocknenden Wirkung einer bakterienfreien
Luft bedecken sich die Wunden mit lebhaften Granulationen, die Fisteln
trocknen aus; spontan kommen die Sequester an die Oberfläche, werden ausgestoßen, und es tritt Vernarbung ein. Bei einigen Patienten, die zahlreiche
fistelnde Wunden darboten, die sämtlich Sequester eliminierten, trat dies in dem
Maße auf, daß es in der Literatur einzig dastehen dürfte. Unter dem Einfluß

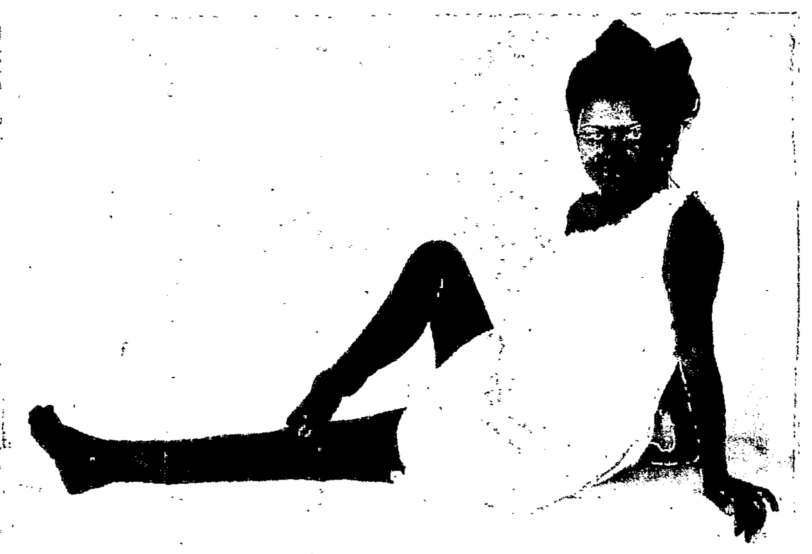

Abb. 129. Dieselbe Patientin wie Abb. 128 nach $1\frac{1}{2}$ Jahren. Heilung der sämtlichen Fisteln und des Knies. Besserung des Allgemeinbefindens.

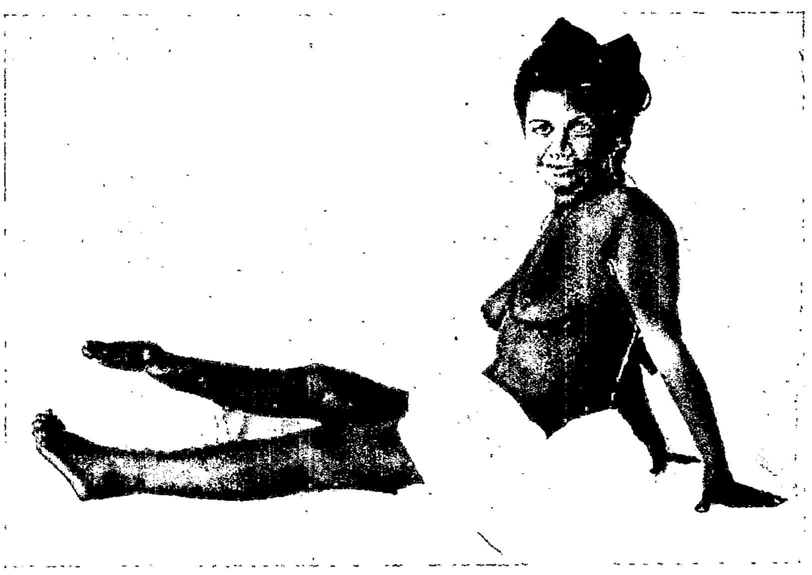

Abb. 130. Dieselbe Patientin. Wiederkehr der Gelenkfunktion. War später eine unserer besten Pflegerinnen.

der Sonnenbehandlung zeigen sämtliche Skelettpartien die Fähigkeit, Sequester auszustoßen, am häufigsten Fuß, Hand, Handwurzel, Ellbogen und Wirbelsäule. Haben wir eine Elimination „in toto" nur bei kleinen Knochen der Extremitäten beobachtet, so sind es doch in der Hauptsache die langen und nicht die platten Knochen, die zur Sequestrierung neigen. Dieser Vorgang der Elimi-

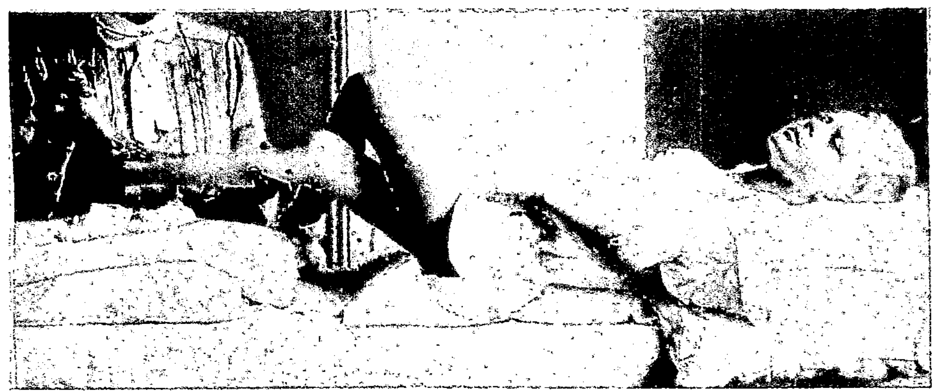

Abb. 131. 10 jährige Patientin. Multiple Gelenktuberkulose mit Fistelbildung nach Operation. Sehr schlechter Allgemeinzustand. Hochgradige Muskelatrophie.

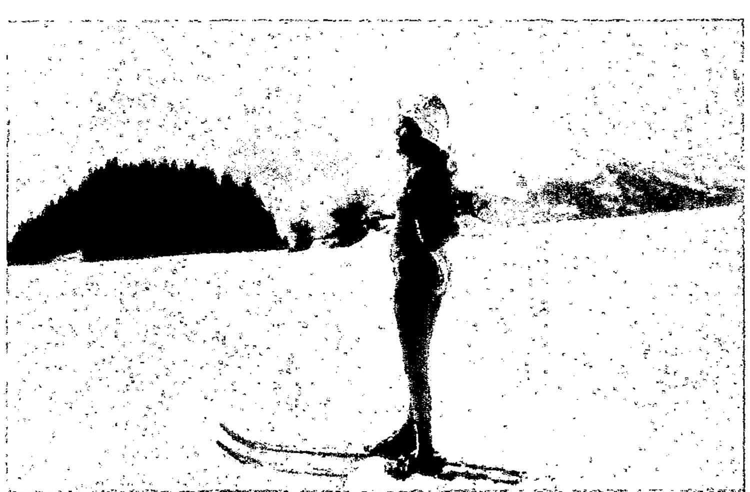

Abb. 132. Dieselbe Patientin nach 2 Jahren vollständig geheilt. Ausgezeichneter Allgemeinzustand und vollständige Wiederkehr der Muskulatur.

nation ist ein so interessantes Phänomen der natürlichen Selbstverteidigung des Organismus, daß er wohl verdient, näher beschrieben zu werden.

Eine stark eiternde Fistel zeigt plötzlich in ihrer Tiefe einen kleinen schwarzen Fleck, der einem Coagulum ähnlich ist. Er wird größer, wächst gegen die Oberfläche zu in die Höhe, schiebt die Fistelränder auseinander und gewinnt endlich den Anblick eines Kerns oder in einem Ring gefaßten Steins. Von schmutziggrauer oder schwarzroter Farbe, sind seine Ränder unregelmäßig zerrissen, und das Ganze gleicht einem Stückchen Kohle. Allmählich und ohne Beschwerden

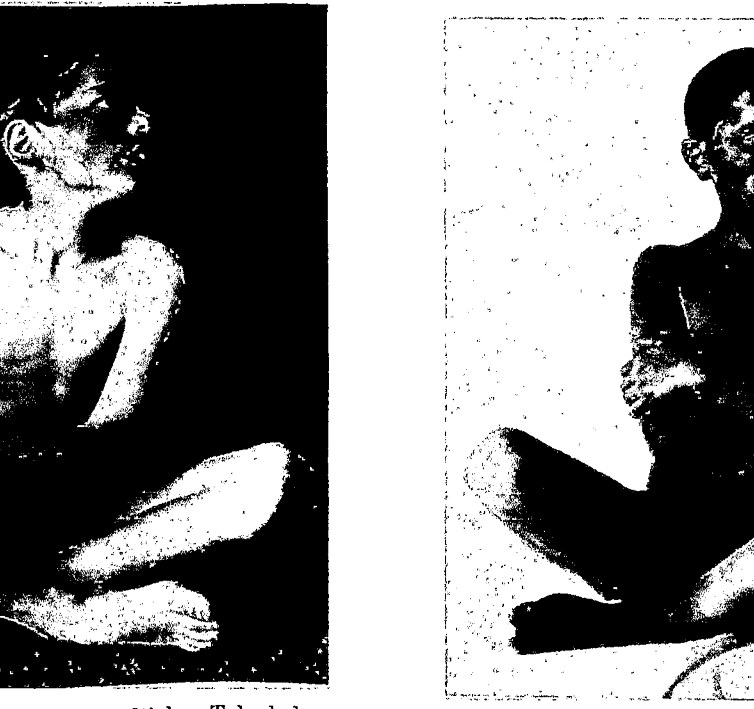

Abb. 133. 13jähriger Patient mit multipler Tuberkulose. Multiple Herde von Osteitis, Periostitis, Adenitis. Sehr prekärer Allgemeinzustand. Ansicht von der rechten Seite.

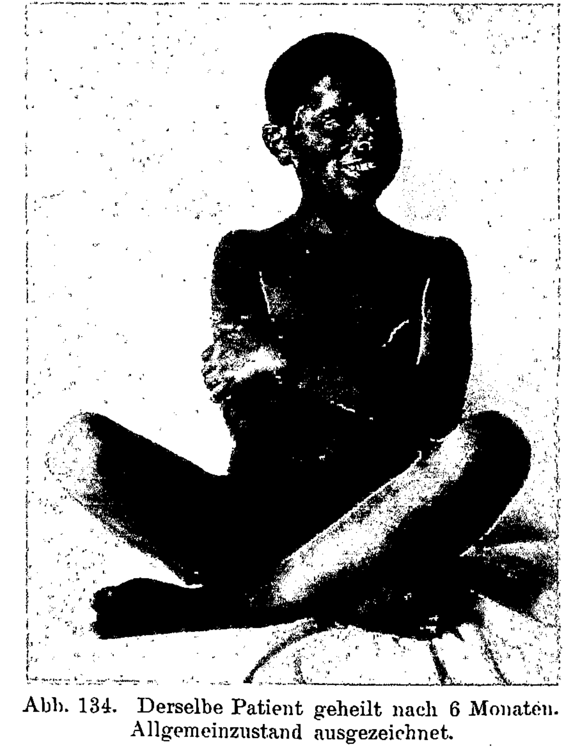

Abb. 134. Derselbe Patient geheilt nach 6 Monaten. Allgemeinzustand ausgezeichnet.

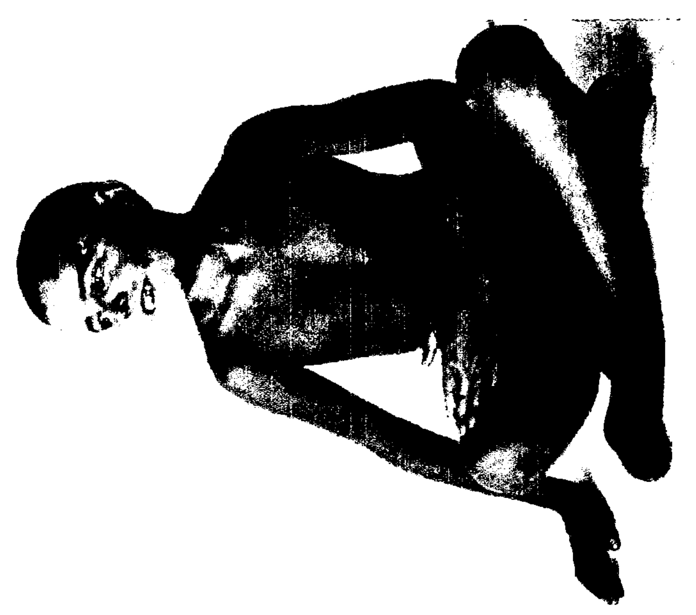

Abb. 136. Derselbe Patient geheilt.

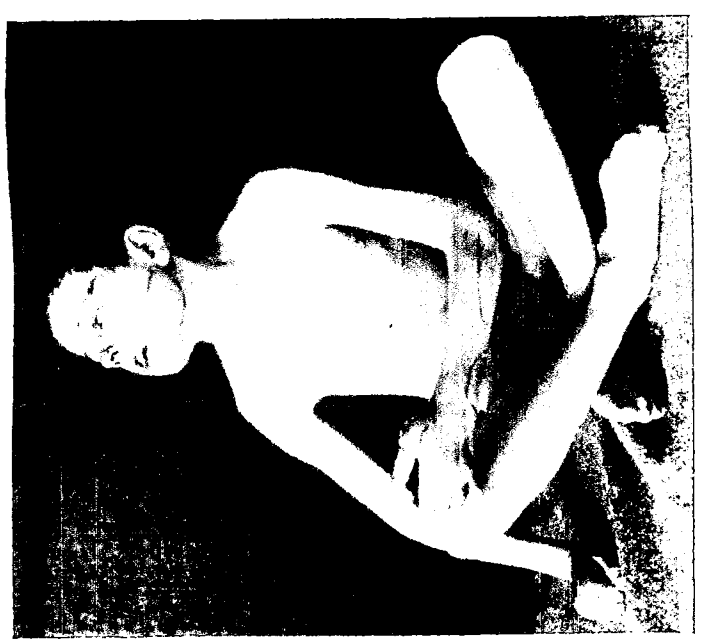

Abb. 135. Derselbe Patient bei der Ankunft von der linken Seite gesehen.

wird der Sequester, denn um den handelt es sich, ausgestoßen. Wurde durch eintretendes, schlechtes Wetter die Insolation unterbrochen, sahen wir oft bereits in voller Elimination befindliche Knochenstückchen sich wieder in die Tiefe der Wunde zurückziehen. Das beweist also, daß die Sonne selbst am Ausstoßungsprozeß aktiv beteiligt ist. Ganz ähnliche Verhältnisse kehrten bei tuberkulösen Drüsen wieder, die so „in toto" ganz analog wie ein Sequester an die Oberfläche befördert wurden. Die Elimination von Sequestern ist nicht nur eine schmerzlose, sondern auch eine vollständige. Die tiefen Wundpartien haben sich schon während des ganzen Vorgangs zur Vernarbung angeschickt. Die äußere Heilung ist, wenn einmal der Sequester ausgestoßen ist, in kürzester Zeit erreicht und damit auch die Fistelbildung verschwunden[1]).

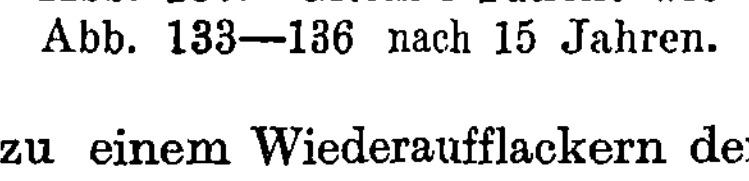

Abb. 137. Gleicher Patient wie Abb. 133—136 nach 15 Jahren.

Bauchfelltuberkulose und tuberkulöse Adnexeiterungen.

Wenn es eine tuberkulöse Lokalisation gibt, welche ganz besonders eine Allgemeinbehandlung erfordert, so ist es fraglos die Peritonitis. Diese ist fast immer die Folge vorangegangener Erkrankungen von Lunge und Rippenfell. So konnten wir bei den meisten in unsere Behandlung gelangten Fällen Reste pleuraler Esxudate oder eine Pleuritis oder auch das Vorhandensein alter, frischer oder in Vernarbung begriffener Lungenherde nachweisen.

Unter solchen Umständen wäre eine rein lokale Behandlung kaum rationell. Die von vielen Chirurgen heute noch bevorzugte Intervention erweist sich in einer Großzahl von Fällen nicht nur als vollkommen wirkungslos, sondern sie ruft ein lokales Trauma hervor, das weit davon entfernt ist, besonders vorteilhaft zu sein. Daneben verursacht sie eine Schwächung des Allgemeinzustandes, die oft zu einem Wiederaufflackern der Pleura- und Lungenherde führt. Geradezu unheilvoll aber wirkt die Operation bei fibrös-adhäsiven Fällen, wenn daraus Darmperforation und Bildung von Kotfisteln resultieren.

Die Interventionspraxis ist um so mehr zu verwerfen, als die Peritonitis eine durch die Sonne ganz besonders günstig beeinflußbare Lokalisation darstellt, einerlei, ob es sich um eine rein exsudative, eine fibrös-adhäsive oder käsige Form handelt. Aber gerade die Peritonitis erfordert bei der Anwendung der Sonnenbestrahlung große Vorsicht. Eine genaue Kontrolle selbst der geringsten Reaktionserscheinungen ist dabei unerläßlich, will man unangenehmen Zwischenfällen aus dem Wege gehen. Diese Reaktionserscheinungen wechseln

---

[1]) Eine Sequestrotomie wird nur dann vorgenommen, wenn es sich um einen „eingeschlossenen" Sequester handelt, dessen Spontanausstoßung oder Resorption unmöglich erscheint.

je nach den vorliegenden Formen der Erkrankung. Hier in Leysin sehen wir alle
Arten der Peritonitis, angefangen vom diskreten, gelegentlich einer Blinddarm-
operation entdeckten Tuberkel bis zum voluminösen, den Nabel verwölbenden
Ascites oder auch bis zum ausgedehnten, das ganze Peritoneum ergreifenden
Infiltrat, fibrös-adhäsiver oder käsiger Natur.

Ganz besonders in den letzten Fällen hat die Anwendung der Sonnenkur,
wegen der möglichen Zirkulationsstörungen im Bauchfell, äußerst vorsichtig
zu geschehen. Während mehrerer Wochen muß sich der Patient mit einer deri-
vativen Wirkung des Sonnenbades (Bestrahlung der Unterextremitäten) begnügen.
Erst dann darf zur Besonnung des Abdomens übergegangen werden und auch
dann nur während einiger Minuten. Während diese gewissermaßen mit dem

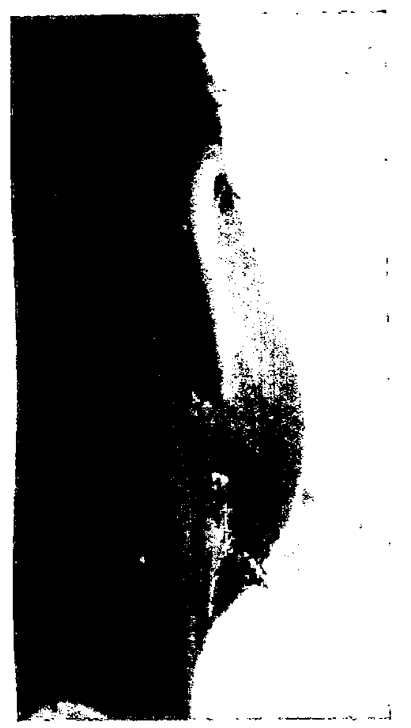

Abb. 138. 17jährige Patientin.
Osteitis suppurativa fistulosa des
rechten Unterkiefers mit Spontanelimination eines Sequesters.

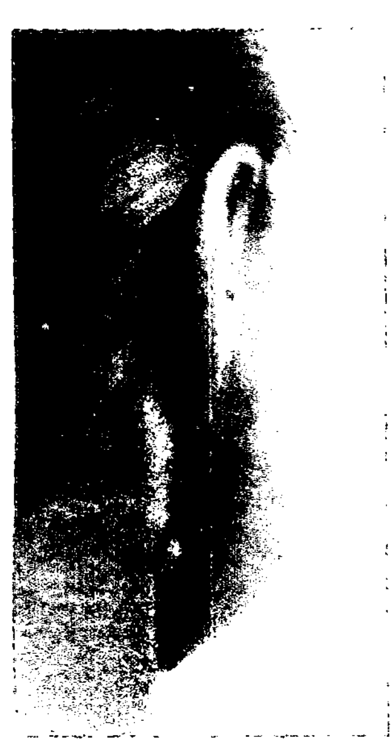

Abb. 139. Dieselbe. Heilung
nach 3 Monaten.

„Tropfglas" verabreichte Sonnenbestrahlung die Schmerzen in der Regel zum
Verschwinden bringt, hätte ein zu schnelles Vorgehen bei der Sonnenkur oder
eine zu lange Dauer der Sonnenbäder, infolge der dadurch hervorgerufenen
Kongestion, heftige Steigerung der Schmerzhaftigkeit zur Folge.

Bringt einerseits die vorsichtig dosierte lokale Sonnenkur die peritonealen
Herde zur Ausheilung, so hebt andrerseits die allgemeine Bestrahlung in Verbindung mit der Höhenluftkur das Gesamtbefinden wesentlich. Während einer
ersten Periode, die etwa 10 Tage bis mehrere Wochen dauern kann, werden die
Patienten in ihren Betten nach und nach an das kontinuierliche Luftbad gewöhnt,
tagsüber auf der Kurgalerie und nachts in ihrem Schlafzimmer, dessen Fenster
weit geöffnet sind. Schon während dieser Periode der Akklimatisierung und der
Angewöhnung an den Höhenaufenthalt ist ein Temperaturabfall nichts Seltenes,

besonders bei Patienten mit regelmäßiger subfebriler Temperatur. Bei den übrigen wird das völlige Verschwinden des Fiebers zwar nicht sofort erreicht, dagegen gelingt es, das Gleichgewicht der Körperkräfte wiederherzustellen, wodurch einem Fortschreiten der Tuberkulose vorgebeugt wird.

Der Zeitpunkt, an welchem die eigentliche Sonnenkur begonnen werden darf, richtet sich vollständig nach den jeweilig vorliegenden Verhältnissen, und muß die Entscheidung hierfür dem Arzt allein überlassen werden, wobei Regulierung

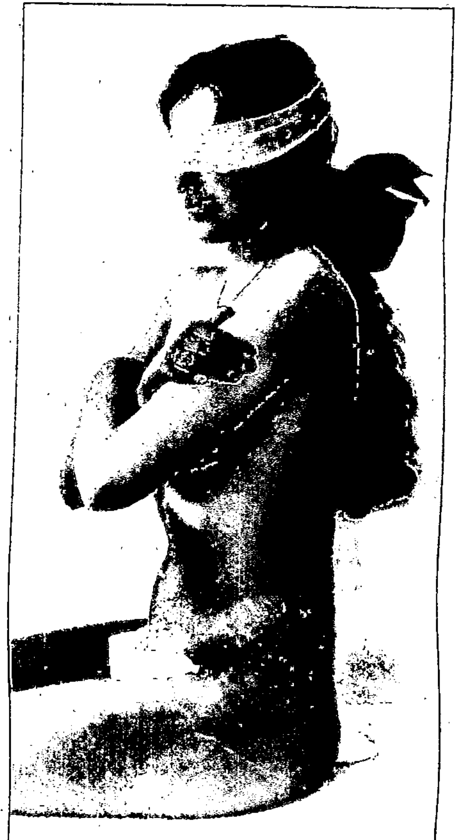

Abb. 140. Vorgeschrittene Bauch- und Brustfelltuberkulose.

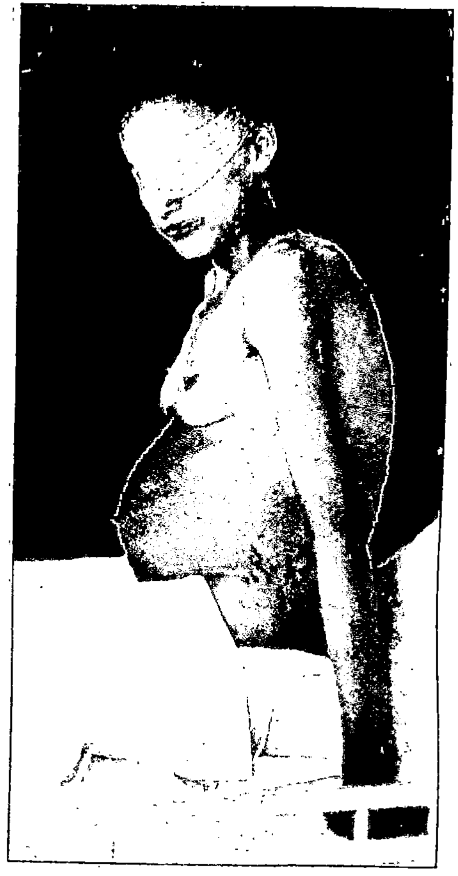

Abb. 141. Patientin von Abb. 140 geheilt nach 1 Jahr.

der Temperaturkurve, Kräftigung des Pulses, Appetitsteigerung und Änderung des Blutbildes mitsprechen. Die ersten Sonnenbäder, welche unter Beobachtung der bereits besprochenen Technik verabfolgt werden, gestatten ein Urteil über den Toleranzgrad des Patienten. Gleich von Beginn an ist eine genaue Kontrolle der durch die Bestrahlung evtl. hervorgerufenen Temperaturschwankungen oder lokalen Reaktionen anzustellen, denn von ihnen hängt der weitere Verlauf der Behandlung ab. Für diese ernste Lokalisation der Tuberkulose sind die Regeln der Heliotherapie dieselben wie für alle übrigen Affektionen innerer Organe.

Es ist vorauszusehen, daß die rein exsudative Form der Peritonitis durch die Sonne besonders schnell zur Heilung gebracht wird. Ausgedehnte Exsudate verschwinden oft schon nach einigen Wochen, einerlei, ob es sich um frische oder chronische rezidivierende Fälle handelt. Mit dem Verschwinden des Exsudats geht eine Regulierung der Verdauung einher. Die Assimilation der Nahrung wird vollständiger, was sich durch progressive Gewichtszunahme des Patienten zu erkennen gibt. Andere häufige Formen der Peritonitis mit Exsudatbildung zeigen auch ein Verschwinden der Ascitis als erstes Heilungssymptom.

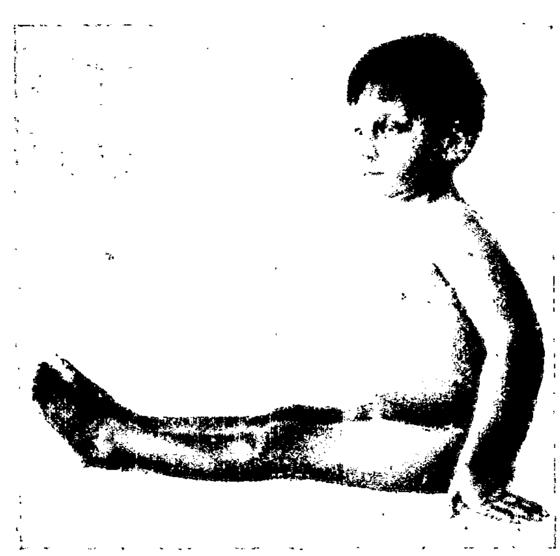

Abb. 142. Peritonitis tuberculosa.

Die Heliotherapie der fibrös-adhäsiven Form, die eine große Heilungstendenz zeigt, gibt auch gute und dauerhafte Resultate. Fälle mit peritonischer Aussaat von Knötchen, perihepatische, pericöcale und urogenitale Manifestationen werden in dem Sinne günstig beeinflußt. Verdickungen und fibroplastische Pakete verschwinden. In der Folge ist ein Wiedermobilwerden des Darms zu erkennen und der durch mechanische teilweise Okklusion bedingten Verwachsungen von Darmschlingen.

Die Schmerzen, nach wenigen Bestrahlungen bedeutend vermindert, verschwinden nach einiger Zeit vollständig. Für den Patienten ist dies das subjektiv wichtigste Symptom, da es oft allen anderen Behandlungsarten trotzt. Auf diese Beobachtung konnten wir schon ganz im Anfang unserer heliotherapeutischen Tätigkeit hinweisen und haben dieselbe seither immer wieder bestätigt gefunden.

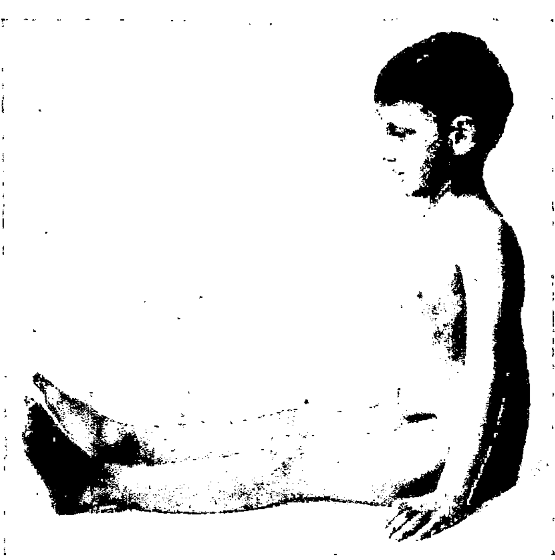

Abb. 143 Peritonitis tuberculosis (Abb. 142), geheilt nach 1 Jahr.

Sämtliche Kranken, deren Peritonitis bereits Symptome der käsigen Degeneration zeigte, waren uns operiert zugeschickt worden. Die Laparotomienarbe ging gewöhnlich wieder auf, wenn sie nicht kurz nach der Operation wieder geplatzt war. Diese käsigen Formen, die leicht zu Ulceration neigen, haben eine bedeutend schlechtere Prognose. Aber auch hier hat uns die Heliotherapie noch recht oft schöne Resultate gegeben. Zunächst tritt Erweichung der Käsemassen auf, und der sich bildende Eiter entleert sich durch die abdominale oder durch eine Darmfistel, wenn die Evakuation nicht durch Punktionen erreicht werden kann. Es tritt dann eine Erweichung und Verkleinerung des Abdomens auf, das vorher eine brettharte, knotige Masse durchpalpieren läßt. Bei diesen Formen erwarten wir zunächst viel vom allgemeinen Sonnenbad, das in erster Linie auf Allgemeinzustand und auf die Widerstandskraft günstig wirkt.

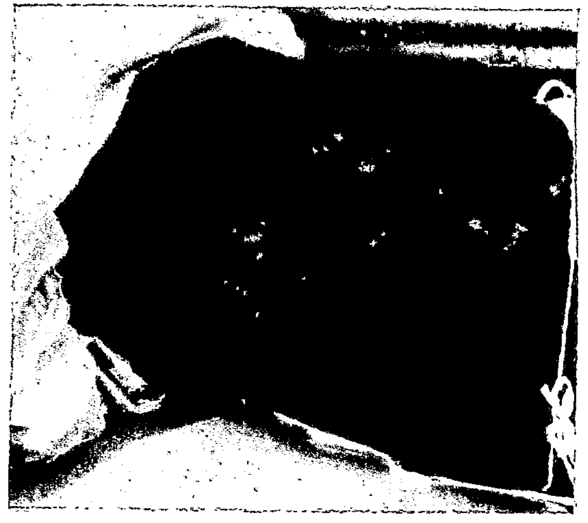

Abb. 144. 15 jährige Patientin. Schwere Ileocöcaltuberkulose und Peritonitis, 3 mal operiert (Resektion und Enteroanastomose). 5 Fisteln. 3 stercorale Fisteln, deren eine in der rechten Fossa iliaca in einer 8 cm langen Wunde reichlich Kot absondert.

Was die Heliotherapie tuberkulöser Tumoren der Ileocöcalgegend betrifft, stehen bei dieser Kategorie unserer Kranken die resorbierenden Eigenschaften im Vordergrund. Selbst ganz beträchtliche Tumoren verschwinden einfach. Post operationem überwiesene Fälle von eiternden und stercoralen Fisteln des Abdomens lassen sich mit Erfolg bestrahlen und auf diese Weise zur Vernarbung bringen.

Alle Formen der Peritonitis, operierte und nicht operierte Fälle, haben also die größte Aussicht, durch Sonnenbehandlung geheilt zu werden. Mißerfolge sahen wir eintreten nur bei weit vorgeschrittener Allgemeininfektion und bei gleichzeitiger Darmtuberkulose, die mehr noch

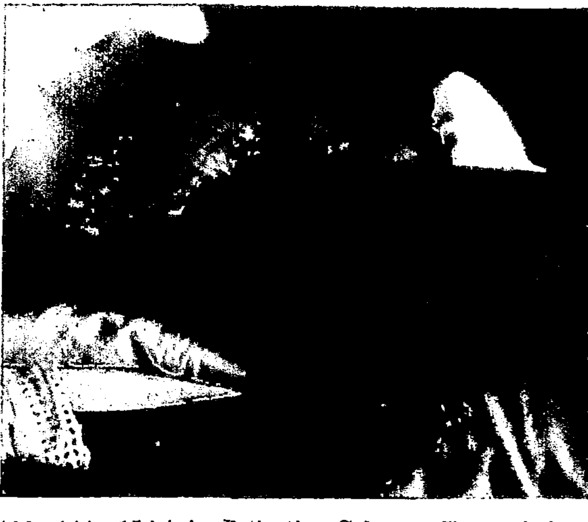

Abb. 145. Dieselbe Patientin nach 10 Monaten. Vollständig geheilt mit Vernarbung sämtlicher Kotfisteln.

als die Peritonitis das klinische Bild beherrschte.

In gewissen Fällen käsiger oder fibrös-käsiger Peritonitis kann die Wirkung der Sonne durch Röntgenbestrahlung unterstützt werden, besonders dann, wenn der Resorptionsprozeß sich zu sehr in die Länge zieht. Dieses Hilfsmittel leistst, wie bei Adenitis und Epididymitis, auch hier recht gute Dienste.

Ist die Heliotherapie bei Fällen von Peritonitis schon indiziert, so ist sie es nicht weniger bei Adnexitiden, welche bei Frauen oft den Ausgangspunkt einer Peritonitis bilden. Sehr zu wünschen wäre es, daß allgemein bei derartigen Erkrankungen zur Sonnenbehandlung Zuflucht genommen würde, und zwar in allen Fällen von beginnender Adnexitis, ohne abzuwarten, bis sich die Tuberkulose auf das Bauchfell erstreckt. Auf diese Weise würde sicherlich in einer großen Zahl von Fällen der Ausbruch einer Peritonitis verhindert, und gleichzeitig würde die Funktion der Adnexe erhalten. Auch hier ist die analgesierende Wirkung der Sonnenstrahlen bei Berücksichtigung einer genauen Dosierung eine außerordentliche. Die Folge der durch die Besonnung hervorgerufenen Hyperämie der Hautgewebe ist eine Dekongestion der tieferen Organe und, in Verbindung damit, das vollständige Verschwinden der bei Adnexitiden oft unerträglichen Schmerzen. Nach und nach resorbieren sich die Infiltrate, Verhärtungen und Verwachsungen, während die vorher unterbrochenen oder sehr unregelmäßigen Menses wieder ihren normalen Verlauf nehmen.

Drüsentuberkulose.

Die systematische Exstirpation tuberkulöser Adenitiden stellt nicht nur eine eines andern Zeitalters würdige Verstümmelung und einen schweren Verstoß gegen die Ästhetik dar, sondern sie ist auch ein physiologischer Nonsens. Bekanntlich zieht die völlige Excision inguinaler oder axillärer Drüsen eine lymphatische Stase im Bein oder Arm nach sich und ruft in den befallenen Gliedmaßen chronisches Ödem oder Elephantiasis hervor. Wenn auch zuzugeben ist, daß durch Exstirpation der Halsdrüsen die Weiterbeförderung der Lymphe, dank der kollateralen Lymphkanäle, nicht unbedingt aufhört, so darf doch dabei die so überaus wichtige Rolle der antibakteriellen Tätigkeit dieser einen vorzüglichen Filter zwischen den dem Bacillus als Eingangstor dienenden Mund- und Rachenschleimhäuten und dem zentralen Lymphapparat bildenden Drüsen nicht übersehen werden. Zudem weiß man, daß eine tuberkulös infizierte Drüse keineswegs zu funktionieren aufhört, vielmehr ihre Eigenschaft, die Mikroorganismen aufzuhalten, beibehält.

Durch die operative Entfernung eines so wichtigen Schutzwalls begünstigt man nicht nur die Weiterleitung des Krankheitserregers, sondern man öffnet ihm geradezu durch die Blutbahn verschiedene Eingangstore. So sind denn auch Rückfälle nach vorangegangenen Operationen durchaus nichts Seltenes, was durch die große Zahl von Patienten, die nach erfolglosen chirurgischen Eingriffen zu uns in Behandlung kommen, bewiesen wird. Zudem hat die Operation den Nachteil, entstellende Narben zu hinterlassen, die sich oft infolge ihres Sitzes — z. B. am Hals in der Regio submaxillaris — nicht verdecken lassen.

Schon allein aus diesem Grunde sollte in Fällen tuberkulöser Drüsenaffektion die Heliotherapie als Behandlung der Wahl gelten. Nun bietet sie ja aber noch den ungemeinen Vorteil, daß dank der ableitenden Wirkung der Sonnenstrahlen die Lymphzirkulation begünstigt und gleichzeitig die Verteidigungskraft der Drüse erhöht wird, was in der Mehrzahl der Fälle deren anatomische und funktionelle Wiederherstellung gestattet.

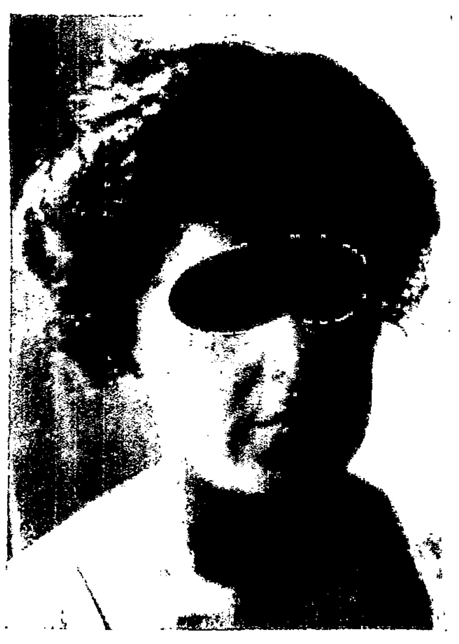

Abb. 146.   20jähriger Patient.
Adenitis subauricularis suppurativa.

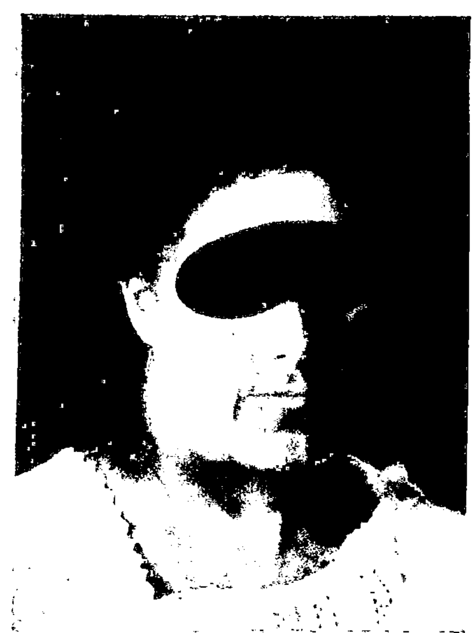

Abb. 147.   Geheilt nach 3 Monaten.

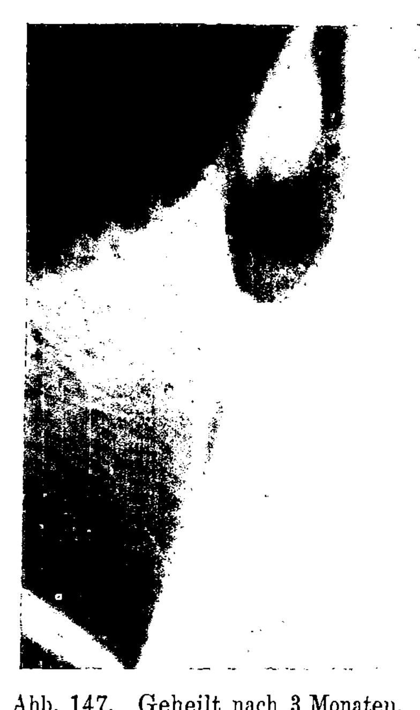

Abb. 148.   30jährige Patientin.   Voluminöse Adenitis.   Drittes Rezidiv   nach
3 Operationen.

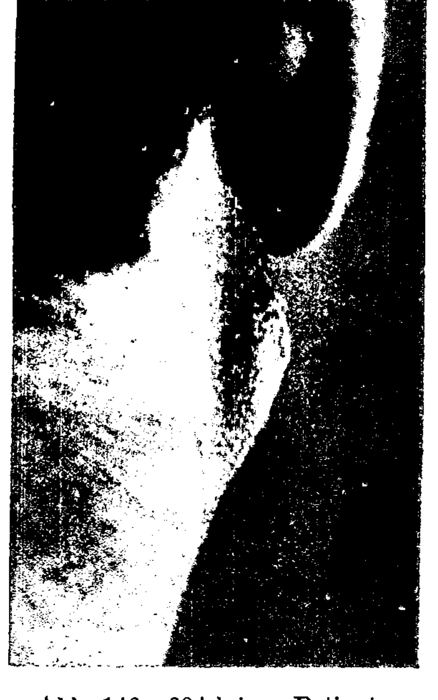

Abb. 149.   Dieselbe Patientin geheilt nach
5 Monaten.   Spontanresorption.

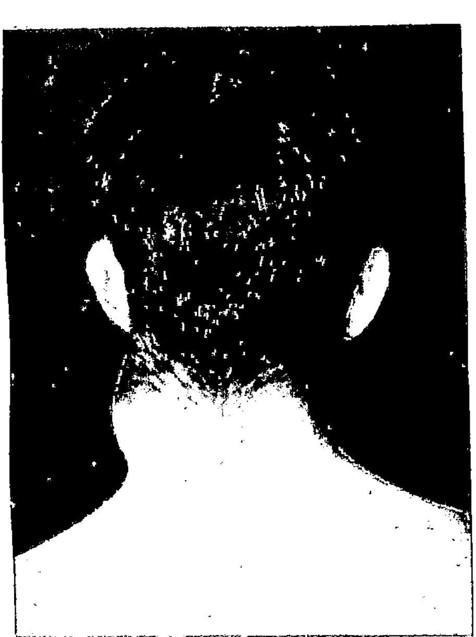

Abb. 150. Voluminöse Adenitis cervicalis.

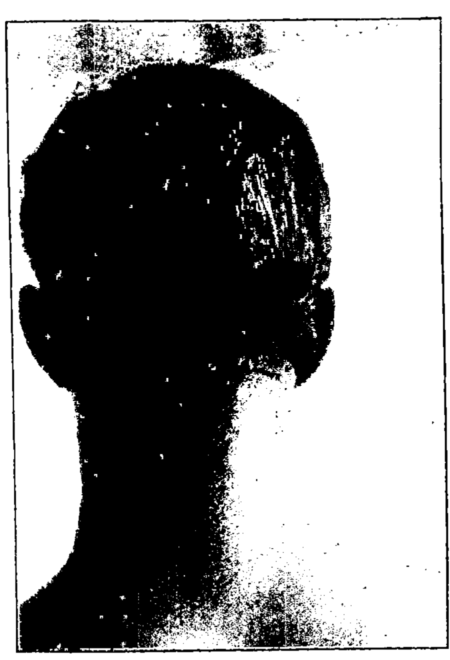

Abb. 151. Fall Abb. 150 geheilt nach 5 Monaten.

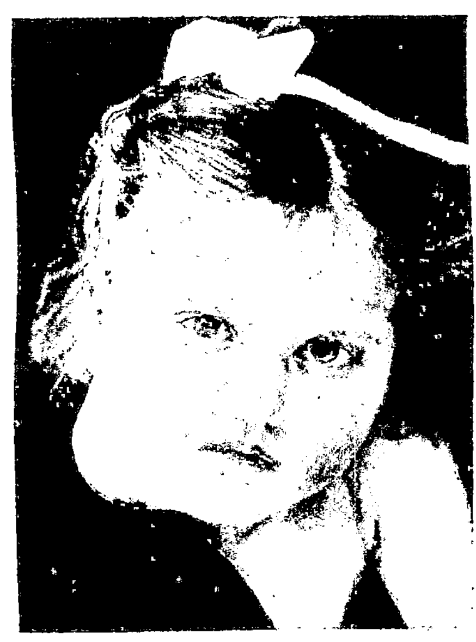

Abb. 152. Adenitis submaxillaris.

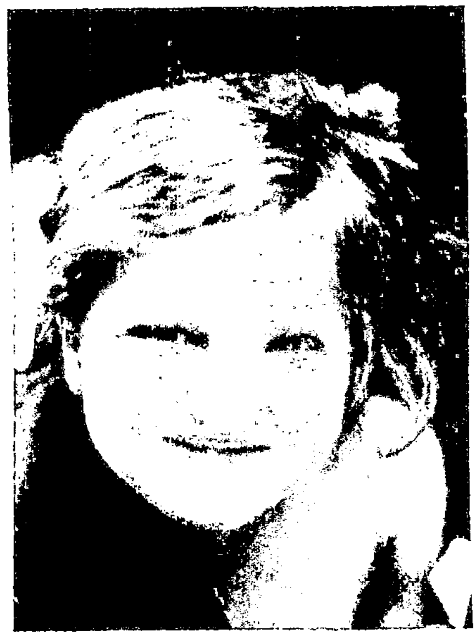

Abb. 153. Adenitis submaxillaris geheilt nach 3 Monaten.

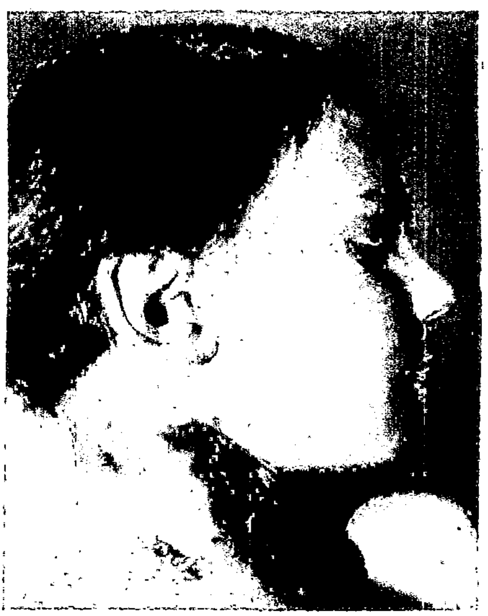

Abb. 154.   Eiternde, ulcerierte Halsdrüsen-
tuberkulose.

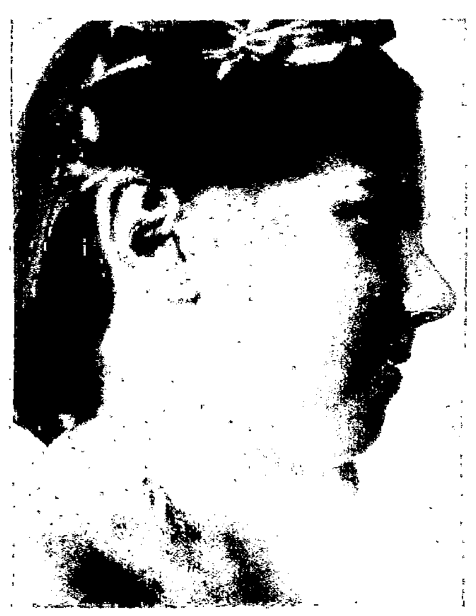

Abb. 155.   Fall Abb. 154 nach 5 Monaten
geheilt.

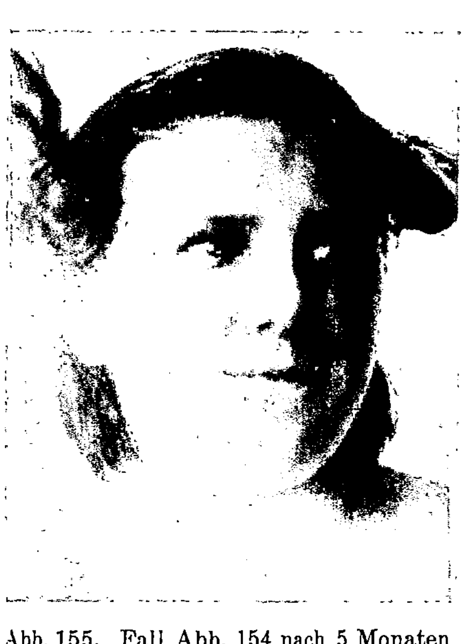

Abb. 156.   Abb. 154 von der Seite.

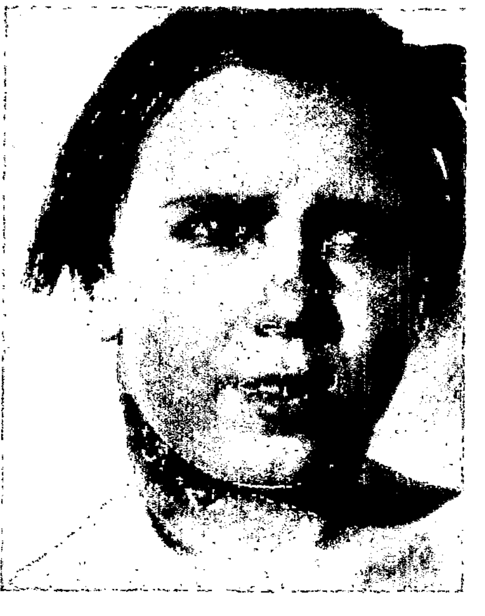

Abb. 157.   Abb. 155 von der Seite.

Unter dem Einfluß der Sonnenstrahlen geht die Heilung der Adenitiden in verschiedener Weise vor sich. Meistens bildet sich der Entzündungsprozeß in den Drüsen zurück, einerlei, ob es sich um die Resorption tuberkulöser Neubildungen oder um diejenige bereits bestehender käsiger Massen handelt. Mitunter, wenn auch weit seltener, ist die Resorption nur eine unvollständige und kommt es zur Verkalkung eines Teiles des käsigen Gewebes oder zur Sklerose. Diese beiden Arten der Heilung sind besonders charakteristisch für die Polyadenitis.

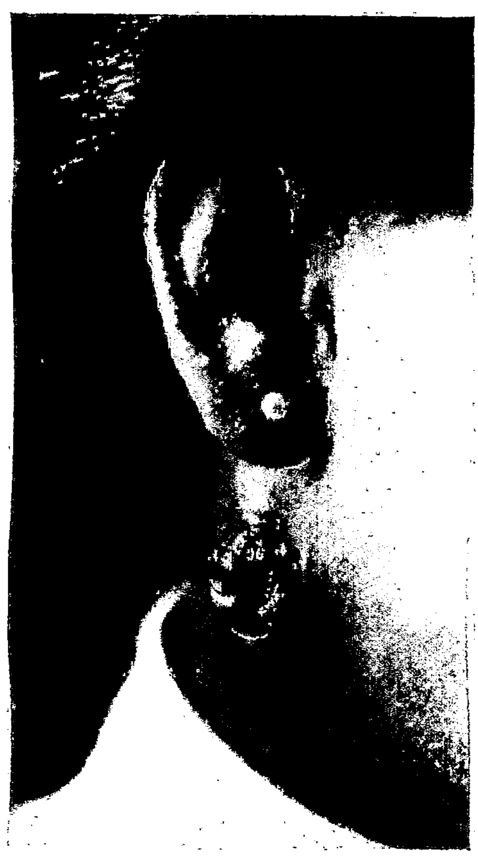

Abb. 158. 29jährige Patientin. Adenitis cervicalis suppurativa fistulosa. Spontanelimination der Drüse „in toto" nach 2 Monaten.

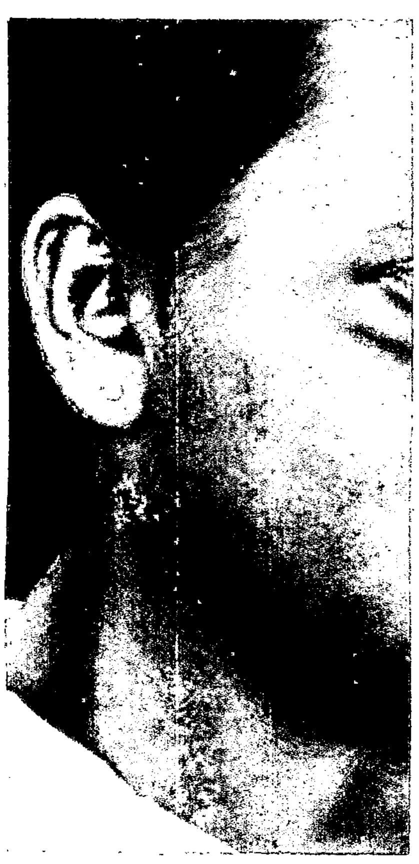

Abb. 159. Dieselbe Patientin geheilt, zeigt die Vernarbung der Wunde 8 Tage nach Elimination der Drüse.

Auch in Fällen voluminöser, verhärteter, durch Periadenitis immobilisierter Drüsenpakete kommt es ohne weiteres zu völliger Resorption. So erinnern wir uns einer Patientin, deren mandaringroße Drüse nach 5monatiger Sonnenbehandlung vollkommen resorbiert war. Ebenso sahen wir pflaumengroße, bei der Ankunft völlig verhärtete Drüsen nach Ablauf weniger Wochen weich werden. Dieser Einschmelzung kann spontane und vollständige Resorption des kalten Drüsenabscesses folgen. In anderen Fällen wiederum, bei denen sich der Absceß zu öffnen droht, genügen 1—2 kurz vor der Öffnung ausgeführte

Punktionen, um ihn zum Verschwinden zu bringen, ohne irgendwelche Narben zu hinterlassen.

Die resorbierende bzw. einschmelzende Wirkung der Sonnenstrahlen erstreckt sich sowohl auf tiefliegende als auch auf oberflächliche Drüsen.

Eine weitere, im Verlaufe der Sonnenbehandlung tuberkulöser Drüsen beobachtete, interessante Erscheinung bildet deren spontane Elimination in Form

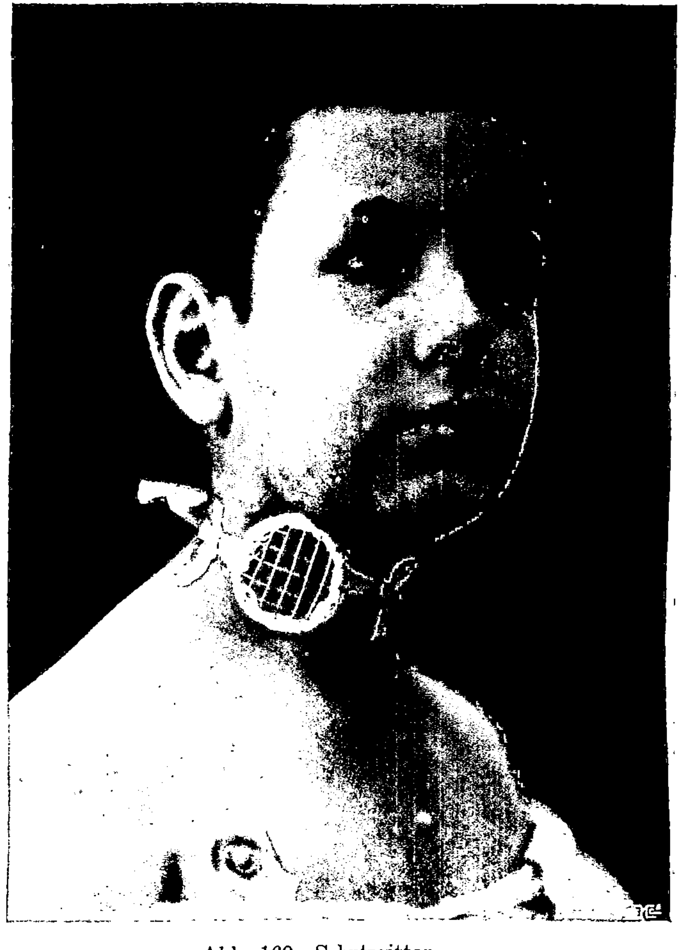

Abb. 160. Schutzgitter.

wahrer Drüsensequester. Diese gerade in Fällen veralteter fistelnder Adenitis festgestellte Tatsache verdient ganz besondere Erwähnung. Es ist durchaus nicht selten, daß eine in der Tiefe sitzende und dort durch Periadenitis festgehaltene Drüse sich unter dem Einfluß der Sonnenstrahlen zunächst loslöst und von ihrer fibrösen Hülle befreit, um alsdann dem Fistelgang entlang der in der Wunde sitzenden Mündung zuzustreben. Unterbricht man die Sonnenkur, so verschwindet sie langsam wieder in der Tiefe, um bei Wiederaufnahme der Sonnenbestrahlungen von neuem zu erscheinen. Bald gelangt sie in die Wundöffnung, aus der sie nach und nach, wie eine Nuß aus ihrer Schale, heraustritt.

Nach einigen Tagen ist die Wunde zugeheilt, und als einzige Spur der stattgehabten Eliminationsarbeit bleibt nur eine kaum sichtbare Narbe zurück. Derartige Narben zeichnen sich übrigens durch auffallende Geschmeidigkeit und Elastizität aus.

In allen Fällen kann so die Bildung keloider Degeneration vermieden werden. Die Bestrahlung bildet auch gleichzeitig die Behandlung für das Keloid selbst, das unter dem Einfluß der Sonne stets verschwindet. Niemals konnten wir Symptome einer Verallgemeinerung der Drüsenerkrankung oder durch die Sonnenkur verursachter Komplikationen feststellen.

Die Technik der Sonnenbehandlung ist bei Adenitiden von großer Einfachheit. Für diese Lokalisation der Tuberkulose ist eine vorsichtig progressive Angewöhnung an die Sonnenbäder unter Befolgung des Kurschemas unerläßlich. Die Besonnung hat demzufolge zuerst mit den Unterextremitäten zu beginnen, bevor die Halsgegend an die Reihe kommt. Zwecks besserer Vermeidung von Kongestionen und zu heftiger lokaler Reaktionen empfiehlt es sich, mit kurzen aufeinander folgenden Sitzungen vorzugehen.

Patienten, die jeden Morgen 1—2 Stunden hindurch ihre Kur gewissenhaft durchgeführt haben, gestatten wir, letztere den Rest des Tages über auf ihren Spaziergängen, beim Spiel oder Sport fortzusetzen, verlangen aber das Tragen weitausgeschnittener, die Halsgegend freilassender Kleider. Die so erzielte dauernde Berührung der Halsgegend mit der freien Luft stellt einen großen Vorteil für die Behandlung von Wunden und Halsfisteln dar. Um den ungehinderten Luftzutritt auch nachts über zu ermöglichen, überdecken wir die Wunden mit einem kleinen korbartigen Metallgitter, das am Hals mittelst einer Schnur oder 2 Leukoplaststreifen befestigt wird.

Als unvereinbar mit der Behandlung und daher grundsätzlich verpönt sind alle zu Maceration und Erstickung der Epidermis führenden Okklusivverbände; Veränderungen im Hautgewebe oder Ekzembildung der Haut hervorrufende antiseptische Mittel sowie Injektionen modifizierender Flüssigkeiten, welche die Patienten weit öfter schädigen als heilen. Ebensowenig nehmen wir eine Auskratzung der Drüsenherde vor. Trotz der scheinbar leichten Ausführbarkeit derselben halten wir dieses Vorgehen nicht für unschuldig, da es oft zur Inokulation des tuberkulösen Virus kommt, die eine Generalisierung der Krankheit zur Folge haben kann.

Auch tracheobronchiale Drüsen werden trotz ihres tiefen Sitzes ebenso wie die oben erwähnten Formen von Drüsentuberkulose durch die Heliotherapie in der günstigsten Weise beeinflußt, was durch eine große Zahl von uns beobachtete Heilungen, welche sämtlich durch Röntgenogramme nachgewiesen wurden, bestätigt wird. Auch hier sollte die Heliotherapie allen anderen Behandlungsarten vorgezogen werden. Aber noch aus einer andern Überlegung sollte diese durchgreifende, den Gesamtorganismus stärkende Behandlungsmethode einsetzen. Derartige Patienten, ebenso wie die Skrofulösen, Rachitischen und Blutarmen, also für die Tuberkulose Prädisponierte, sind in Wirklichkeit bereits von latenter Tuberkulose befallen, so daß die Vernachlässigung einer Hilusdrüsenerkrankung leicht den Ausbruch einer externen oder einer internen Tuberkulose, z. B. der Lungen, herbeiführen kann. Hier leistet die Heliotherapie als Vorbeugungsmittel der Menschheit unschätzbare Dienste.

Tuberkulose der Schleimhäute und der Haut.

Bei Schleimhäuten sind im allgemeinen infolge des speziellen Charakters des Epithels die Bedingungen für einen Heilerfolg durch direkte Bestrahlung noch günstiger als bei der Haut. Geschwüre des Naseneingangs und der Mundschleimhaut heilen bei einfachster Technik rasch aus. Die Insolation des Kehlkopfes vermittels eines Reflektors wurde zuerst von SORGO (Aland) und nach ihm von BAER,

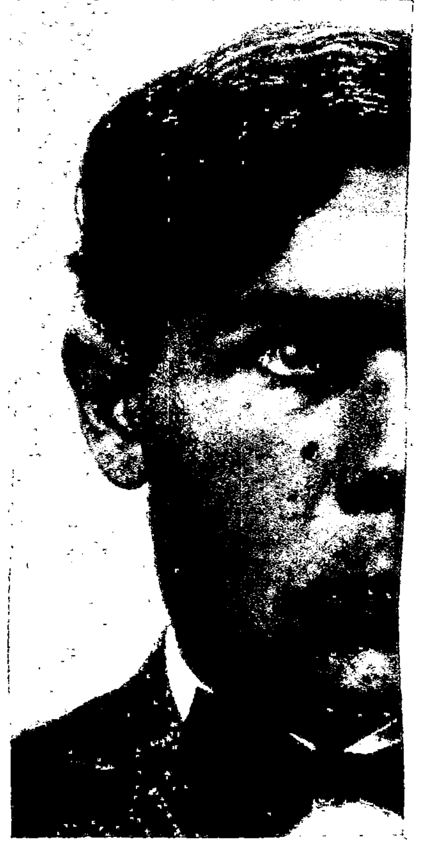

Abb. 161. 22jähriger Patient. Primäre Tuberkulose der Conjunctiva mit sekundärer Adenitis.

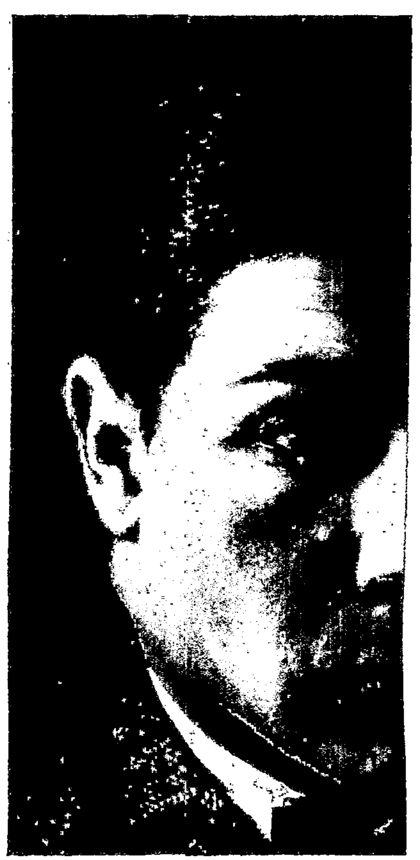

Abb. 162. Derselbe Patient, geheilt nach 7 Monaten.

KUNWALD, WEISS, JANSSEN, DORNO und ALEXANDER ausgeführt und der dadurch erreichte Effekt bei tuberkulösen Infiltrationen als sehr günstig bezeichnet.

Ganz beachtenswerte Erfolge lassen sich auch bei der Tuberkulose des Auges durch Sonnenbehandlung erzielen. Auch die Conjunctiva palpebrarum erträgt — wie alle Schleimhäute — die Bestrahlung sehr gut. Über die gleichen Erfolge bei Anwendung der Phototherapie berichtet LUNDSGARD, der Augenarzt am Finseninstitut zu Kopenhagen. So gut eine andauernde phototherapeutische Behandlung von der Conjunctiva ertragen wird, geschieht dies auch mit einer systematischen und progressiv angewandten Heliotherapie.

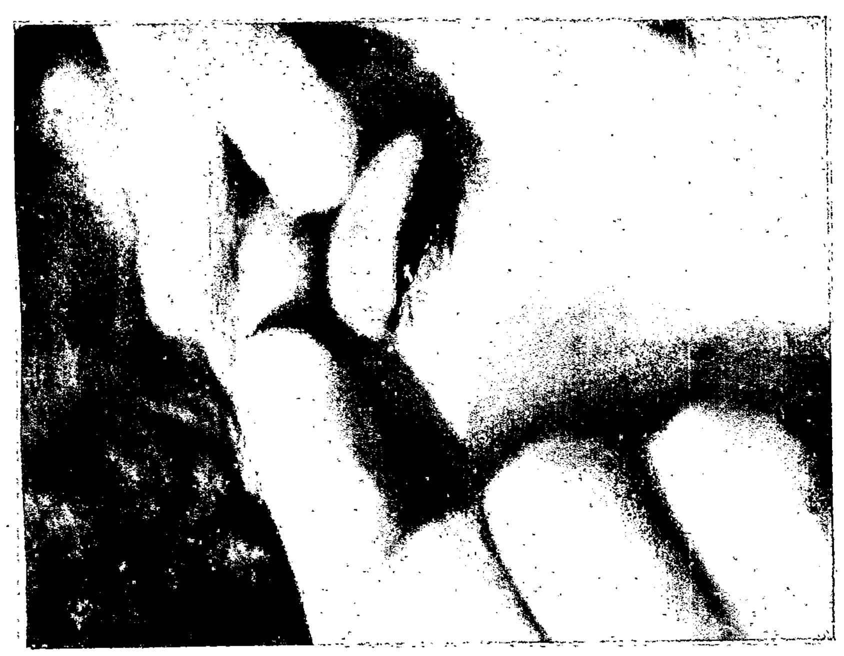

Abb. 164. Fall Abb. 163. Geheilt nach 7 Monaten.

Abb. 163. Aussaat von tuberkulösen Knötchen auf der Conjunctiva palp.

Die direkte Sonnenbehandlung der ektropionierten und den Bulbus deckenden Lider zeitigt Resultate, die den bei Knochen- und Gelenktuberkulose erreichten nicht nachstehen. In einer kleinen Arbeit (ROLLIER et BOREL: „Héliothérapie de la tuberculose primaire de la conjonctive", Rev. méd. de la Suisse romande,

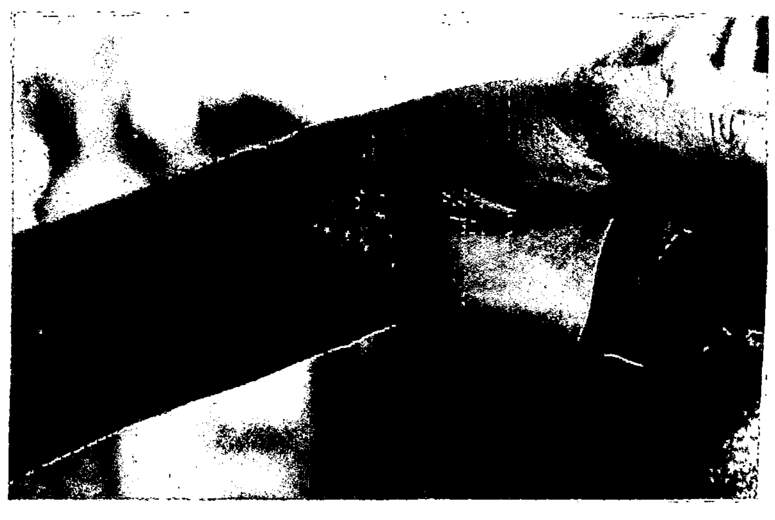

Abb. 165. 20jähriger Patient. Ausgedehnter Lupus des Vorderarmes.

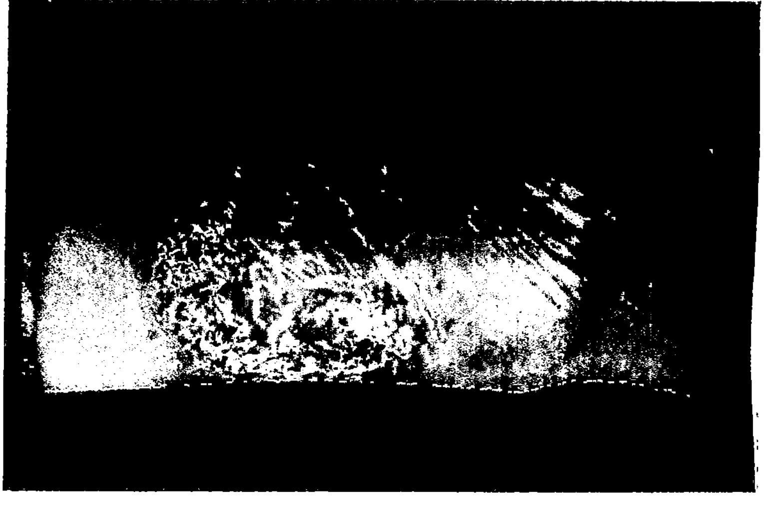

Abb. 166. Nach 8 Monaten geheilt.

20. April 1912), in der wir das, was die Technik der Heliotherapie der Augentuberkulose anbelangt, niedergelegt haben, erwähnen wir den Fall eines Studierenden der Medizin, dem bei einer Autopsie tuberkulöser Eiter aus einer Kaverne ins Auge spritzte. Darauf folgte eine primäre Tuberkulose der Conjunctiva unter der Form eines akuten Trachoms mit Drüsenmetastasen am Hals. Mit Sonnenbehandlung gelang es, die Erkrankung, die sich vorher gegen die verschiedensten

Maßnahmen refraktär gezeigt hatte, ohne jede bleibende Spur zur Ausheilung zu bringen. Eine Reihe Fälle von Conjunctivitis, Keratitis mit tiefen Ulcera und Trübung der Hornhaut, tuberkulöse Iritiden, sogar Ophthalmien mit durch tuberkulösen Eiter verursachter Iritis sahen wir mit Dr. BOREL systematisch

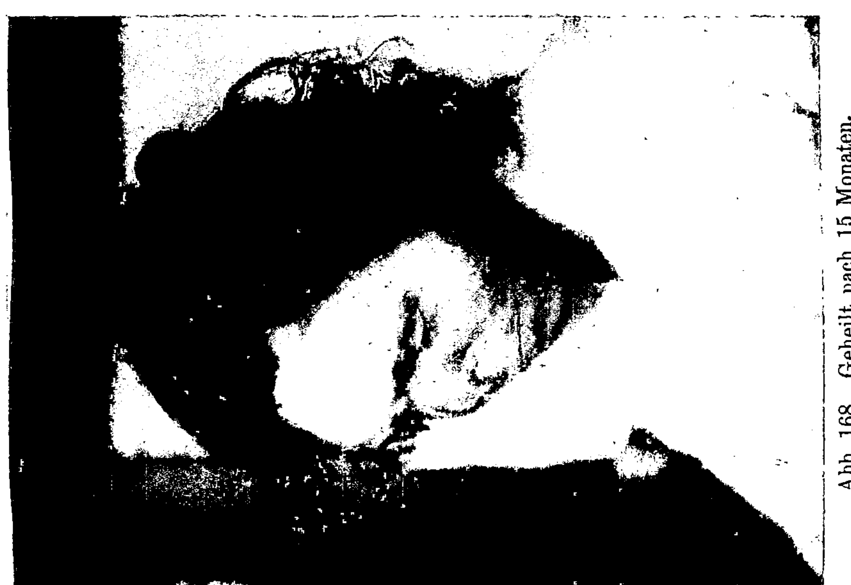
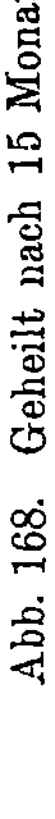

Abb. 168. Geheilt nach 15 Monaten.

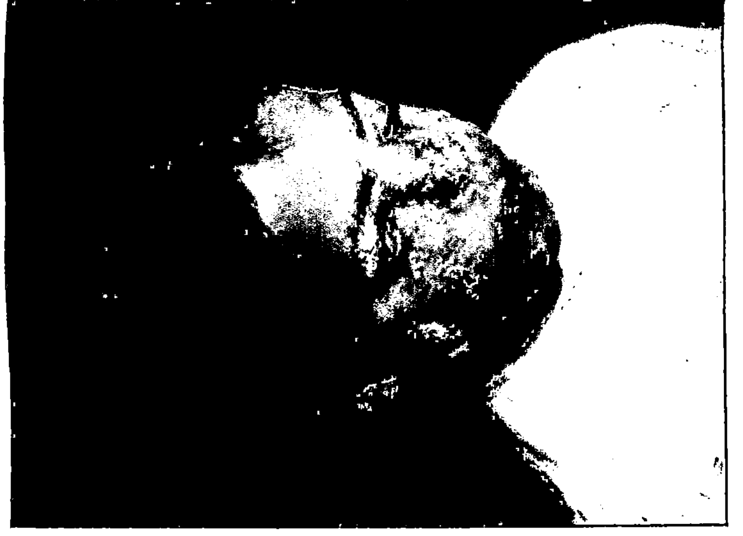

Abb. 167. Lupus faciei.

nach Sonnenkuren ausheilen. Die Cornea hellte sich auf, und Trübungen im Corpus vitreum verschwanden vollkommen.

Die Heliotherapie, mit ihrem raschen Erfolg und einer Heilung, ohne bleibende Spuren zu hinterlassen, und die gleichzeitig die trefflichste Allgemeinbehandlung darstellt, steht in krassem Gegensatz zu den Mißerfolgen, wie wir sie leider beim operativen Vorgehen oft erleben müssen (Meningitis nach Enucleation, miliare Infektion nach Iridektomie usw.). Wir erinnern uns auch beiläufig eines Falles vor ca. 20 Jahren, von Chorioidealtuberkulose mit meningitischen Symptomen, bei welchem durch Sonnenbehandlung eine vollständige Heilung erzielt werden konnte.

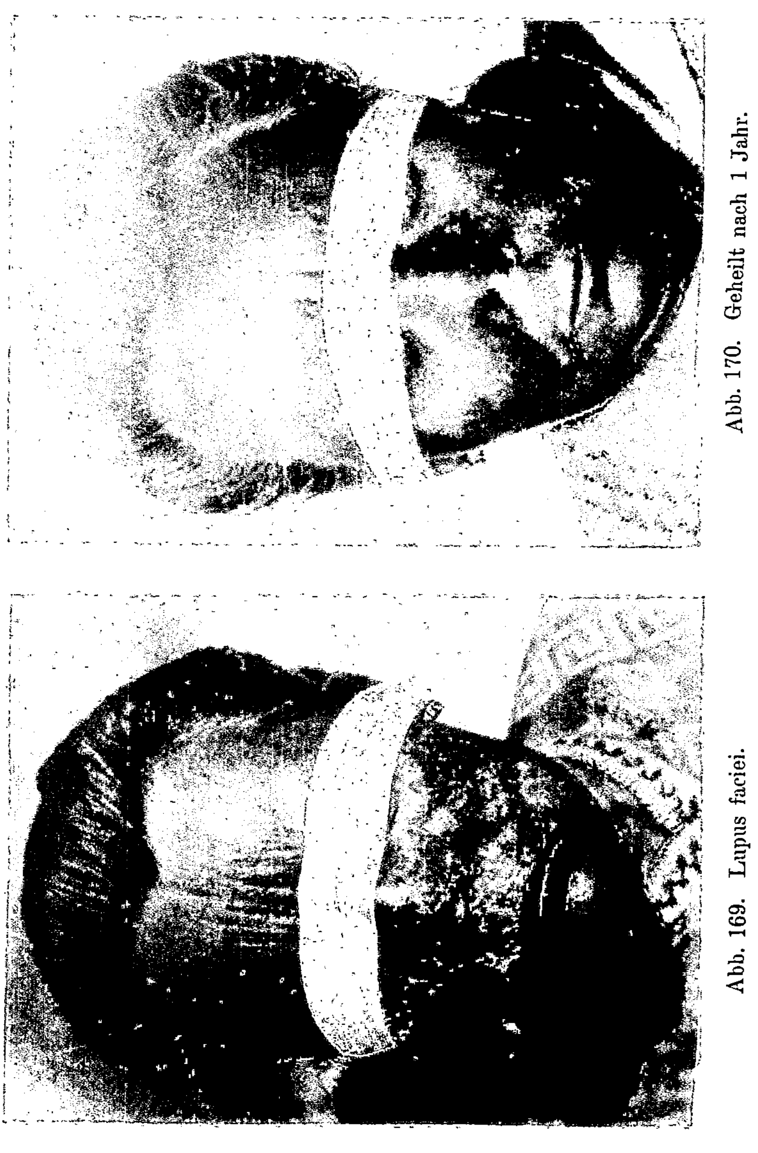

Abb. 170. Geheilt nach 1 Jahr.

Abb. 169. Lupus faciei.

Einen spezifischen Einfluß der Heliotherapie und, mit den klassischen Methoden verglichen, bedeutend schnelleren Heilungsverlauf erzielt man nach unserer Erfahrung ebenfalls bei den serösen Formen der tuberkulösen Iritis und dem Ekzem der Lider und Lidränder. Diese Behandlungsart hat nie Photophobie zur Folge gehabt und gab niemals Anlaß zu irgendwelcher Störung oder einem Unfall.

Was den Lupus anbelangt, so ist diese Lokalisation bei ihren verschiedenen Formen ein dankbares Anwendungsgebiet für Heliotherapie. Auch FINSEN selbst war dieser Meinung, denn er schreibt (vgl. Mitteilungen aus FINSENS Lichtinstitut): „Man vergesse nicht, zu erwägen, wenn es sich um den Bau einer Lichtbehandlungsanstalt oder eines Sanatoriums für Lupuskranke handelt, daß es sehr vorteilhaft sein würde, wenn es auf der Höhe gebaut wird. Ohne von der haushälterischen Bedeutung der Tatsache, daß das elektrische Licht durch das der Sonne ersetzt werden könnte, zu sprechen, würde man dort, dank der Vermehrung der chemischen Stärke der Sonnenstrahlung, viel vorteilhaftere Wirkungen erhalten als in der Ebene."

Tuberkulose des Urogenitalapparats.

a) Nierentuberkulose.

Die Diagnose der Nierentuberkulose ist leider immer eine Spätdiagnose. Wie wir wissen, kann in den Nieren ein tuberkulöser Herd lange Jahre existieren, ohne klinisch irgendwie in Erscheinung zu treten. Wird dieser Herd (durch Eiter oder Bacillen im Urin) endlich festgestellt, so ist es meist infolge Eröffnung einer Kaverne.

In therapeutischer Hinsicht nimmt die Nierentuberkulose also eine gewisse Sonderstellung ein. Die von der kranken Niere ausgeschiedenen Bacillen infizieren den Ureter und die Blase, wo es nach und nach zu ausgedehnter und sogar tiefgreifender Geschwürsbildung kommen kann. Beim Manne geht dabei die Infektion oft auf Prostata und Samenblasen, Samenstrang und Nebenhoden über und setzt damit Veränderungen, die sehr langer Zeit zur Ausheilung bedürfen. Die baldige Ausschaltung des Nierenherdes muß deshalb als Normalverfahren gelten. Wenn wir solchen Patienten empfehlen, vorgängig der Operation, sich einer Sonnenkur von einigen Wochen zu unterziehen, so geschieht dies mit der Absicht, die Widerstandskraft zu heben und den Organismus zu stählen, und gestützt auf die Erfahrung, daß solche Patienten leichter den Eingriff überstehen und sich rascher von demselben erholen.

Der Verlauf der Nierentuberkulose ist bekanntermaßen ein ungemein verschiedener. Rasch progredienten Fällen stehen sehr torpide gegenüber. Unsere Erfahrung spricht nun in dem Sinne, daß die Nierentuberkulose unter Sonnenbehandlung mit der damit verbundenen Besserung des Allgemeinbefindens torpider zu verlaufen scheint. Diese Erfahrung machen wir uns zunutze bei den nicht seltenen Fällen von schwerer Prostata-Tuberkulose, hinter deren Symptomen oft unerkannt eine Tuberkulose der Niere sich verbirgt. Die Cystoskopie ist in vielen dieser Fälle für den Patienten ein schweres Trauma und durchaus nicht gefahrlos. Wir warten mit dieser Untersuchung daher ab, bis der Prostataprozeß ruhiger geworden ist. Eine vorsichtige Sonnenkur hilft uns in der Zwischenzeit, den Nierenprozeß torpider zu gestalten und die Möglichkeit der Blaseninfektion zu verringern, bis zu dem Zeitpunkte, da die Cystoskopie ohne Gefahr möglich wird.

Auch der Patient mit doppelseitiger Nierentuberkulose zieht aus der Sonnenbehandlung Vorteile. Der Beweis für diese Behauptung ist natürlich nicht zahlenmäßig zu erbringen; doch haben wir viele Fälle beobachtet, wo ein lange dauerndes Stationärwerden des Prozesses unverkennbar war. Diese Patienten besserten sich oft so weit, daß sie an die Wiederaufnahme ihrer Beschäftigung, allerdings bei ständigem Aufenthalt in der Höhe, denken konnten. Das eitrige Sediment verminderte sich; die Miktionszahl näherte sich der Norm, und das Körpergewicht nahm stetig zu.

Ein späteres Ergriffenwerden der zweiten Niere nach Nephrektomie ist nach den vorliegenden Statistiken eher selten. Häufiger sieht man auch nach der Nephrektomie noch Komplikationen in Prostata und Nebenhoden. Gerade, um solche Herde zu vermeiden, und vor allem, um verborgene Tuberkuloseherde zur Ausheilung zu bringen, scheint uns nach jeder Nephrektomie eine sorgsam durchgeführte Sonnenkur äußerst ratsam.

b) Epididymitis.

Die Fälle von Epididymitis tuberculosa, sowohl einseitige wie doppelseitige, selbst mit Fistelbildung, reagieren ausnahmslos günstig auf die Heliotherapie. Doch gibt es kaum eine tuberkulöse Lokalisation, die sich der Sonnenwirkung gegenüber so verschiedenartig verhält wie die Epididymitis. Während sich mitunter selbst faustgroße Tumoren überraschend schnell zurückbilden und, entweder auf spontanem Wege oder durch Punktion des Abscesses, zur völligen Elimination gelangen, bedarf es dazu in anderen ähnlichen Fällen großer Geduld. Mitunter zeigen derartige Herde eine ausgesprochene Neigung zur Sklerosierung, wobei sie sich mit einer immer dickeren fibrösen Schicht umgeben, in deren Mitte ein käsiger Kern bestehen bleibt. In anderen Fällen wiederum ist spontane Rückbildung des harten Knotens zu beobachten, ohne Einschmelzung oder Bildung einer fibrösen Schicht. Aus alledem geht hervor, daß sich eine Prognose hinsichtlich Evolution dieser Affektion und der davon abhängenden Behandlungsdauer schwer stellen läßt, wenn auch die Heilungsaussichten günstige sind.

Nach der Art des Ausheilungsprozesses richtet sich unser Vorgehen. Kommt es zur Spontanresorption oder zur Einschmelzung mit Absceßbildung, so liegt kein Grund zur Intervention vor, da der Absceß nach erfolgter spontaner oder durch Punktion bewirkter Elimination der käsigen Massen austrocknet. Bei Sklerose, unter Zurücklassung eines käsigen Kerns inmitten einer fibrösen Schicht, empfehlen wir, falls der Zustand des Patienten stationär bleibt, Öffnung des Kerns mit dem Thermokauter und nachherige Kauterisation des käsigen Herdes, der alsdann den Sonnenstrahlen direkt ausgesetzt wird. Auf diese Weise wird eine totale Epididymektomie vermieden.

Lungentuberkulose.

Obschon die Lungentuberkulose nicht in unser eigentliches Behandlungsgebiet fällt, hatten wir uns doch seit Beginn unserer Tätigkeit damit zu befassen, da bei vielen Patienten neben den chirurgischen Herden noch eine konkomitierende Erkrankung der Lungen vorliegt.

Wenn eine genaue Untersuchung auch bei einem Großteil unserer chirurgischen Tuberkulosen einen Lungenherd nachweisen läßt, so sind diese Herde doch sehr oft latent, und wo Aktivität besteht, hat dieselbe in der Regel einen ausgesprochen gutartigen Charakter. Die Erfahrung zeigt uns immer wieder, daß bei jenen Kranken, die gleichzeitig Knochen- und Lungenherde haben, jene bekannten, rapid verlaufenden Formen der Lungentuberkulose relativ selten sind. Diese Patienten sind durch die Evolution ihrer Knochen- und Gelenkherde teilweise immunisiert. Andererseits kann natürlich die Prognose chirurgischer Tuberkulosen durch eine gleichzeitige Lungenaffektion verschlimmert werden.

MARFAN hat darauf aufmerksam gemacht, daß kein Individuum, das vor seinem 15. Jahre an eiternden Drüsen litt, einer Lungentuberkulose erliegt, und LÉON BERNARD und MOSSELOT weisen darauf hin, daß 90% der Phthisiker vor ihrer Lungenerkrankung keinen anderen manifesten tuberkulösen Herd durchgemacht haben. Diese Beobachtungen legen die Möglichkeit eines gewissen Antagonismus zwischen diesen beiden großen Gruppen tuberkulöser Erkrankungen nahe.

Unsere zwanzigjährige Erfahrung hat uns überzeugt, daß die mit Lungenherden behafteten Patienten nicht im geringsten unter der Sonne zu leiden haben. Niemals hatten wir einen Unfall zu verzeichnen, im Gegenteil beobachteten wir stets eine auffallende Besserung unter dem Einfluß des Sonnenbades, richtige Dosierung vorausgesetzt.

Gerade wie die chirurgischen Tuberkulosen können in einem großen Teil der Fälle auch die Lungentuberkulösen einer Sonnenbehandlung zugeführt werden, wenn nur das Sonnenbad mit der nötigen Vorsicht und vorschriftsgemäß ausgeführt wird. Durch ein vorsichtiges Gewöhnen des Patienten an die Insolation ist es uns noch immer gelungen, Kongestionen zu vermeiden, und wir sind der Ansicht, daß infolge der durch die Sonnenstrahlen hervorgerufenen Hyperämie der Haut das Sonnenbad ein vorzügliches Dekongestivum für die inneren Organe bildet. Um diese Behandlung bei der Lungentuberkulose gefahrlos durchzuführen, ist aber eine vorsichtige und individualisierende Indikationsstellung nötig, die auf den klinischen Verlauf und die anatomische Form des vorliegenden Falles Rücksicht nimmt. Ohne länger dauernde, vorgängige Beobachtung ist die Indikation oft nicht zu stellen.

Mit wenigen Ausnahmen können fast alle jene Fälle mit Sonne behandelt werden, die neben dem Lungenherde auch Knochen- oder Gelenklokalisationen aufweisen, da in diesen Fällen die Lungenaffektion sehr häufig cirrhotischen Charakter hat. Das gleiche gilt für die fibrös-cirrhotischen Formen der ausschließlich Lungenkranken, Formen, die häufig mit Bronchitis und Emphysem vergesellschaftet sind.

Die mehrere Stunden anhaltende Hauthyperämie, die sich nach der Sonnenbestrahlung einstellt, vermindert die Plethora im kleinen Kreislauf. Die Stauung im Lungenkreislauf, so häufig bei chronisch fibrösen Phthisen, chronischer Bronchitis, Bronchiektasen und Emphysem, geht oft in auffälliger Weise nach zweckmäßig durchgeführter Sonnenbehandlung zurück.

Die Heliotherapie findet auch ihre zweckmäßige Anwendung bei den gewöhnlichen Formen der abortiven Tuberkulose. Auch Pleuritiden torpider Natur, trockene Formen wie ältere Exsudate gehören hierher. — Mit Vorteil werden wir die Sonne auch anwenden bei operierten Empyemen, nach Thorakoplastiken, wo eiternde Wunden oder Fisteln fortbestehen. Dabei wird nicht nur das sehr oft mitgenommene Allgemeinbefinden gebessert, sondern auch die Heilung der Wunden und Fisteln oft begünstigt.

Unbedingt verboten ist dagegen die Sonnenbehandlung bei all jenen Tuberkuloseformen mit vorwiegend exsudativem Charakter bei allen pneumonischen, broncho-pneumonischen und fieberhaften Prozessen, wo neben der Freiluftbehandlung heutzutage vor allem der künstliche Pneumothorax in Frage kommt. Jede Besonnung kann hier gefährlich werden und nur bei alten, ganz torpiden Prozessen dürfte eine Sonnenkur mit größter Vorsicht zu versuchen sein. Fieber, das doch immer der Ausdruck der Aktivität darstellt, ist eine unbedingte Kontraindikation gegen die Sonnenbehandlung der Lungentuberkulose.

Schon seit 1904 behandelt MALGAT in Nizza seine Lungenkranken durch lokale Besonnung. Wir selbst sind nicht Anhänger dieser Methode, sondern ziehen ihr das allgemeine Sonnenbad vor, sowohl zur Vermeidung der Kongestion als auch um die Lungenkranken (genau so wie unsere chirurgischen Fälle) der Wirkung der Sonnenstrahlen auf den Gesamtorganismus teilhaftig werden zu lassen.

Zusammenfassend können wir sagen, daß die Sonnenbehandlung in der Therapie der Lungentuberkulose Erwachsener oft recht wertvoll ist durch die dekongestive Wirkung auf den Lungenkreislauf. Die oben genannten Indikationen müssen allerdings im Auge behalten werden. Nicht dosierte Sonnenbäder können sogar bei torpiden und fieberfreien Fällen Lungenblutungen und das Auftreten neuer Herde begünstigen.

Bei jugendlichen Kranken mit Pleuritiden oder Hilustuberkulose mit oder ohne diskretem Ergriffensein der Lunge selber ist die Sonnenbehandlung fast immer indiziert. Sie wird ausgezeichnet ertragen und die Resultate sind sehr befriedigend.

C. Heliotherapie und Ernährung.

Es existiert eine enge Wechselbeziehung zwischen der Steigerung der Hauttätigkeit, d. h. ihrer Vermehrung als Aufnahmeorgan, und der Verminderung der Ernährung durch den Darm. Die Einfachheit der Eingeborenen heißer und stark sonnenbeschienener Länder erlaubt einen Rückschluß von ihrer einfachen Ernährung auf ihr gewohnheitsmäßiges Unbekleidetgehen. Seinen Körper nackt der Sonne aussetzen heißt in großem Maße von atmosphärischer Nahrung profitieren. Die in normale Verhältnisse wieder verpflanzte Haut kann der an sie gestellten Forderung der Assimilation eher gerecht werden als Vermittlerin der Lebensenergie, auf der zu einem Großteil der Erfolg der Sonnenkur beruht.

Die Praxis der Sonnenkur schließt also ebenfalls Regeln in sich, die sich auf die Ernährung beziehen. Der Kranke muß dazu gebracht werden, die Nahrungsaufnahme eher einzuschränken und vor allem auf häufigen Fleischgenuß zu verzichten. Schwere Fleische, Wildbret usw. sind streng von unserm Speisezettel verbannt. Unsere Patienten bekommen weißes Fleisch, besonders in kaltem Zustand. Im Sommer namentlich darf sich die Ernährung zum Teil von vegetarischen Grundsätzen leiten lassen. Die Cerealien (Brot, Hafer, Gerste usw.), also Nahrungsmittel, die äußerst kräftigend wirken, ohne toxisch zu sein, sollten

die Basis für die Ernährung während der Sonnenbehandlung darstellen, wie sie
auch die Hauptnahrung sind für die Völker der heißen Zonen. Von allen Alters-
stufen und auch vom schwächsten Magen werden sie leicht vertragen. Nicht
zu vergessen sind die Gemüse, denn sie vermitteln unter leicht assimilierbarer
Form dem Körper die nötigen Phosphate und Salze. Grüne Gemüse sind bekannt
in ihrer Wirkung gegen Konstipation und tragen ihrerseits zur Erhöhung des
Kalkgehalts bei, indem sie dem Körper auf billigste Weise zu seinem Bedürfnis
an Kalk, Magnesium, Kalium und Eisen verhelfen. Die Früchte betrachten wir
als absolut nötige Ergänzung der Ernährung unserer Kranken. Wir halten darauf,
daß sie beim Frühstück und bei der Abendmahlzeit nicht fehlen. Des Morgens,
nüchtern genossen, kann ihre leicht abführende Wirkung erwünscht sein, und
während der Sonnenkur wirken sie in angenehmer Weise erfrischend. Alkohol
und Tabakgenuß vertragen sich mit der Sonnenkur in keiner Weise und sind
daher zu verbieten.

V. Heliotherapie und Arbeitskur.

Zu lange Zeit hat man den Tuberkulösen in seiner denkenden und leidenden,
seelisch am meisten ergriffenen Individualität vernachlässigt. Es darf nicht
vergessen werden, daß es bei diesen Kranken eine Art Psychose gibt, deren
Ursache in der leeren und untätigen Existenz liegt, welche in den Sanatorien
traditionell geworden ist. Die völlige Untätigkeit, zu der die Tuberkulösen seit
vielen Jahren sowohl in der Ebene als auch im Gebirge gewöhnlich verurteilt
sind, stellt einen großen Irrtum dar. Zahlreiche Kranke sind dadurch seelisch
und körperlich zugrunde gegangen. Nichts wirkt demoralisierender auf arbeits-
gewohnte Patienten als das Gefühl, zu einer langen vollständigen Untätigkeit
verurteilt zu sein. „Die Langeweile, so schreibt Dr. VIGNÉ, ist eine schwere
Krankheit, obwohl sie nicht in den Katalog der Pathologie eingetragen ist. In
erster Linie stellt sie eine Erkrankung der Willenskraft dar, dieser alles bestim-
menden Kraft, die verschwindet, sobald sie kein Ziel mehr vor Augen hat.
Nun kommt die Langeweile von der Untätigkeit her, und diese führt ihrerseits wieder zur Langeweile. Durch Vernichtung des Willens wird die Langeweile
zum Vorläufer aller Arten des Verfalls, denn in der Tuberkulose, mehr als bei
jeder andern Krankheit, ist der Erfolg oft eine Frage des nervösen Potentials,
und es bedarf eines unablässigen festen Willens, um zu heilen.

Beim Tuberkulösen wie bei jedem Individuum überhaupt kommt die physiologische Tätigkeit in Gefahr, wenn das Arbeitsgesetz systematisch verletzt wird,
namentlich, sobald, wegen des intimen Zusammenhangs von Körper und Seele,
das seelische Gleichgewicht durch diese Arbeit bedingt wurde. Patienten, welche
in methodischer Weise einer ihrem Zustand entsprechenden Tätigkeit zugeführt
werden, fühlen sehr wohl die Wiederkehr ihrer Kräfte und spüren den wohltuenden Eindruck, den das Gefühl eines regelmäßigen Funktionierens der Organe
sowie der Anpassung des menschlichen Motors an die geleistete Arbeit hervorruft. Sie gelangen zu einem bis dahin ihnen ungekannten Grad von Wohlgefühl
sowie zu dem Wunsche — ja zum Willen — zu leben, denn, wenn der Tod die

absolute Ruhe bedeutet, so ist die absolute Ruhe ihrerseits ebenfalls der Anfang des Todes."

Die Sonnenkur stellt einen ersten, sehr schätzenswerten Fortschritt auf dieser
Bahn dar, denn sie übt auf den Kranken einen physischen und gleichzeitig moralischen Einfluß aus. Einerseits ruft in der Tat die methodisch und vorsichtig
dosierte Sonnenbestrahlung auf schwächliche Organismen eine kräftigende
Wirkung aus, indem sie die Lebensenergie anregt und den körperlichen Verfall
bekämpft. Andrerseits bewirkt die Heliotherapie, durch den dabei notwendigen
Aufenthalt in der frischen Luft, beim Patienten ein Gefühl erhöhten Wohlbehagens, das ihn aufrecht hält und zur Wiederherstellung seines seelischen Gleich-
gewichts beiträgt.

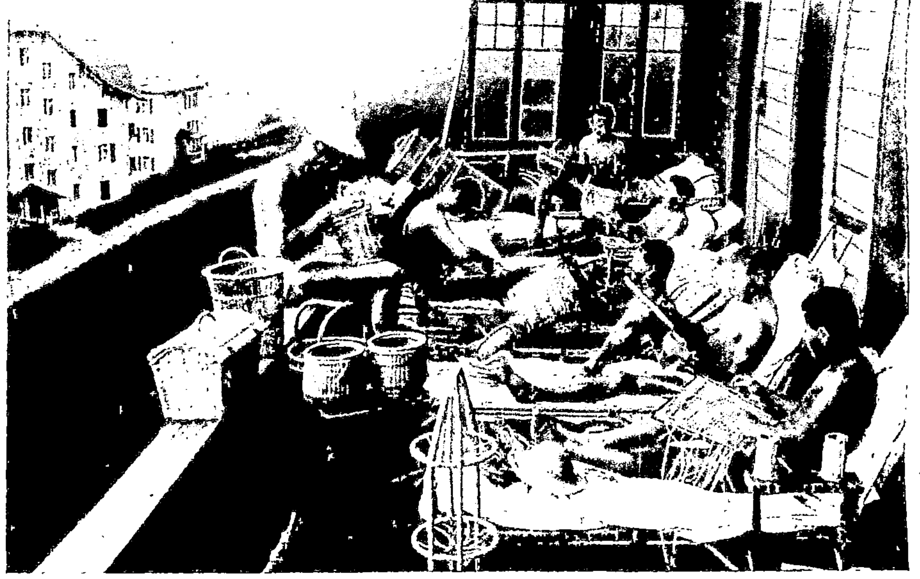

Abb. 171. Arbeitskolonie für Rekonvaleszenten.

Zur Sonnenbehandlung fügen wir noch die Arbeitskur, deren Wirkung
gleichsinnig ist. Wir wurden darauf in folgender Weise durch die Sonnenbehandlung selbst geführt:

Da wir die Okklusivverbände grundsätzlich verlassen und durch äußerst
einfache Vorrichtungen ersetzt haben, die das erkrankte Gelenk vorübergehend
immobilisieren, erreichen wir durch zweckmäßig gesteigerte Muskelübungen
der freien Gelenke, denen sich später noch die spontan zurückgekehrte Beweglichkeit der kranken Gelenke anreiht, die Entwicklung der lokalen und allgemeinen Widerstandskraft unserer Patienten. Hierbei handelt es sich nicht um
eigentliche Mechanotherapie, sondern um Übungen, welche die Muskeln in
Bewegung setzen — Flexion, Extension, Rotation der nicht erkrankten Gelenke
— in der Absicht, dort den Blutkreislauf anzuregen.

Die dadurch erzielten Erfolge zeigen, daß in vielen Fällen die progressive
und stets streng individualisierte Bewegungsübung als ein weiterer therapeutischer

Faktor der Tuberkulose anzusehen ist. Die Handarbeit, an sich die physiologischste aller Übungen, ist für uns zu einem wertvollen Unterstützungsmittel

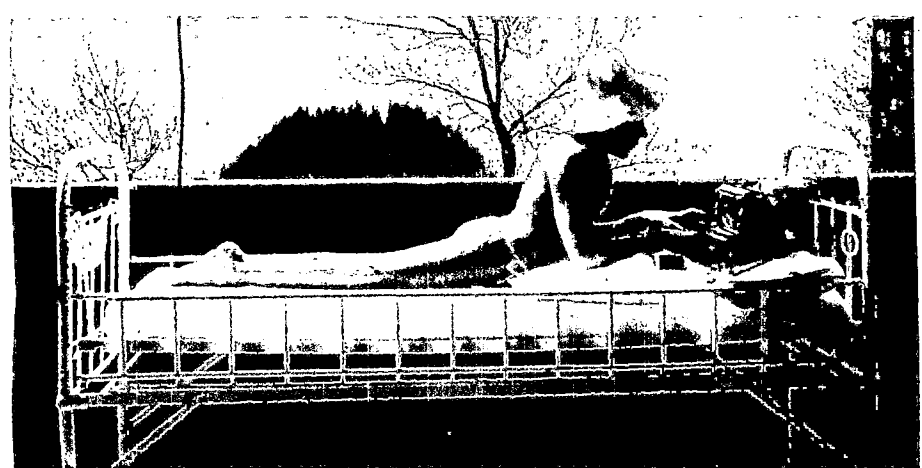

Abb. 172. Spondylitis, an der Schreibmaschine arbeitend.

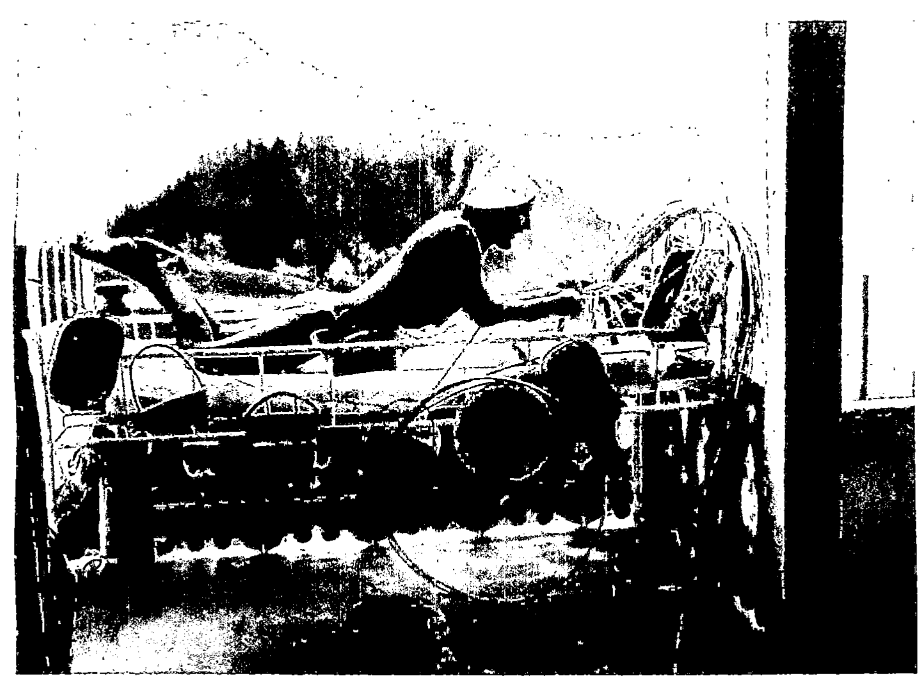

Abb. 173. Spondylitis, bei Flechtarbeit.

der Sonnenkur geworden. Während letztere von den Witterungsverhältnissen abhängt, läßt sich die methodische Muskelübung — die Arbeitskur — bei jedem Wetter ausführen und bekämpft den Spleen, der die Patienten an graubewölkten und regnerischen Tagen bedroht.

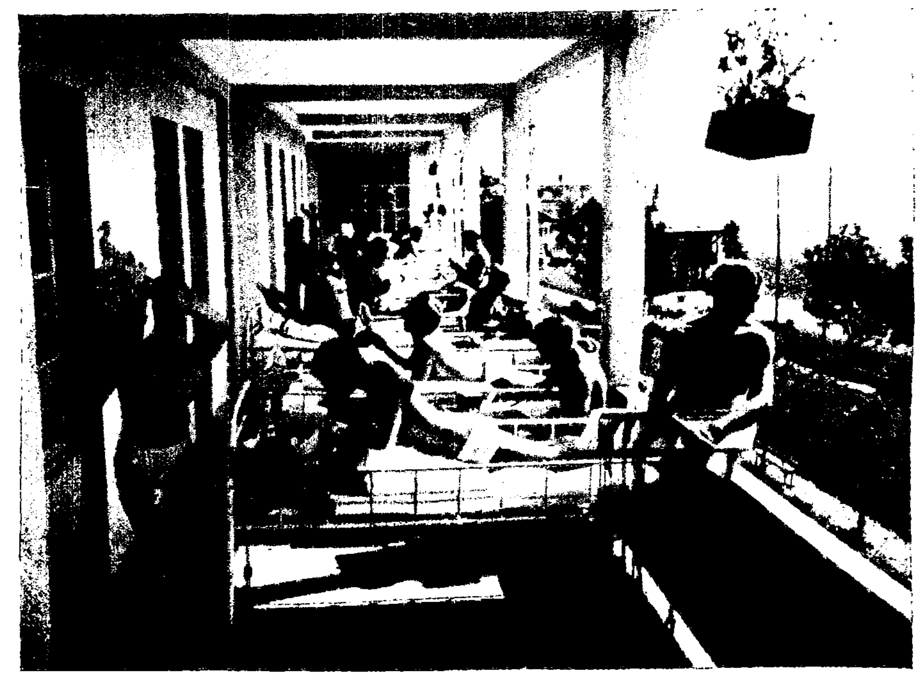

Abb. 174. Arbeitskur in einer unserer Volkskliniken.

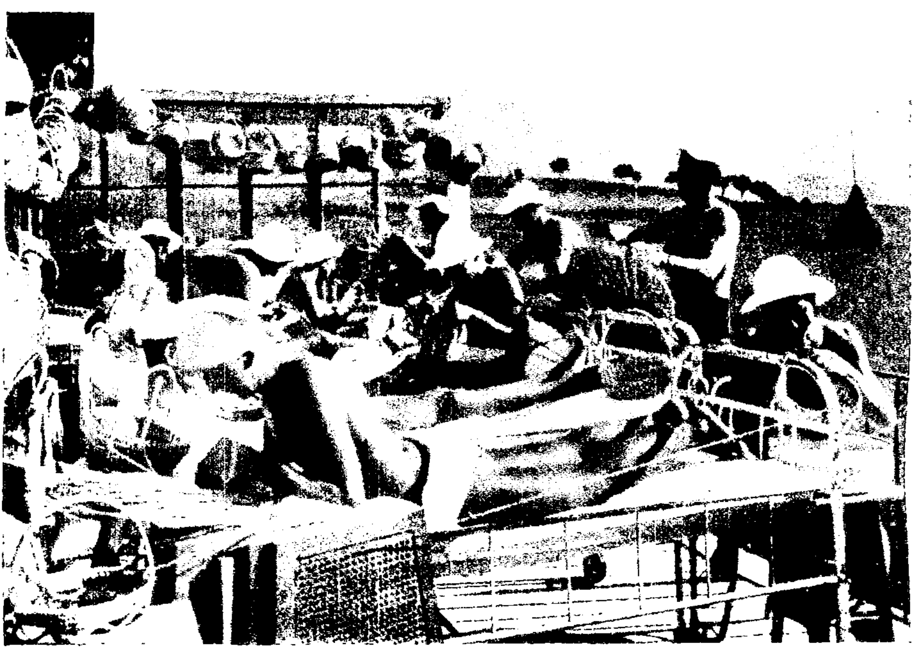

Abb. 175. Arbeitskur in einer Militärklinik.

Neben ihrer therapeutischen und moralischen Rolle kann die Arbeitskur zudem ökonomische Vorteile bieten, welche für unbemittelte Patienten besonderen Wert besitzen.

Von diesen Beweggründen geleitet, gründeten wir im Jahre 1909 unter Mitwirkung von Herrn Pfarrer HOFFET die erste „Colonie de travail" in Leysin. Sie verfolgte den Zweck, den auf dem Heilungswege befindlichen oder rekonvaleszenten Lungen- oder chirurgischen Tuberkulösen eine wenig anstrengende Tätigkeit zu ermöglichen. Es wurden dort hauptsächlich Arbeiten ausgeführt, deren sich die Patienten in freier Luft auf der Kurgalerie widmen und dabei gleichzeitig Luft- und Sonnenbäder nehmen können. Mit dem so verdienten Lohne vermögen die Patienten teilweise ihren Unterhalt zu bestreiten. Sie verlieren das niederdrückende

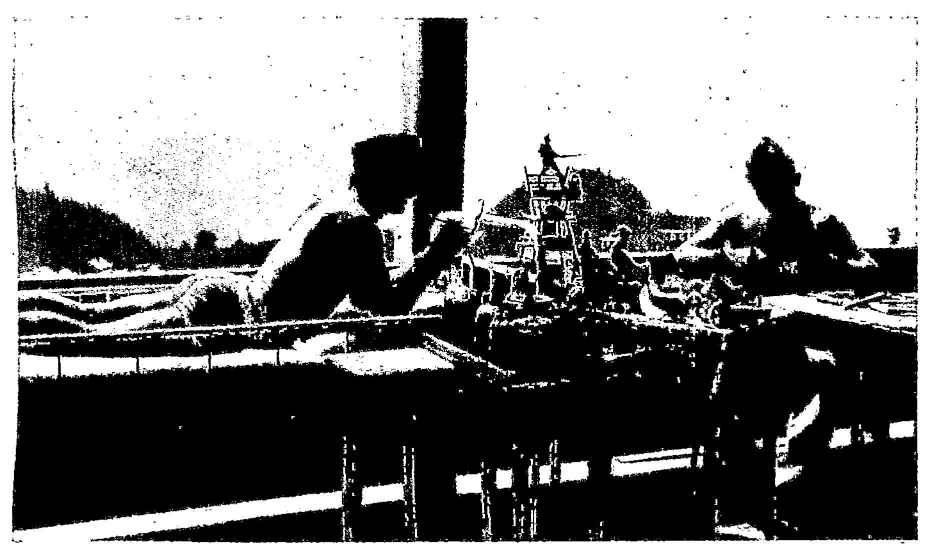

Abb. 176. Spielzeugfabrikation.

Gefühl ihrer Wertlosigkeit, nehmen langsam den Kontakt mit dem tätigen Leben wieder auf, während sie gleichzeitig ihre Heilung vervollständigen und festigen.

Den gleichen Prinzipien folgend, gründeten wir im Jahre 1910 in Cergnat (Ormontstal) eine kleine, aus zwei Wirtschafts- und einem Wohnungschalet bestehende Landwirtschaftskolonie für Kinder. Die Betriebsleitung lag in den Händen eines Landwirts, eines unserer ehemaligen Patienten, der wegen Spondylitis nach Leysin gekommen war. Seine Heilung hatte sich derartig gefestigt, daß er selbst schwere Heulasten auf den Schultern tragen konnte, ohne Anstrengung oder Ermüdung. Die Bewohner der Kolonie setzen sich zusammen aus unseren jungen Rekonvaleszenten von chirurgischer Tuberkulose sowie aus schwächlichen prädisponierten Kindern, die uns direkt aus der Ebene zugeschickt werden. Nach einiger Zeit schon werden sie zu kräftigen kleinen Landarbeitern, die sich eifrig und regelmäßig ihren Arbeiten hingeben.

Mit der Landwirtschaftskolonie verbanden wir die „Schule an der Sonne", um, neben der körperlichen, auch die geistige Entwicklung der Kinder nicht zu vernachlässigen.

Die guten, sowohl in der „Colonie de travail" in Leysin als in der „Landwirtschaftskolonie" in Cergnat gesammelten Erfahrungen bewogen uns dann zu einem ähnlichen Versuch mit der Arbeitskur bei bettlägerigen, von der Heilung noch weit entfernten Patienten. Zunächst beschränkte sich dieser Versuch auf einzelne in Privatkliniken untergebrachte Kranke. Der Erfolg war derartig überzeugend, daß wir nicht mehr zögerten, die Arbeitskur allgemein als Regel in den schweizerischen Militärkliniken einzuführen.

Mußte anfänglich angenommen werden, daß es schwer halten dürfte, chirurgische Patienten, die an Spondylitis, Coxitis, Gonitis erkrankt waren, angesichts ihrer Immobilisation im Bette, regelmäßigen Handarbeiten zu unterwerfen, so sahen wir aber, daß ein Spondylitiker in Bauchlage sehr leicht arbeiten kann, ohne in irgendeiner Weise seiner Heilung zu schaden, sobald nach mehrmonatiger Kur die Röntgenplatte zeigt, daß sie genügend fortgeschritten ist. Man schiebt ihm ein Keilkissen aus hartem Roßhaar unter den Thorax, auf das er die Ellbogen stützt, wobei die Hände frei bleiben. Nach progressiver Angewöhnung vermag er täglich mehrere Stunden hindurch zu arbeiten, ohne dabei aufzuhören, den Rücken sowie den ganzen Körper zu sonnen. Bei Hüftgelenktuberkulose gestattet eine besondere Vorrichtung dem Patienten, in Rückenlage zu arbeiten, ohne die geringste Bewegung des durch kontinuierliche Extension fixierten Hüftgelenks zu verursachen. Was die Knie- und Fußerkrankungen anbelangt, so wird die Immobilisierung und Besonnung der ergriffenen Gelenke durch die Handarbeit in keiner Weise beeinträchtigt. Selbst bei Krankheitsherden der oberen Extremitäten läßt sich in zahlreichen Fällen noch leichte Arbeit verrichten, vorausgesetzt natürlich, daß Handgelenke und Hände frei sind. Ein Patient wird sich, je nach dem Sitz seiner Krankheit, leichter oder schwerer an diese oder jene Arbeit gewöhnen. Ein in Bauchlage befindlicher und auf seine Ellbogen gestützter Spondylitiker oder ein an Knie- oder an Fußtuberkulose leidender Kranker, der infolgedessen in seinem Bett aufrecht sitzen kann, vermag Holzschnitzereien, Kartonage, Zinnziselierarbeit, Schreibmaschinenarbeiten und leichte Mechanik (Uhrmacherei) auszuführen. An Coxitis, oder Peritonitis leidende Kranke, die gezwungen sind, die Rückenlage beizubehalten, werden eher mit Weberei-, Filet- und Häkeleiarbeiten, Holz- und Porzellanmalereiarbeiten zu beschäftigen sein.

Auch die Arbeitskur muß streng individualisiert, dosiert und durch den Arzt kontrolliert werden. Dieser schreibt für jeden einzelnen Patienten die Art der auszuführenden Arbeit und die zulässige Arbeitsdauer vor. Solange der Kranke Fieber hat, und sich der Organismus in vollem Kampfe gegen den Krankheitserreger befindet und sein physiologisches Gleichgewicht noch nicht wiedergefunden hat, darf mit der Arbeitskur nicht begonnen werden. Wie für die Sonnenbehandlung, so muß auch für die Arbeitskur der Arzt durch ein gewissenhaftes und vertrautes Personal unterstützt werden. Ebenso unerläßlich ist seitens der Kranken die genaue Befolgung der erteilten Vorschriften.

Außer dem therapeutischen und moralischen Wert bietet die methodisch durchgeführte Arbeitskur soziale und wirtschaftliche Vorteile, die für Volkssanatorien besonders in Betracht fallen. Die bezahlte Arbeit kommt den dort untergebrachten minderbemittelten Patienten in doppelter Hinsicht zu Hilfe, indem sie, dank ihrer körperlichen wie seelischen Heilwirkung, deren Genesung beschleunigt und ihnen außerdem noch die Möglichkeit bietet, in gewissen Grenzen für ihren Unterhalt aufzukommen und ihre Kur bis zur Heilung fortzusetzen. Das Ganze ist lediglich eine Organisationsfrage. Die Schwierigkeit bestände einzig in der Schaffung von Absatzgebieten für die von den Kranken verfertigten Gegenstände. Das ist in der Tat ein heikles, aber keineswegs unlösbares Problem. Eigene Beobachtung und gerade der Erfolg in unseren hiesigen Volkskliniken lassen einen gewissen Optimismus gerechtfertigt erscheinen.

VI. Allgemeine Charakteristik der Sonnenwirkung.

Nachdem wir die klinischen Ergebnisse besprochen, wollen wir versuchen in kurzen Strichen die Wirkung des Sonnenlichtes auf unsere Kranken zu charakterisieren.

Die Zahl der Schwerkranken, die man nach Leysin bringt, ist eine beträchtliche, und wir haben täglich Gelegenheit, die Wirkung von Luft und Sonne auf gänzlich heruntergekommene Organismen zu verfolgen. Die Umgestaltung, die sich hier unter Lichtwirkung vollzieht, oft in wenigen Wochen, ist eine ganz hervorragende. Der Organismus, der wehrlos der Tuberkulose verfallen schien, rafft sich wieder auf. Die Lebensgeister erwachen wieder; der Appetit kommt zurück; von Woche zu Woche steigt der Hämoglobingehalt an. Es ist das eine eigentliche Umgestaltung des Terrains, auf dem die Tuberkulose nun nicht mehr gedeihen kann; die erste der großen Veränderungen, die unter der Lichtwirkung eintritt.

Neben dieser hervorragenden Allgemeinwirkung, die vor allem den therapeutischen Wert des Lichtes charakterisiert, gehen auch lokale Wirkungen einher, die für unsere chirurgischen Patienten von der allergrößten Bedeutung sind. Die Sonnenwirkung auf die Haut hat von jeher das besondere Interesse der Ärzte erregt. Neben der Pigmentation konstatieren wir eine intensive arterielle Hyperämie, die eine viel bessere Ernährung der Haut gewährleistet und ihr die Möglichkeit einer normalen Funktion wiedergibt. Aber diese intensive Durchblutung und vollkommenere Ernährung der Gewebe unter Sonnenwirkung beschränkt sich nicht auf die Haut, sondern erreicht auch die tieferliegenden Schichten und vor allem die Muskulatur.

Wenn die Krankheit uns zur Ruhigstellung der Gelenke zwingt, so ist die Muskelatrophie die unausbleibliche Folge. Dagegen gibt es nur eine Therapie, eben das Sonnenlicht. Unter Sonnenwirkung, die in ausgesprochener Weise eine bessere Ernährung garantiert, stellt sich der Muskelschwund nicht ein und bereits atrophische Muskeln erholen sich wieder.

Die Wiederherstellung und Entwicklung der Muskulatur ist bei unseren sonnenden Patienten eine konstante und charakteristische Erscheinung.

In engem Zusammenhang mit dem, was wir eben erörtert haben, steht die spontane Wiederkehr der Beweglichkeit bei einer großen Zahl kranker Gelenke. Auch diese Tatsache ist vor allem charakteristisch für Sonnenwirkung.

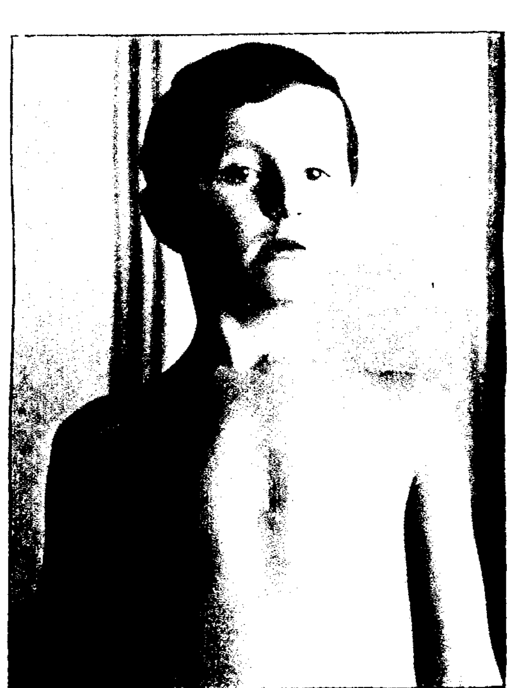

Abb. 177. Osteitis des Schädels.

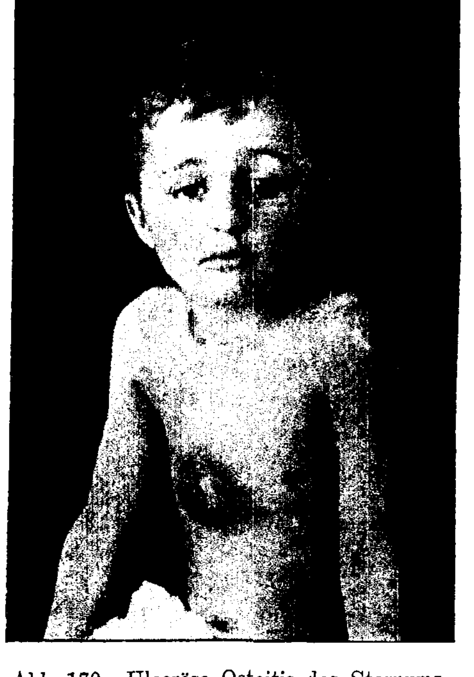

Abb. 178. Fall Abb. 177. Geheilt nach 6 Monaten.

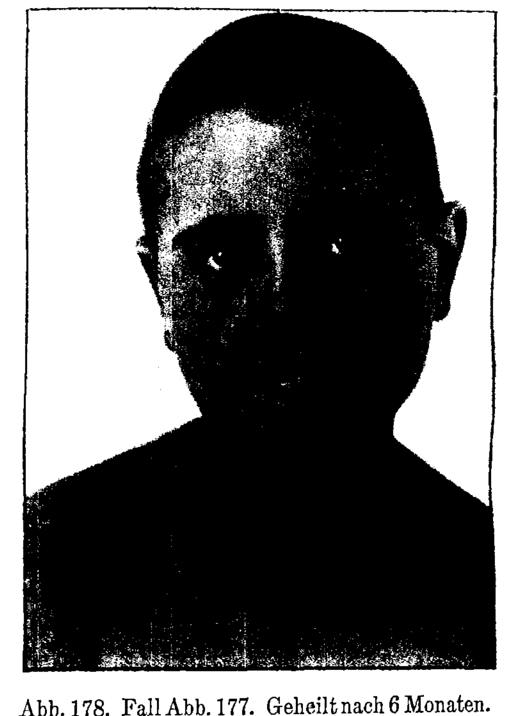

Abb. 179. Ulceröse Osteitis des Sternums.

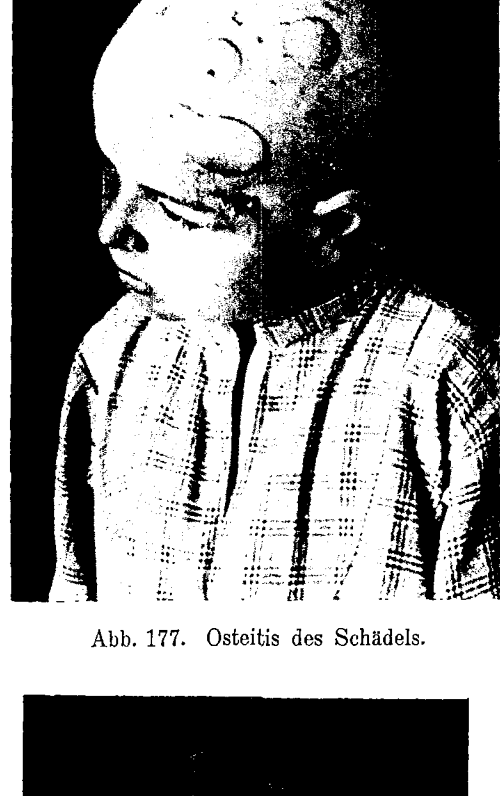

Abb. 180. Geheilt nach 7 Monaten.

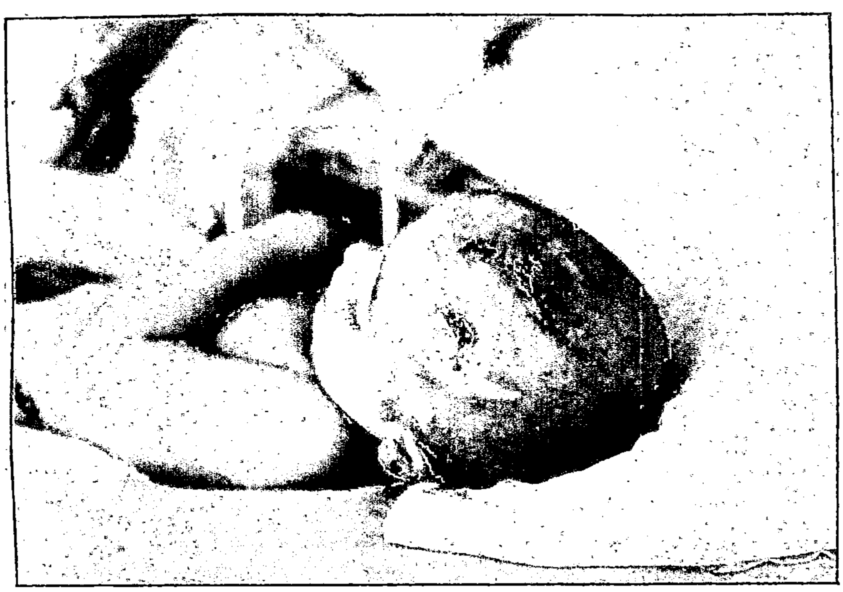

Abb. 181. Osteitis des Schädels.

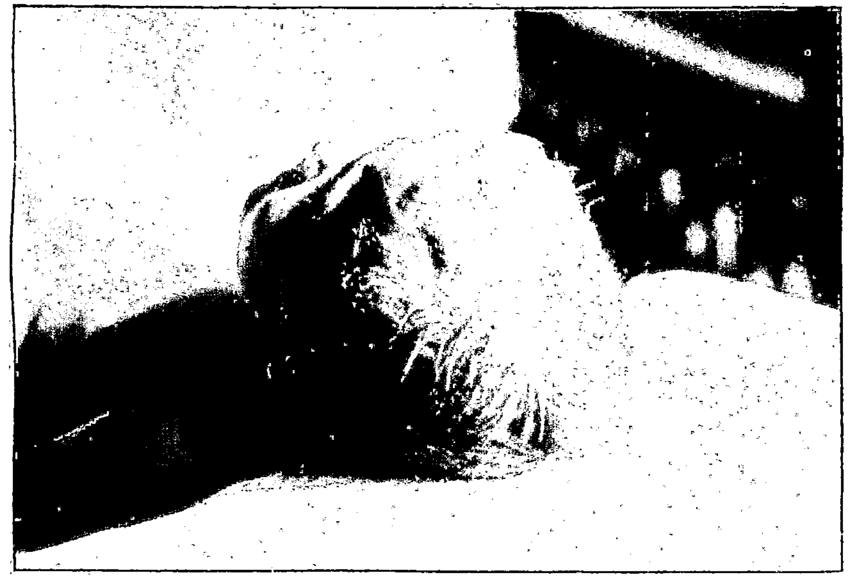

Abb. 182. Fall Abb. 181. Geheilt nach $^1/_2$ Jahr.

Schon die Erhaltung einer guten Muskulatur ist in hohem Maße geeignet, eine starre Ankylose zu verhüten! Je früher und je ausgedehnter das kranke Gelenk der Sonnenbehandlung zugeführt wird, um so besser wird das funktionelle Ergebnis sein. Die eitrige Einschmelzung und die Fungusbildung werden unter Lichtwirkung beschränkt. Das Narbengewebe, das sich zwischen den Gelenkenden und in der Kapsel bildet, ist weniger derb, weicher und gestattet leichter eine Wiederaufnahme der Beweglichkeit. Aber auch da, wo ausgedehnte Zerstörungen stattgefunden haben, bilden sich brauchbare Nearthrosen, die ein gutes funktionelles Resultat ermöglichen.

So vollzieht sich in einer großen Zahl von Fällen ohne jegliche Mobilisationsversuche, ganz spontan, die Rückkehr der Bewegung. Wenn dem völligen Lichtabschluß durch den Gipsverband die Ankylose folgte, so folgt der Sonnentherapie in sehr vielen Fällen die Wiederaufnahme der Beweglichkeit.

Über die Wirkung des Lichtes auf die Psyche ist schon viel geschrieben worden. Wer Hunderte von Kranken mit Sonne behandelt, hat reichlich Gelegenheit, diesen Einfluß immer wieder festzustellen. Ein großer Teil unserer Patienten ist ans Bett gebunden. Die Art ihres Leidens bringt das mit sich. Bettlägerige Chronischkranke leiden nur zu oft unter depressiven Stimmungen. Wer unsere Kliniken besucht, wird davon kaum etwas finden. Die Sonnenbehandlung übt den glücklichsten Einfluß auf die Psyche unserer Patienten. Von welch großer Bedeutung dies für den Heilungsverlauf ist, brauchen wir nicht zu betonen. Auf unseren Galerien herrscht eine gesunde Fröhlichkeit. Der Aufenthalt in Licht und Sonne läßt den Patienten die alte Lebensfreude wieder zurückgewinnen und verschafft ihm eine gehobene, euphorische Stimmung; recht rasch findet er sich mit seinem Schicksal ab, mit dem er vorher haderte. Und damit zieht, unterstützt durch die Arbeitskur, die innere Ruhe und Zufriedenheit wieder ein, die den langen Aufenthalt in den Bergen nicht als Verbannung, sondern als Gewinn empfinden läßt.

Sonnenlicht ist also ein psycho-therapeutischer Faktor ersten Ranges.

VII. Statistik.

Wir haben versucht, von unseren sämtlichen seit dem Jahre 1903 behandelten Patienten möglichst vollständige statistische Tabellen aufzustellen. Eine erste, im Jahre 1914 veröffentlichte Statistik, die wir hier wiedergeben, wurde seinerzeit dem Internationalen Medizinischen Kongreß in London vorgelegt und erschien in der 1. Auflage der „Heliotherapie". Die weiteren Aufzeichnungen beziehen sich auf den Zeitraum zwischen den Jahren 1914—1921.

Auffallend ist zunächst, daß die während dieser zweiten Periode erzielten Resultate weniger günstig erscheinen als die in der ersten Statistik aufgeführten. Das rührt vor allen Dingen von dem Umstand her, daß diese zweite Periode gerade in die Kriegsjahre und die davon herrührende schwere Krisis fällt. Gleich zu Beginn des Weltkrieges sah sich eine große Zahl Patienten gezwungen, ihre Kur vor erreichter Heilung abzubrechen, sei es, weil sie sich ihrer Familie nähern wollten, sei es wegen finanziellen Schwierigkeiten. Dies erklärt denn auch,

weshalb die Zahl der „gebesserten" Fälle in der zweiten Periode größer ist als
während der ersten. Hervorgehoben muß zudem noch werden, daß uns seit
dem Kriege eine auffallend hohe Zahl sehr schwerer fortgeschrittener Fälle
zugeschickt wurde. Hierfür müssen einerseits die namentlich bei Kriegsbeginn
vorhandenen Verkehrsstörungen sowie die äußerst komplizierten Kranken-
transporte verantwortlich gemacht werden, denn sie verhinderten die Patienten,
rechtzeitig nach Leysin zu kommen und gestatteten gleichzeitig der Krankheit,
sich zu verschlimmern. Andererseits und nicht zuletzt lag dies auch an den
großen Ernährungsschwierigkeiten, unter denen viele der Patienten zu leiden
hatten, und welche es ihnen verunmöglichten, sich schon zu Hause zu pflegen.
Schließlich ist auch die Zahl der durch Mischinfektion komplizierten Fälle gegen
die früheren Jahre bedenklich gestiegen und wir wissen, wie sehr dadurch die
Prognose der chirurgischen Tuberkulose verdüstert wird. Als eine weitere Folge
des Weltkrieges sei noch die große Zahl der seit dem Jahre 1915 zu uns kommenden unbemittelten Patienten erwähnt, welche diejenige der begüterten Kranken
bei weitem übersteigt. Die Mehrzahl unserer Betten sind mit Angehörigen des
Mittelstandes sowie der ärmeren Volksschichten belegt, für deren Unterhalt
Tuberkuloseligen, Versicherungsanstalten, Fürsorgestellen, Wohltätigkeitsvereine
usw. aufkommen.

Betrübend ist die in unseren Volkskliniken festgestellte Häufigkeit der bereits bei Ankunft sehr veralteten vorgerückten Fälle. So betrug die Krankheitsdauer bei 18 in die Waadtländische Volksklinik eintretenden Männern: für
einen 20 Jahre, für fünf andere 12 bzw. 10, 5, 4 und 3 Jahre, für die übrigen
mehr als 1 Jahr. Von 14 Frauen litt eine bereits seit 13 Jahren, fünf seit 7 bzw.
5, 4, 3 und 2 Jahren. Auf 14 Kinder kamen 3 Fälle mit einer Krankheitsdauer
von 7 bzw. 3 und 2 Jahren. Diese Zahlen bedeuten nun keineswegs, daß die
erwähnten Patienten unheilbar seien, denn selbst bei alten Fällen ist noch Heilung möglich. Aber es ist klar, daß die Chronizidät ihres Leidens für diese Patienten, die nicht imstande waren, sich rechtzeitig zu pflegen, lange und kostspielige Kuren erfordert.

Vielfach ist behauptet worden, daß die Heliotherapie nur auf den kind-
lichen Organismus wirksam sei. Nun bilden aber die erwachsenen Patienten
in unseren Anstalten stets bei weitem die Mehrzahl, und wir haben feststellen
können, daß — mit Ausnahme einiger Formen fungöser Synovitis des Knies
oder von Erkrankungen des Urogenitalsystems — bei ihnen die Prognose nicht
ungünstiger und die Behandlungsdauer kaum länger ist als bei Kindern.

So fanden wir bei 2167 seit Kriegsbeginn behandelten und durch Röntgenaufnahmen kontrollierten Fällen von Gelenk- und Knochentuberkulose nach-
stehende Vergleichszahlen:

	Fälle	Erwachsene	Kinder
Geheilt	1746	61%	39%
Gebessert	242	79%	21%
Stationär	147	71%	29%
Verschlimmert	32	63%	37%

Bei den stationär gebliebenen oder verschlimmerten Fällen obiger Statistik
handelt es sich meist um offene Tuberkulosen, die, wie wir wiederholt ausgeführt
haben, eine schlechte Prognose zeigen, und die bei gleichzeitig bestehender Misch-

infektion erst recht ungünstig sind. So können wir denn behaupten, daß unsere chirurgischen Patienten im Hochgebirge niemals der Tuberkulose selbst zum Opfer fallen — in der Tat haben wir durchschnittlich kaum einen Fall von Meningitis pro Jahr zu verzeichnen —, sondern daß sie ausschließlich an den Folgen der Mischinfektion — wie Amyloidentartung oder Herzschwäche — zugrunde gehen.

Statistik 1903—1913[1]).

Gesamtzahl der Kranken: 1129 Erwachsene: 652 Kinder: 477	Total	Geheilt	Gebessert	Stationär	Gestorben	Bemerkungen.
Bei der Ankunft waren:						
Geschlossene Tub.	804	703	73	22	6	
Offene Tub. (spontan od. post op.)	325	242	39	19	25	
Spondylitis ohne Absceß	102	90	10	1	1a	a) angek. mit völliger Paraplegie und Cystitis.
„ mit Absceß	68	64	2	1	1b	b) angek. mit schwerer Lungentub.
„ sekundär infiziert .	28	17	6	3	2c	c) mult. Tub. kam in extremis.
					d	d) kam mit Amyloid.
	198	171	18	5	4	
Beckentub. ohne Absceß	6	6	—	—	—	
„ mit Absceß	10	10	—	—	—	
„ sekundär infiziert .	21	9	1	6	5	alle 5 an Amyloid †, 3 hatten dieselbe bei der Ankunft.
	37	25	1	6	5	
Coxitis ohne Absceß.	83	76	7	—	—	4 hatten Amyl. bei Ankunft, 2 Lungentub., 1 † Mening. Bei 102 von den 125 geheilten Fällen trat Wiederkehr der Gelenkfunktion ein.
„ mit Absceß	36	29	5	2	—	
„ sekundär infiziert . . .	39	20	9	3	7	
	158	125	21	5	7	
Gonitis ohne Absceß.	94	85	7	2	—	an Amyloid †; hatte gleichzeitig Spond. fistule und Multiples osteites. — Von den 106 geheilten Fällen trat bei 78 Wiederkehr der Gelenkfunktion ein.
„ mit Absceß	14	12	2	—	—	
„ sekundär infiziert . . .	12	9	1	1	1	
	120	106	10	3	1	
Tub. des Fußes ohne Absceß . .	35	33	2	—	—	an Gehirnabsceß metastat. infolge alveolarer Periostitis, Embolie. — Bei allen 87 geheilten Fällen trat Wiederkehr der Gelenkfunktion ein.
„ „ „ mit Absceß . . .	17	15	—	1	1	
„ „ „ sekundär infiziert	42	39	2	1	—	
	94	87	4	2	1	
Tub. der Schulter ohne Absceß .	3	3	—	—	—	bei 4 von 8 geheilten Fällen trat Wiederkehr der Gelenkfunktion ein.
„ „ „ mit Absceß . .	4	3	1	—	—	
„ „ „ sekundär infiz.	5	2	3	—	—	
	12	8	4	—	—	

[1]) Abdruck aus der 1. Auflage.

Statistik 1903—1913. (Fortsetzung.)

	Total	Geheilt	Gebessert	Stationär	Gestorben	Bemerkungen
Tub. des Ellbogens ohne Absceß .	9	8	1	—	—	bei 20 von 28 geheilten
„ „ „ mit Absceß. .	6	6	—	—	—	Fällen trat Wiederkehr der
„ „ „ sekundär infiz.	15	14	1	—	—	Gelenkfunktion ein.
	30	28	2	—	—	
Tub. der Hand ohne Absceß . .	8	7	—	—	1a	a) kompliziert durch
„ „ „ mit Absceß . . .	5	5	—	—	—	Lungentuberkulose und
„ „ „ sekundär infiziert	8	5	1	—	1b	Meningitis.
	21	17	1	—	2	b) mult. Tub. und Lungentub., kam in extremis an. Bei allen 17 geheilten Fällen Wiederkehr des Gelenks.
Spinae ventosae ohne Absceß. .	12	12	—	—	—	
„ „ mit Absceß . .	3	3	—	—	—	
„ „ sekundär infiz.	17	16	1	—	—	
	32	31	1	—	—	
Osteitis rein (geschlossen) . . .	36	32	4	—	—	mult. Tub. amyl. †.
„ sekundär infiziert . . .	49	41	4	2	2	Miliartuberkulose
	85	73	8	2	2	
Peritonitis (geschlossen)	57	49	3	3	1a	a) mit Meningit.
„ mit Fisteln post. op.	29	20	4	2	4b	b) 3 † mit Tub. intest. ulcer;
	86	69	7	5	5	1 † Amyloid.
Nierentuberkulose.	31	12	13	6	—	† an Amyloid, kam in
Tub. Wunden nach Nephrektomie	20	15	4	—	1	kachekt. Zustand.
	51	27	17	6	1	
Tub. der Nebenhoden	9	7	2	—	—	
Ileo-Cöcaltuberkulose	16	10	4	—	2	beide mit Enteritis tub. ulcer. grav. angekommen.
Adnexentuberkulose.	6	5	1	—	—	
Adenitis und Tracheo bronchial-Drüsen ohne Absceß	75	64	4	6	1	† an Tub. pulm.
Adenitis und Tracheo bronchial-Drüsen mit Absceß	23	23	—	—	—	
Adenitis und Tracheo bronchial-Drüsen sekundär infiziert . .	38	35	3	—	—	
	136	122	7	6	1	
Polyarthritis. Polyserositis. Poncetscher Rheumatismus . . .	10	9	1	—	—	
Tuberkulose des Auges	9	9	—	—	—	
Tuberkulose des Ohres.	3	3	—	—	—	
Skrofuloderma. Tuberkulide; Lupus	16	13	3	—	—	

Statistik 1913—1921.

	Total	Geheilt	Gebessert	Stationär	Gestorben	Bemerkungen (Todesursachen)
Bei der Ankunft waren:						
Geschlossene Tub.	1441	988	329	67	57	
Offene Tub. (spontan od. post op.)	521	300	143	39	39	
Gesamtanzahl	1962	1288	472	106	96	
Spondylitis ohne Absceß . . .	56	48	6	1	1	8 Meningitis
„ mit Absceß	218	157	41	9	11	13 Amyloid
„ sekundär infiziert .	96	30	31	16	19	10 Tub. pulm.
	370	235	78	26	31	
Beckentub. ohne Absceß . . .	17	14	2	—	1	1 Komplikation von Herz
„ mit Absceß	7	6	1	—	—	und Nieren
„ senundär infiziert .	22	12	8	2	—	
	46	32	11	2	1	
Coxitis ohne Absceß	52	52	—	—	—	1 Pneumonie
„ mit Absceß	26	20	4	—	2	1 Pleuritis pur. 1 Amyloid
„ sekundär infiziert . . .	52	20	23	6	3	1 Tub. pulm. et Spondyl.
	130	92	27	6	5	1 Miliartub.
Gonitis ohne Absceß	152	111	37	3	1	1 Tub. pulm. et laryng.
„ mit Absceß	41	27	10	3	1	1 Meningitis
„ sekundär infiziert . . .	40	28	9	—	3	2 Meningitis. 1 Urogeni
	233	166	56	6	5	taltub.
Tub. des Fußes ohne Absceß . .	92	80	12	—	—	
„ „ „ mit Absceß . .	9	7	—	2	—	
„ „ „ sekundär infiziert	27	18	6	—	3	2 Mening., 1 Tub. pulm.
	128	105	18	2	3	
Tub. der Schulter ohne Absceß .	15	15	—	—	—	
„ „ „ mit Absceß .	—	—	—	—	—	
„ „ „ sekundär infiz.	18	13	5	—	—	
	33	28	5	—	—	
Tub. des Ellbogens ohne Absceß .	7	7	—	—	—	
„ „ „ mit Absceß .	—	—	—	—	—	
„ „ „ sekundär infiz.	24	15	7	2	—	
	31	22	7	2	—	
Tub. der Hand ohne Absceß . .	46	19	24	1	2	2 Miliartub.
„ „ „ mit Absceß . .	—	—	—	—	—	
„ „ „ sekundär infiziert	12	6	5	—	1	1 Meningitis
	58	25	29	1	3	
Spinae ventosae ohne Absceß .	10	9	1	—	—	
„ „ mit Absceß . .	—	—	—	—	—	
„ „ sekundär infiz.	9	8	1	—	—	
	19	17	2	—	—	
Osteitis geschlossen	35	32	3	—	—	1 Meningitis
„ sekundär infiziert . . .	46	28	14	2	2	1 Miliartub.
	81	60	17	2	2	
Peritonitis geschlossen	166	104	33	12	17	2 Meningitis, 4 Miliartub.
„ mit Fisteln post op.	28	14	12	2	—	4 vorgeschr. Darmtub. 5 vorgeschr. Lungentub.
	194	118	45	14	17	1 Syphilis, 1 Selbstmord

Statistik 1913—1921. (Fortsetzung.)

	Total	Geheilt	Gebessert	Stationär	Gestorben	Bemerkungen (Todesursachen)
Darmtub. geschlossen	34	4	15	14	1	1 Amyloid
„ mit Fistel	9	3	4	2	—	
	43	7	19	16	1	
Nierentub.	100	38	41	7	14	4 Urämie, 4 Miliartub.,
Tub. Wunden nach Nephrektomie	19	11	4	2	2	4 Lungentub., 2 Nieren-
	119	49	45	9	16	blut., 2 Herzaffektion
Epididymitis geschlossen . . .	37	18	13	4	2	2 Darmtub.
„ mit Fistelbildung .	16	10	3	1	2	2 Meningitis
	53	28	16	5	4	
Adnextub. geschlossen	15	11	3	—	1	1 Herzaffektion
„ mit Fistelbildung . .	1	—	1	—	—	
	16	11	4	—	1	
Adenitis und Tracheobronchial- drüsentub. geschlossen .	288	228	49	9	2	1 Miliartub., 1 Meningitis 1 vorgeschr. Lungentub.
mit Fistel- bildung . .	78	58	16	1	3	1 Herzaffekt., 1 Urämie
	366	286	65	10	5	
Polyarthritis, Polyserositis, Poncetscher Rheumatismus .	19	5	11	2	1	1 Meningitis
Lupus	16	10	5	1	—	
Empyem	7	1	3	2	1	1 Tub. pulm.

Die hier beginnende Detailstatistik bezieht sich nur auf die Periode 1914—1921. Der Plan ist dabei kein einheitlicher, da die verschiedenen Lokalisationen bereits von einzelnen Bearbeitern ihren Dissertationen zugrunde gelegt worden sind.

Spondylitis: 370 Fälle.

I. Gesamtergebnis.

	Geheilt	Gebessert	Stationär	Gestorben
Gesamtprozentsatz	63,5%	21%	7,0%	8,3%
370 Fälle	235	78	26	31

II. Einzelergebnis.

1. Ohne Absceß: 56 Fälle.

Behandlungsdauer in Monaten	Geheilt	Gebessert	Stationär	Gestorben	Total
0— 6	3	3	1	—	7
6—12	17	3	—	1	21
12—18	12	—	—	—	12
18—24	11	—	—	—	11
24—30	2	—	—	—	2
30—36	2	—	—	—	2
36 u. mehr	1	—	—	—	1
	48	6	1	1	56
Gesamtprozentsatz der 56 Fälle	85,7%	10,7%	1,7%	1,7%	

Prozentsatz der Heilungen nach mehr als einjähriger Behandlung: 28 Fälle = 100%.

2. Mit Absceß: 96 Fälle.

Behandlungsdauer in Monaten	Geheilt	Gebessert	Stationär	Gestorben	Total
0— 6	5	3	—	1	9
6—12	7	3	—	—	10
12—18	20	5	1	—	26
18—24	17	4	—	—	21
24—30	14	—	—	—	14
30—36	10	—	—	—	10
36 u. mehr	3	2	—	1	6
	76	17	1	2	96
Gesamtprozentsatz der 96 Fälle:	79,1%	17,7%	1,04%	2,08%	
Prozentsatz nach mehr als einjähriger Behandlung:	83,1%	14,3%	1,3 %	1,3 %	
77 Fälle:	64	11	1	1	77

3. Mit Absceß und Kompression: 43 Fälle.

	Geheilt	Gebessert	Stationär	Gestorben	Total
Gesamtprozentsatz:	53,5%	20,9%	4,7%	20,9%	
43 Fälle:	23	9	2	9	43

4. Mit Fistelbildung: 96 Fälle.

	Geheilt	Gebessert	Stationär	Gestorben	Total
Gesamtprozentsatz:	31,2%	32,3%	16,7%	19,8%	
96 Fälle:	30	31	16	19	96

5. Spondylitis mit Lungentub.: 62 Fälle.

Behandlungsdauer in Monaten	Geheilt	Gebessert	Stationär	Gestorben	Total
0— 6	—	3	2	3	8
6—12	2	5	2	—	9
12—18	13	2	1	4	20
18—24	8	3	1	—	12
24—30	5	1	—	1	7
30—36	5	1	—	—	6
	33	15	6	8	62
Gesamtprozentsatz der 62 Fälle:	53,2%	24,1%	9,6%	12,9%	
Prozentsatz nach mehr als einjähriger Behandlung:	68,9%	15,6%	4,4%	11,1%	
45 Fälle:	31	7	2	5	45

6. Spondylitis ohne Fistelbildung: 274 Fälle.

Behandlungsdauer in Monaten	Geheilt	Gebessert	Stationär	Gestorben	Total
0— 6	11	11	5	5	32
6—12	35	15	2	1	53
12—18	58	9	2	4	73
18—24	43	7	1	—	51
24—30	21	2	—	—	23
30—36	19	—	—	1	20
36 u. mehr	18	3	—	1	22
	205	47	10	12	274
Gesamtprozentsatz der 274 Fälle:	75,1%	17,0%	3,6%	4,3%	
Prozentsatz nach mehr als einjähriger Behandlung:	84,1%	11,1%	1,6%	3,2%	
189 Fälle:	159	21	3	6	189

Einfluß des Alters auf die Prognose.

A. Spondylitis ohne Fistelbildung: 274 Fälle.

1. Kinder von 15 Jahren und darunter: 89 Fälle.

Behandlungsdauer in Monaten	Geheilt	Gebessert	Stationär	Gestorben	Total
0— 6	5	1	2	1	9
6—12	5	4	1	1	11
12—18	15	3	1	1	20
18—24	12	3	1	—	16
24—36	18	—	—	1	19
36 u. mehr	12	1	—·	1	14
	67	12	5	5	89

Gesamtprozentsatz der 89 Fälle: 75%, 13,4%, 5,7%, 5,7%

Prozentsatz nach mehr als einjähriger Behandlung: 82,6%, 10,1%, 2,3%, 4,4%

69 Fälle: 57, 7, 2, 3, 69

2. Erwachsene: 185 Fälle.

Behandlungsdauer in Monaten	Geheilt	Gebessert	Stationär	Gestorben	Total
0— 6	6	10	3	4	23
6—12	30	11	1	—	42
12—18	43	6	1	3	53
18—24	31	4	—	—	35
24—36	22	2	—	—	24
36 u. mehr	6	2	—	—	8
	138	35	5	7	185

Gesamtprozentsatz der 185 Fälle: 75,1%, 18,9%, 2,7%, 3,7%

Prozentsatz nach mehr als einjähriger Behandlung: 85%, 11,7%, 0,8%, 2,5%

120 Fälle: 102, 14, 1, 3, 120

B. Spondylitis mit Fistelbildung: 96 Fälle.

1. Kinder: 30 Fälle.

Gesamtprozentsatz: 53,3%, 23,3%, 10%, 13,3%

30 Fälle: 16, 7, 3, 4, 30

2. Erwachsene: 66 Fälle.

Gesamtprozentsatz: 21,2%, 36,4%, 19,7%, 22,7%

66 Fälle: 14, 24, 13, 15, 66

Beckentuberkulose: 46 Fälle.

Diese Fälle verteilen sich wie folgt:

Iliosakralgelenk: 25 Fälle, von welchen 4 bei der Ankunft in Leysin Operationsfisteln aufwiesen.

Desgl. und Os ilii: 6 Fälle, von welchen 1 bei der Ankunft in Leysin Operationsfisteln aufwies.

Os ilii: 6 Fälle, darunter 2 mit Operationsfisteln bei der Ankunft in Leysin.

Ischion: 3 Fälle, darunter 3 mit Operationsfisteln bei der Ankunft in Leysin.

Pubis: 2 Fälle, darunter 1 mit Operationsfisteln bei der Ankunft in Leysin.

Sacrum + Coccyx: 1 Fall.

Pubis + Ischion: 1 Fall.

Ischion + Os ilii: 1 Fall, operiert mit Fisteln.

Die Iliosakralherde (31) interessierten 15 mal die rechte Seite, 10 mal die linke und 6 mal beide Gelenke.

Von diesen 31 Fällen wiesen 13 noch andere tuberkulöse Herde auf.

I. Gesamtresultat.

	Geheilt	Gebessert	Stationär	Gestorben	Total
Gesamtprozentsatz der Ergebn.:	69,5%	23,9%	4,2%	2,1%	
46 Fälle:	32	11	2	1	46

II. Einzelresultat.

1. Ohne Absceß: 17 Fälle.

Behandlungsdauer in Monaten	Geheilt	Gebessert	Stationär	Gestorben	Total
0— 6	2	1	—	—	3
6—12	3	1	—	—	4
12—18	6	—	—	—	6
18—24	3	—	—	—	3
24—30	—	—	—	1	1
30—36	—	—	—	—	—
	14	2	—	1	17

2. Mit Absceß (geschlossen): 7 Fälle.

Behandlungsdauer in Monaten	Geheilt	Gebessert	Stationär	Gestorben	Total
0— 6	—	—	—	—	—
6—12	2	1	—	—	3
12—18	2	—	—	—	2
18—24	1	—	—	—	1
24—30	1	—	—	—	1
30—36	—	—	—	—	—
	6	1	—	—	7

3. Absceß mit Fistel: 12 Fälle.

Behandlungsdauer in Monaten	Geheilt	Gebessert	Stationär	Gestorben	Total
0— 6	—	1	—	—	1
6—12	—	4	—	—	4
12—18	1	—	1	—	2
18—24	1	—	—	—	1
24—30	1	1	—	—	2
30—36	1	1	—	—	2
	4	7	1	—	12

4. Mit Operationsfistel: 10 Fälle.

Behandlungsdauer in Monaten	Geheilt	Gebessert	Stationär	Gestorben	Total
0— 6	—	—	—	—	—
6—12	1	1	1	—	3
12—18	6	—	—	—	6
18—24	—	—	—	—	—
24—30	—	—	—	—	—
30—36	1	—	—	—	1
	8	1	1	—	10

Mittlere Behandlungsdauer (in Monaten): 15,8.

Coxitis: 130 Fälle.

Hiervon waren	ohne Absceß	52 Fälle
	mit Absceß ohne Fistel	26 „
	mit Fistel	44 „
	mit Fistel nach Operation . . .	8 „
		130 Fälle.

I. Gesamtergebnis.

	Geheilt	Gebessert	Stationär	Gestorben	Total
Gesamtprozentsatz:	70,7%	20,9%	4,6%	3,8%	
130 Fälle:	92	27	6	5	130

II. Einzelergebnis.

Behandlungsdauer in Monaten	Geheilt	Gebessert	Stationär	Gestorben	Total
0— 6	6	6	—	—	12
6—12	19	7	2	2	30
12—18	11	3	4	2	20
18—24	16	4	—	—	20
24—30	18	3	—	—	21
30—36	11	2	—	1	14
36 u. mehr	11	2	—	—	13
	92	27	6	5	130

Gelenkfunktion der 92 geheilten Fälle.

	Normal	Reduziert	Ankylose	Total
1. Geschlossene Coxitis				
Prozentsatz	34,4%	41,3%	24,1%	
Fälle	20	24	14	58

2. Coxitis mit Fistelbildung:

	Normal	Reduziert	Ankylose	Total
Prozentsatz	11,7%	35,2%	52,9%	
Fälle	4	12	18	34

Mittlere Behandlungsdauer in Monaten: 19,1.

Die 5 Todesfälle betrafen Patienten, von denen 3 Fisteln und 4 Abscesse aufwiesen. Die Todesursache bestand in:

1 Fall	an	Lungenentzündung (Pneumonie),
1 „	„	eiteriger Pleuritis,
1 „	„	Amyloidentartung,
1 „	„	Lungentuberkulose,
1 „	„	Miliartuberkulose.

Bemerkung: In obiger Statistik wurde das Bestehen der Krankheit vor Ankunft der Patienten in Leysin nicht berücksichtigt.

Gonitis: 233 Fälle.

I. Gesamtergebnis.

	Geheilt	Gebessert	Stationär	Gestorben
Gesamtprozentzahl:	71,9%	24%	2,5%	2,1%
233 Fälle:	166	56	6	5

II. Einzelergebnis.

A. Synovitis: 94 Fälle.

1. Ohne Absceß: 85 Fälle.

Behandlungsdauer in Monaten	Geheilt	Gebessert	Stationär	Gestorben	Total
0— 6	3	6	1	—	10
6—12	6	8	—	—	14
12—18	20	5	—	—	25
18—24	13	3	—	—	16
24—30	6	—	—	—	6
30—36	11	—	—	—	11
36 u. mehr	3	—	—	—	3
	62	22	1	—	85
Gesamtprozentsatz:	72,9%	25,8%	1,1%	—	
Prozentsatz nach mehr als einjähriger Behandlung:	86,9%	13,1%	—	—	
61 Fälle:	53	8	—	—	

Gelenkfunktion nach der Heilung.

	vollständig	reduziert	Ankylose
Fälle	39	17	6
Prozentsatz	62,9%	27,4%	9,7%

Mittlere Behandlungsdauer (in Monaten): 21,04.

Bemerkung: 35,05% der Patienten wiesen noch andere Tuberkuloseherde auf.

2. Mit Absceß: 5 Fälle.

Geheilt: 4. Gebessert: 1.

Gelenkfunktion der 4 geheilten Fälle: normal: 1, reduziert: 2, Ankylose: 1.

3. Mit Fistelbildung: 4 Fälle (davon 3 nach Operation).

Geheilt (in Ankylose): 3. Gestorben: 1.

B. Osteoarthritis: 139 Fälle.

1. Ohne Absceß: 67 Fälle.

Behandlungsdauer in Monaten	Geheilt	Gebessert	Stationär	Gestorben	Total
0— 6	3	3	1	—	7
6—12	5	7	—	—	12
12—18	11	3	—	1	15
18—24	9	2	—	—	11
24—30	7	—	1	—	8
30—36	5	—	—	—	5
36 u. mehr	9	—	—	—	9
	49	15	2	1	67
Gesamtprozentsatz:	73,1%	22,3%	2,9%	1,4%	
Prozentsatz nach mehr als einjähriger Behandlung:	85,4%	10,4%	2,1%	2,1%	
48 Fälle:	41	5	1	1	

Gelenkfunktion der 49 geheilten Fälle:

	Normal	Reduziert	Ankylose	Total
Prozentsatz	32,6%	38,8%	28%	
Fälle	16	19	14	49

Mittlere Behandlungsdauer (in Monaten): 24,03.

2. Absceß ohne Fistelbildung: 36 Fälle.

Behandlungsdauer in Monaten	Geheilt	Gebessert	Stationär	Gestorben	Total
0— 6	—	—	1	—	1
6—12	2	3	1	—	6
12—18	6	4	—	—	10
18—24	6	1	1	1	9
24—36	4	1	—	—	5
36 u. mehr	5	—	—	—	5
	23	9	3	1	36
Gesamtprozentsatz	63%	25%	8,3%	2,7%	
Protzensatz für eine mehr als einjährige Behandlung .	72,4%	20,7%	3,4%	3,4%	
29 Fälle	21	6	1	1	

Gelenkfunktion der 23 geheilten Fälle.

	Normal	Reduziert	Ankylose	Total
Fälle	3	6	14	23
Prozentsatz	13%	26,1%	60,9%	

3. Absceß mit Fistelbildung: 36 Fälle (darunter 16 nach Operation).

Behandlungsdauer in Monaten	Geheilt	Gebessert	Stationär	Gestorben	Total
0— 6	—	2	—	1	3
6—12	3	3	—	—	6
12—18	5	2	—	—	7
18—24	4	1	—	—	5
24—30	2	1	—	—	3
30—36	2	—	—	1	3
36 u. mehr	9	—	—	—	9
	25	9	—	2	36
Gesamtprozentsatz	69,4%	25%	0%	5,5%	
Prozentsatz nach mehr als einjähriger Behandlung .	81,5%	14,8%	0%	3,7%	
27 Fälle	22	4	—	1	

Gelenkfunktion der 25 geheilten Fälle.

	Normal	Reduziert	Ankylose	Total
Prozentsatz	24%	12%	64%	
Fälle	6	3	16	25

Mittlere Behandlungsdauer in Monaten: 35,65.

Fußtuberkulose: 128 Fälle.

A. Tibio-Tarsalgelenk: 56 Fälle.

Davon waren: 1. ohne Absceß . . . . 20 Fälle
2. mit Absceß . . . . 9 „
3. mit Absceß und Fistel . . . . . . 13 „
4. Operationsfistel . . . . 14 „

Total: 56 Fälle.

I. Gesamtergebnis.

	Geheilt	Gebessert	Stationär	Gestorben	Total
Gesamtprozentsatz	78,5%	14,2%	3,5%	3,5%	—
56 Fälle	44	8	2	2	56

Behandlungsdauer in Monaten	Geheilt	Gebessert	Stationär	Gestorben	Total
0— 6	3	4	—	1	8
6—12	13	1	—	—	14
12—18	10	—	—	—	10
18—24	4	2	1	1	8
24—30	6	—	1	—	7
30—36	3	—	—	—	3
36 u. mehr	5	1	—	—	6
	44	8	2	2	56

Die Todesursache war in beiden Fällen eine Meningitis. Die betreffenden Patienten hatten offene Herde mit Fisteln und zeigten bei der Ankunft schon Hirnerscheinungen.

Gelenkfunktion der 44 geheilten Fälle.

	Normal	Reduziert	Ankylose	Total
Ohne Absceß	16	3	—	—
Absceß ohne Fistel	3	1	3	—
Absceß mit Fistel	2	5	4	—
Fistel nach Operation . . .	3	3	1	—
	24	12	8	—

Mittlere Behandlungsdauer in Monaten: 17,5.

B. Übrige Fußgelenke: 72 Fälle.

Dieselben verteilen sich wie folgt:

Chopartsches Gelenk	19
Lisfrancsches Gelenk	9
Metatarso-Phalangealgelenk	2
Astragalo-Calcanealgelenk	2
Herde ohne Beteiligung von Gelenken	40
	72

Mittlere Behandlungsdauer in Monaten: 14.

Behandlungsdauer in Monaten	Geheilt	Gebessert	Gestorben	Total
0— 6	13	5	—	18
6—12	17	4	1	22
12—18	9	1	—	10
18—24	8	—	—	8
24—30	8	—	—	8
30—36	5	—	—	5
36 u. mehr	1	—	—	1
	61	10	1	72

Gesamtprozentsatz der 72 Fälle: 84,7% 13,8% 1,3%

Schultertuberkulose: 35 Fälle.

Hiervon waren geschlossen	17 Fälle
„ „ offen mit Fistel	18 „
	35 Fälle

In 17 Fällen bildeten Humeruskopf und Gelenk den Sitz des Krankheitsherdes; in 3 Fällen war die Resektion vorgenommen; 5 Fälle hatten rein synovialen Charakter; bei 5 befanden sich die Herde in den Epiphysen, und in den übrigen 5 Fällen waren Akromion und Akromio-claviculargelenk ergriffen.

I. Gesamtergebnis.

Geheilt: 84,8%, d. h. 28 Fälle. Gebessert: 15,2%, d. h. 5 Fälle.

II. Einzelergebnis der gebesserten 5 Fälle.

Bei 3 Patienten betrug die Kurdauer weniger als 6 Monate.

Bei 1 Patienten mit multiplen Tuberkelherden betrug dieselbe 12 Monate.

Bei 1 Patienten, der vor seiner Ankunft in Leysin operiert worden war und zahlreiche Fisteln aufwies, betrug dieselbe 11 Monate. Er verließ uns in stark gebessertem Zustande. Die völlige Heilung trat 1 Jahr später ein.

Kein Fall blieb stationär.

<table>
<tr><td>Behandlungsdauer
in Monaten</td><td></td><td></td></tr>
<tr><td>3— 9</td><td>8</td><td rowspan="6">(Bemerkung: Die Fälle mit weniger als 3 Monaten Behandlung sind in nebenstehender Rubrik nicht angeführt.)</td></tr>
<tr><td>9—13</td><td>3</td></tr>
<tr><td>13—20</td><td>6</td></tr>
<tr><td>20—26</td><td>5</td></tr>
<tr><td>26—30</td><td>4</td></tr>
<tr><td>36</td><td>2</td></tr>
<tr><td></td><td>33</td></tr>
</table>

Gelenkfunktion der 33 Fälle:

	Normal	Reduziert	Ankylose
Fälle	6	11	18
Prozentsatz	17,4%	31,3%	51,3%

Ellbogentuberkulose: 31 Fälle.

Hiervon waren 24 von Fistelbildung begleitet und 7 geschlossen. 6 synoviale Formen, 24 Osteo-Arthritiden, 1 Fall von Diaphysentuberkulose des Humerus mit Übergreifen auf das Gelenk.

Gesamtergebnis.

	Geheilt	Gebessert	Stationär
Gesamtprozentsatz	71%	22,5%	6,5%
31 Fälle	22	7	2

Behandlungsdauer:

Für	5	Fälle	betrug	dieselbe	1—9	Monate
,,	10	,,	,,	,,	9—13	,,
,,	6	,,	,,	,,	13—18	,,
,,	7	,,	,,	,,	18—24	,,
,,	3	,,	,,	,,	mehr als 24	,,

Die maximale Behandlungsdauer betrug 72 (schwere Malaria).

Gelenkfunktion der 22 geheilten Fälle:

ad integrum . . . . 8 = 35,3%

verminderte (aber noch nützliche) Gelenkfunktion 9 = 40,9%

Ankylose (Knochen- oder fibrös) . . . . 5 = 22,8%

Alter der Patienten:

in Jahren		
0—10	5	Fälle
10—20	12	,,
20—30	10	,,
mehr als 30	4	,,

Die Krankheit bestand bei

6	Patienten weniger als	1 Jahr
4	„ seit	1—2 Jahren
2	„ „	2—3 „
6	„ „	3—11 „
2	„ „ mehr als 11	„

Bei 11 Patienten ließ sich der Beginn der Krankheit wegen Mangels einer Anamnese nicht mehr feststellen.

Handgelenk- und Handtuberkulose:

A. Handgelenk: 53 Fälle.

I. Gesamtergebnis.

	Geheilt	Gebessert	Stationär	Gestorben
Gesamtprozentsatz	45,2%	47,1%	1,8%	5,6%
53 Fälle	24	25	1	3

II. Einzelergebnisse.

a) Knochentuberkulose.

	Geheilt	Gebessert	Stationär	Gestorben
Geschlossen	17	19	1	2
Offen	6	3	—	1
	23	22	1	3

b) Synoviale Tuberkulose.

	Geheilt	Gebessert	Stationär	Gestorben
Geschlossen	1	3	—	—
Offen	—	—	—	—
	1	3	—	—

Behandlungsdauer in Monaten.

	Knochentuberk.	Synoviale Tuberk.
Mittlere	14	18
Maximum	35	—
Minimum	4	—

B. Hand: 24 Fälle.

I. Gesamtergebnis.

Kleine Handgelenke:

	Gesamtprozentsatz
Geheilt	20%
Gebessert	80%

Spina ventosa:

Geheilt	89,4%
Gebessert	10,6%

II. Einzelergebnis.

Kleine Handgelenke: 5 Fälle; Spina ventosa: 19 Fälle.

a) Handgelenke.

	Geheilt	Gebessert	Stationär	Gestorben	Total
Geschlossen	1	2	—	—	3
Offen	—	2	—	—	2
	1	4	—	—	5

b) Spina ventosa.

	Geheilt	Gebessert	Stationär	Gestorben	Total
Geschlossen	9	1	—	—	10
Offen	8	1	—	—	9
	17	2	—	—	19

Behandlungsdauer in Monaten.

	Kleine Handgelenke	Spina ventosa
Mittlere	7	14
Maximum	—	39
Minimum	—	5

	Geheilt	Gebessert	Stationär	Gestorben
Gesamtprozentsatz für sämtl. Fälle von Handgelenk- und Handtuberkulose ..	54,5%	40,26%	1,3%	3,9%
77 Fälle	42	31	1	3

Osteitis und Periostitis: 81 Fälle.

I. Gesamtergebnis.

	Geheilt	Gebessert	Stationär	Gestorben
Gesamtprozentsatz	74,07%	20,99%	2,47%	2,47%
81 Fälle	60	17	2	2

Multiple Tuberkuloseherde.

a) geschlossen: 35 Fälle.   b) offen: 40 Fälle.

	Alter der Patienten a)			Alter der Patienten b)			Total
	1—15	16—40	45	1—15	16—40	45	
Geheilt	1	1	1	2	7	—	12
Gebessert	—	—	—	1	1	1	3
Stationär	—	—	—	—	—	—	—
Gestorben	—	—	—	—	—	—	—

Rippentuberkulose:

	1—15	16—40	45	1—15	16—40	45	Total
Geheilt	1	9	1	3	3	3	20
Gebessert	—	2	—	1	3	3	9
Stationär	—	—	—	—	1	—	1
Gestorben	—	—	—	—	1	1	2

Tuberkulose des Sternums:

	1—15	16—40	45	1—15	16—40	45	Total
Geheilt	1	7	2	—	—	2	12
Gebessert	—	—	—	—	3	1	4
Stationär	—	—	—	—	—	—	—
Gestorben	—	—	—	—	—	—	—

Tuberkuloseherde an den Gliedmaßen:

a) geschlossen.   b) offen.

	Alter der Patienten a)			Alter der Patienten b)			Total
	1—15	15—40	45	1—15	15—40	45	
Geheilt	3	4	—	—	6	1	14
Gebessert	—	—	1	—	—	—	1
Stationär	—	—	—	—	—	1	1
Gestorben	—	—	•—	—	—	—	—

Schädelknochenherde:

Geheilt	1	—	—	—	—	1	2
Gebessert.	—	—	—	—	—	—	—
Stationär	—	—	—	—	—	—	—
Gestorben	—	—	—	—	—	—	—
						Total	81

Behandlungsdauer in Monaten.

	Multiple	Rippen	Sternum	Gliedm.	Schädelknochen
Mittlere	19	9	10,5	12,25	13
Maximum	37	22	17	28	23
Minimum	7	2 ·	3	5,5	3

Bemerkung: Von 81 Fällen gingen 11 mit anderen tuberkulösen Herden einher. Die Todesursache bestand in 1 Fall an Meningitis, in 1 Fall an Miliartuberkulose.

Peritonitis: 194 Fälle.

I. Gesamtergebnis.

	Geheilt	Gebessert	Stationär	Gestorben
Gesamtprozentsatz	50,92%	23,14%	7,21%	8,73%
194 Fälle	108	45	14	17

II. Einzelergebnisse:

a) Geschlossene Peritonitis.

Alter:	Fibrös-adhäsive Form				Ascitische Form				Trockene Form				Total
	Geh.	Geb.	Stat.	Gest.	Geh.	Geb.	Stat.	Gest.	Geh.	Geb.	Stat.	Gest.	
1—15	13	—	—	—	12	1	1	1	4	1	—	—	33
15—40	50	20	6	10	10	5	3	5	11	2	1	—	123
mehr als 40	3	4	1	1	1	—	—	—	—	—	—	—	10

b) Offene Peritonitis.

Alter:	Geh.	Geb.	Stat.	Gest.	Geh.	Geb.	Stat.	Gest.	Geh.	Geb.	Stat.	Gest.	Total
1—15	2	—	—	—	—	—	—	—	—	—	—	—	2
15—40	9	5	2	—	—	2	—	—	1	2	—	—	21
mehr als 40	2	2	—	—	—	—	—	—	—	1	—	—	5
	79	31	9	11	23	8	4	6	16	6	1	—	194

Behandlungsdauer in Monaten:

Mittlere	9,5	12	7
Maximum . . .	36	36	19
Minimum	2	5	2

Bemerkung: Von 194 Fällen gingen 29 mit Lungentuberkulose einher, 12 mit Sterkoralfisteln, 8 mit Darmtuberkulose, 16 mit Eingeweide- oder Knochentuberkulose.

Die Todesursache bestand in:

2 Fällen	an	Meningitis,
4 „	„	Miliartuberkulose,
4 „	„	Darmgeschwüren mit innerer Blutung,
5 „	„	fortgeschrittener Lungentuberkulose,
1 Fall	„	Gehirnblutung (hervorgerufen durch Syphilis),
1 „	„	Selbstmord.

Darmtuberkulose: 34 Fälle.

I. Gesamtergebnis.

	Geheilt	Gebessert	Stationär	Gestorben	Total
Gesamtprozentsatz	11,76%	44,12%	41,08%	2,9%	
34 Fälle	4	15	14	1	34

II. Einzelergebnisse.

Alter der Patienten	Geheilt	Gebessert	Stationär	Gestorben	Total
1—15 Jahre	—	2	2	—	4
15—40 „	4	9	10	1	24
über 40 „	—	4	2	—	6
	4	15	14	1	34

Behandlungsdauer in Monaten: Mittlere 21, Minimum 17, Maximum 23.

Bemerkung: Der Tod erfolgte infolge Amyloidentartung.

Analfistel: 9 Fälle.

Alter der Patienten	Geheilt	Gebessert	Stationär	Gestorben	Total
1—15 Jahre	—	—	—	—	—
15—40 „	2	3	2	—	7
über 40 „	1	1	—	—	2
	3	4	2	—	9

Behandlungsdauer in Monaten: Mittlere 8, Minimum 4, Maximum 16.

Tub. Adenitis: 366 Fälle.

I. Gesamtergebnis.

	Geheilt	Gebessert	Stationär	Gestorben	Total
Gesamtprozentsatz	78,15%	17,76%	2,73%	1,36%	—
366 Fälle	286	65	10	5	366

II. Einzelergebnisse.

Adenitis cervicales, supra-clavicularis und submaxillaris

a) geschlossen: 278 Fälle.　　　b) offen: 79 Fälle.

	Alter der Patienten			Alter der Patienten			Total
	1—15	15—40	40	1—15	15—40	40	
Geheilt	36	39	4	22	23	2	126
Gebessert	3	11	1	3	6	1	25
Stationär	1	3	1	—	—	—	5
Gestorben	1	—	—	—	—	—	1

Tracheo-Bronchialdrüsen:

	1—15	15—40	40				Total
Geheilt	88	16	2	—	—	—	106
Gebessert	9	11	—	—	—	—	20
Stationär	—	—	—	—	—	—	—
Gestorben	—	—	—	—	—	—	—

Mesenterialdrüsen:

a) geschlossen　　　b) offen

	Alter der Patienten			Alter der Patienten			
	1—15	15—40	40	1—15	15—40	40	
Geheilt	13	8	—	—	—	—	21
Gebessert	—	1	—	—	—	—	1
Stationär	—	2	—	—	—	—	2
Gestorben	—	—	—	—	—	—	—

Axillare Drüsen:

	1—15	15—40	40	1—15	15—40	40	
Geheilt	—	1	—	—	2	—	3
Gebessert	—	—	1	—	—	—	1
Stationär	—	—	—	—	—	—	—
Gestorben	—	—	—	—	—	—	—

Inguinaldrüsen:

	1—15	15—40	40				Total
Geheilt	—	1	—	—	—	—	1
Gebessert	—	1	—	—	—	1	2
Stationär	—	—	—	—	—	—	—
Gestorben	—	—	—	—	—	—	—

Allgemeine Drüsentuberkulose:

	a) geschlossen			b) offen			Total
	Alter der Patienten			Alter der Patienten			
	1—15	15—40	40	1—15	15—40	40	
Geheilt	10	10	—	4	5	—	29
Gebessert	4	5	2	2	3	—	16
Stationär	—	2	—	—	1	—	3
Gestorben	1	—	—	—	1	2	4

Total 366

Behandlungsdauer in Monaten.

	Adenitis cervicalis, supra clavicularis sub-maxillaris	Tracheo-Bronchial-drüsen	Mesenterialdrüsen	Axillare Drüsen	Inguinal-drüsen	Allgemeine Drüsentuberk.
Mittlere . .	5,6	8	10	9	4	8
Maximum .	25	24	26	13	8	12
Minimum .	1	2	3	3	2	2

Bemerkung: Von den 366 Fällen gingen 65 mit anderen tuberkulösen Herden einher, und zwar: 35 mit Lungentuberkulose, 8 mit Pleuritis, 3 mit Peritonitis usw.

Die Todesursache bestand bei

1 Fall in Miliartuberkulose,
1 „ „ fortgeschrittener Lungentuberkulose,
1 „ „ Meningitis,
1 „ „ Herzaffektion.

Urogenitaltuberkulose: 188 Fälle.

I. Gesamtergebnis.

	Geheilt	Gebessert	Stationär	Gestorben	Total
Gesamtprozentsatz	46,81%	34,58%	7,44%	11,17%	—
188 Fälle	88	65	14	21	188

II. Einzelergebnisse.

Einseitige Nierentuberkulose:

	a) geschlossen			b) offen			Total
	Alter der Patienten			Alter der Patienten			
	1—15	15—40	40	1—15	15—40	40	
Geheilt	1	27	1	1	9	1	40
Gebessert	2	27	3	—	4	—	36
Stationär	—	5	—	—	2	—	7
Gestorben	—	6	2	—	1	—	9

Doppelseitige Nierentuberkulose:

	1—15	15—40	40				Total
Geheilt	—	5	—	—	—	—	5
Gebessert	—	8	—	—	—	—	8
Stationär	1	—	—	—	—	—	1
Gestorben	—	5	1	—	1	—	7

Blasentuberkulose nach Nephrektomie:

| | a) geschlossen | | | b) offen | | | Total |
| | Alter der Patienten | | | Alter der Patienten | | | |
	1—15	15—40	40	1—15	15—40	40	
Geheilt	1	2	1	—	—	—	4
Gebessert	—	1	—	—	—	—	1
Stationär	—	1	—	—	—	—	1
Gestorben	—	—	—	—	—	—	—

Epididymitis.

	1—15	15—40	40	1—15	15—40	40	Total
Geheilt	2	14	2	—	9	1	28
Gebessert	—	9	4	—	3	—	16
Stationär	—	—	2	—	2	1	5
Gestorben	—	2	—	—	2	—	4

Adnextuberkulose:

	1—15	15—40	40	1—15	15—40	40	Total
Geheilt	1	10	—	—	—	—	11
Gebessert	—	3	—	—	1	—	4
Stationär	—	—	—	—	—	—	—
Gestorben	—	1	—	—	—	—	1

Total 188

Behandlungsdauer in Monaten:

	Einseitige Nierentub.	Doppels. Nierentub.	Blasentub. n. Nephrektomie	Epididymitis	Adnexitis
Mittlere	15	28	3,5	14	13
Maximum	33	84	5	45	43
Minimum	2	3	2	5	4

Bemerkung: Von den 188 Fällen gingen 67 mit anderen Tuberkuloseherden einher, und zwar 13 mit Lungentuberkulose, 5 mit Epididymitis, und 21 mit schwerer Blasentuberkul.

Die Todesursache bestand in:

4 Fällen an Urämie,
4 „ „ Miliartuberkulose,
4 „ „ Lungentuberkulose,
2 „ nach Nierenblutung,
2 „ „ Ictus,
2 „ an Darmtuberkulose,
2 „ „ Meningitis,
1 Fall „ Cardopathie.

Von den 45 geheilten Patienten waren 24 operierte Fälle. Die Heilung wurde durch Untersuchung der übrigbleibenden Niere sowie der Blase festgestellt.

Von den 44 gebesserten Patienten verließen 34 Leysin zwecks Nephrektomie, nachdem die Heilung einer Niere und der Blase erreicht war.

Von 113 Fällen der Nierentuberkulose waren 58 nephrektomiert.

Lupus.

Alter der Patienten	Geheilt	Gebessert	Stationär	Gestorben	Total
1—15 Jahre	2	—	—	—	2
15—40 „	5	4	—	—	9
über 40 „	3	1	—	—	5
	10	5	1	—	16
Gesamtprozentsatz der Ergebn.	62,5%	31,25%	6,25%	—	—
16 Fälle	10	5	1	—	—

Behandlungsdauer in Monaten: Mittlere 16, Minimum 6, Maximum 38.

Poncet'scher Rheumatismus.

Alter der Patienten	Geheilt	Gebessert	Stationär	Gestorben	Total
1—15 Jahre	—	—	—	—	—
15—40 „	4	11	2	1	18
über 40 „	1	—	—	—	1
	5	11	2	1	19
Gesamtprozentsatz der Ergebn.	26,31%	57,89%	10,53%	5,27%	—
19 Fälle	5	11	2	1	19

Behandlungsdauer in Monaten: Mittlere 24, Minimum 4, Maximum 65.

Empyem.

Alter der Patienten	Geheilt	Gebessert	Stationär	Gestorben	Total
1—15 Jahre	—	1	—	—	1
15—40 „	1	2	2	1	6
über 40 „	—	—	—	—	—
	1	3	2	1	7
Gesamtprozentsatz der Ergebn.	14,28%	42,85%	28,58%	14,28%	—
7 Fälle	1	3	2	1	7

Mittlere Behandlungsdauer in Monaten: 12.

Bemerkung: Der Tod des einen Patienten hatte Lungentuberkulose zur Ursache.

Wenn, wie gesagt, in der Statistik 1914—21 gegenüber der früheren von 1903—13 die Zahl der bloß „Gebesserten" eine relativ größere geworden ist, so hängt das damit zusammen, daß bei Beginn des Weltkrieges ein großer Teil der Patienten ihre Kur frühzeitig unterbrechen mußten. Ebenso kamen — aus ökonomischen Gründen — während der Kriegsjahre die Kranken mit bedeutend schlechterem Allgemeinzustand und mit vorgeschrittenem, schwerem Lokalstatus zur Aufnahme.

VIII. Röntgenkontrolle der erreichten Resultate.

Von Dr. H. I. Schmid.

Die Klinik der Knochen- und Gelenktuberkulose weist dem Röntgenologen eine verantwortungsreiche Stelle zu. Sie verlangt von seinem Spezialgebiet nicht nur Aufschluß über den Sitz des Herdes und seine Nachbarbeziehungen; sie will Angaben über die Prognose des einzelnen Falles; über erreichte und anzustrebende Korrekturmaßnahmen; sie will klinische Erscheinungen erklärt wissen, um schließlich mit der Gewissensfrage der Ausheilung an die Erfahrung des Facharztes heranzutreten.

Schon das erste, was das Röntgenbild vermitteln soll, eine genaue Diagnose, verlangt differentialdiagnostische Erwägungen, die häufig recht leicht, manchmal aber sehr schwierig sein können. Lange nicht alle als Tuberkulose etikettierten Fälle sind es auch. Ich erinnere an die sog. Osteochondritis deformans juvenilis, an Arthritiden akuter, infektiöser, rheumatischer Art, an die Spondylitis infectiosa, die chronische Wirbelsäulenversteifung, an beginnende Tumorbildung, an kongenitale Luxation, an Hemmungs- und Mißbildungen usw. Kleine und kleinste Knochen und Markherde können zudem der Platte entgehen, und eine

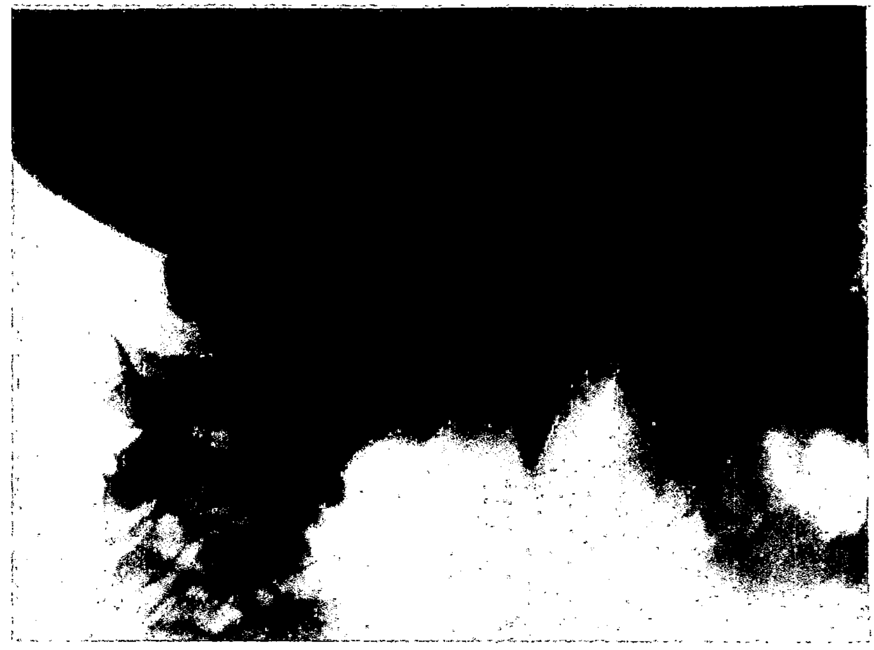

Abb. 183. Spondylitis cervicalis. Aufnahme beim Eintritt. Gibbus infolge seitlichen Ausweichens des 3. Halswirbels unter teilweiser Zerstörung.

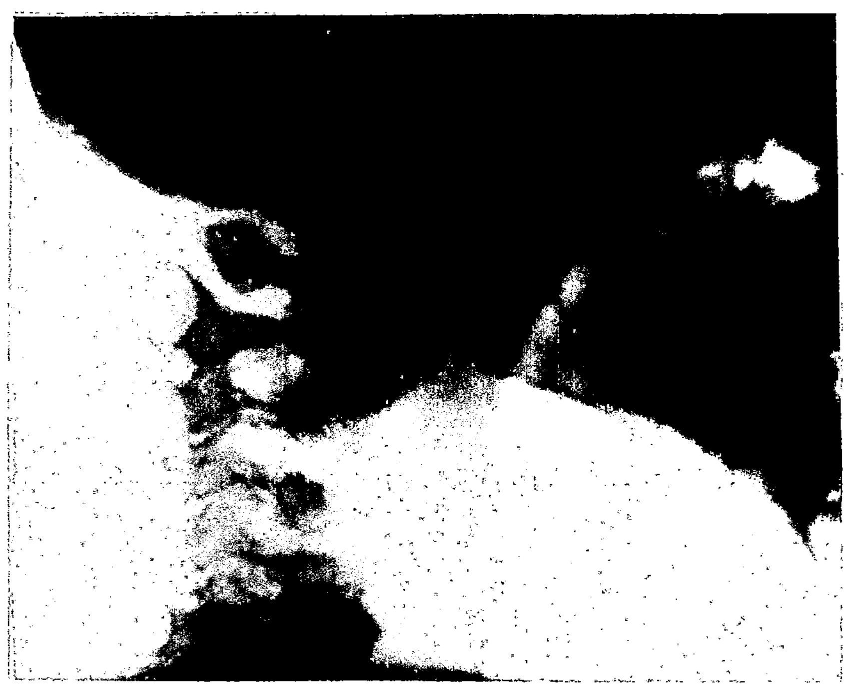

Abb. 184. Bild nach der Heilung. 3. Wirbelkörper wieder an seinem Platz.

später sichtbar werdende Destruktion belehrt uns immer wieder aufs neue, daß wir der Detailkenntnis der pathologischen Anatomie doch nur sehr „en gros" zu folgen vermögen. Trotzdem besteht der sichere Weg in engster Anlehnung an die genannte Disziplin, die Verbindungsbrücke beider ist eine große, durch ausgedehnte klinische Kontrolle erhärtete Erfahrung.

Abb. 185.   8 jähriges Mädchen; Spondylitis thoracalis 10/11; aktives Stadium mit Absceßbildung.

Die Lehren mehr allgemeiner Art, die uns das Röntgenbild bei chirurgischer Tuberkulose zeigt, sind folgende:

1. Die klinischen Erscheinungen finden ihrer Ausdehnung und Schwere nach nicht immer ein Äquivalent in den röntgenologisch sichtbaren Veränderungen. Nach beiden Seiten hin bestehen Divergenzen, meistens sind aber die positiven Befunde auf der Platte erheblicher als vermutet.

2. Differentialdiagnostisch führt das Röntgenbild in der Regel weiter als die übrigen klinischen Methoden. Frühdiagnosen können häufig gestellt werden.

3. Die exakte Herdlokalisation — erklärbar durch die Gefäßversorgung — liefert prognostisch wichtige Anhaltspunkte und macht die Verlaufseigentüm-

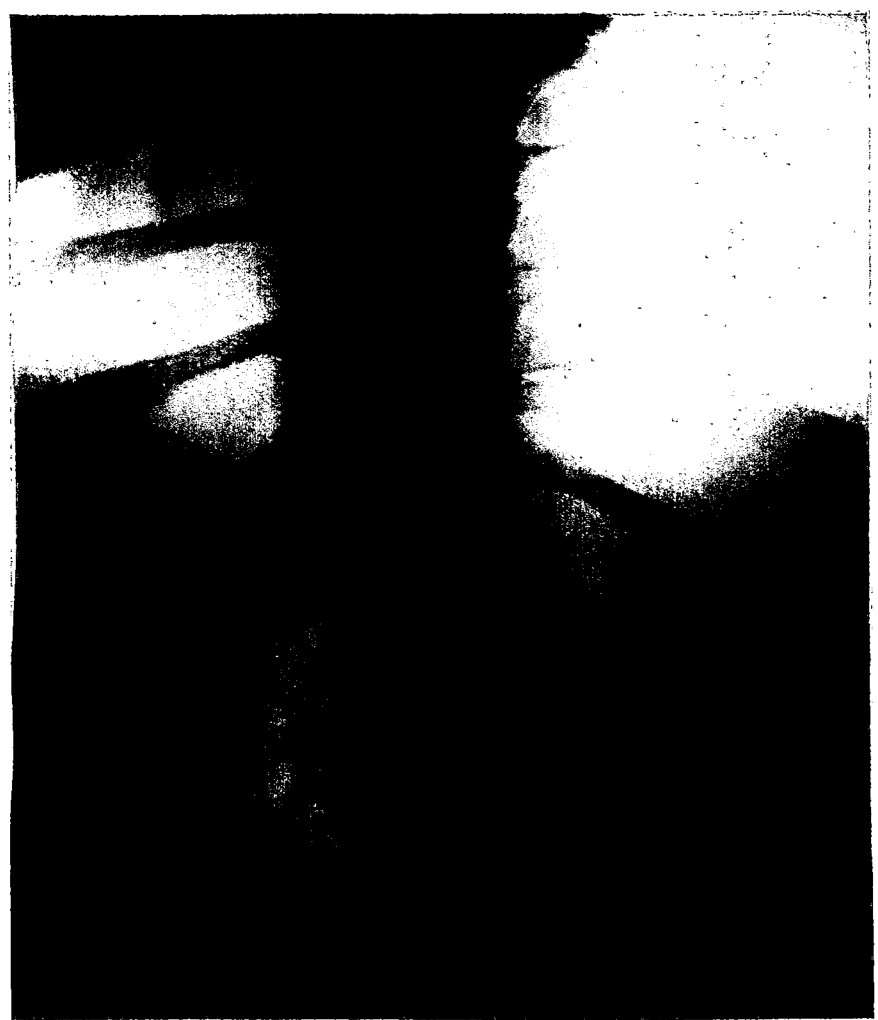

Abb. 186. Ausheilung nach Spontanresorption des Abscesses.

lichkeiten bei Fällen gleicher Kategorie verständlich. Wie für die klinische Behandlung individuelle Faktoren, Alter und Widerstandskraft bedeutungsvoll sind, stellen sich Verschiedenheiten des Verlaufs im Röntgenbilde oft nur als Ausdruck patholog-anatomischer Besonderheiten dar. Der in weiten Grenzen variierende zeitliche Ablauf der Infektion bei den verschiedenen Individuen läßt sich eben auf diese Art befriedigend erklären.

4. Nach dem vollständigen Abklingen der klinischen Symptome ist im Herdgebiet noch keine Ruhe eingetreten. Es besteht eine gewisse Aktivität fort,

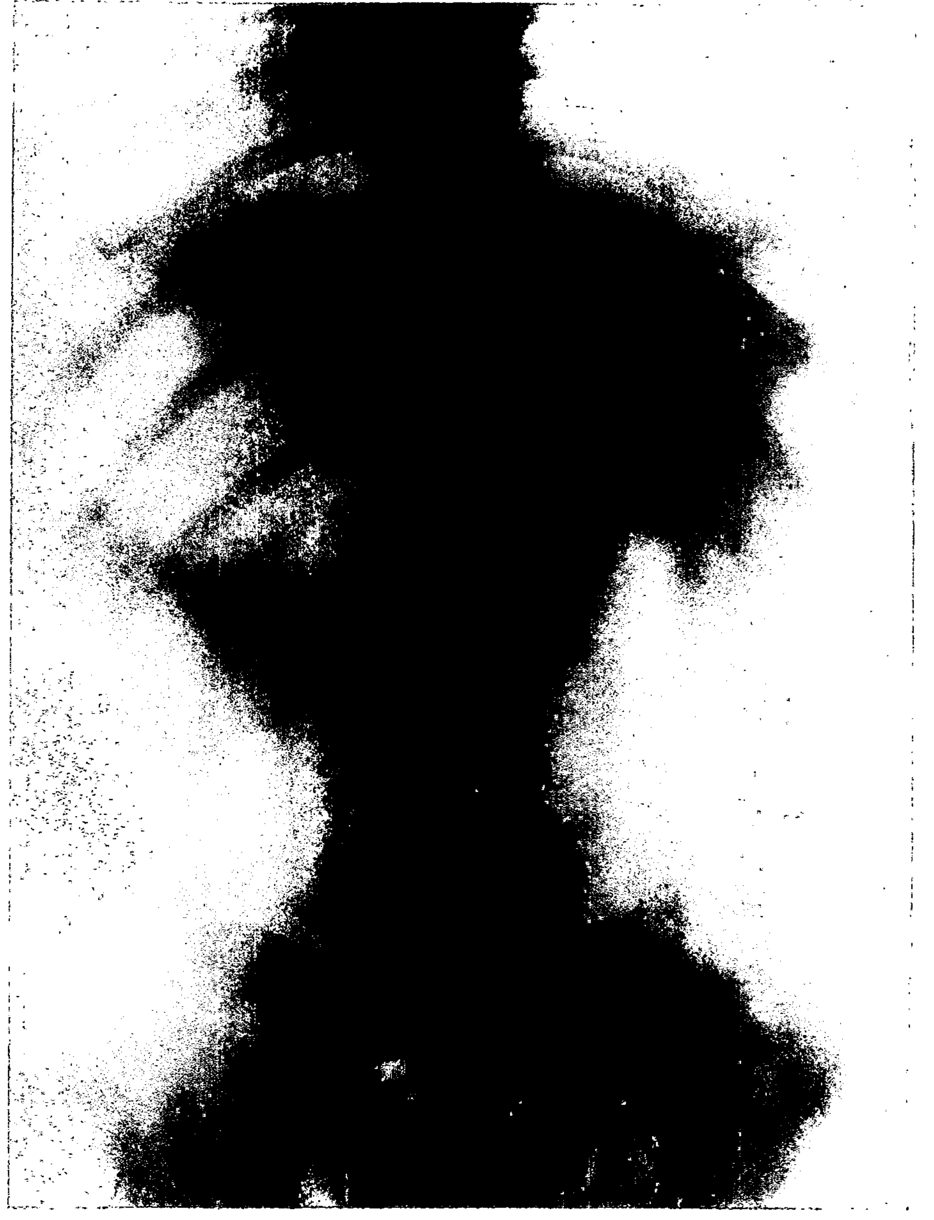

Abb. 187. Spondylitis lumb. 1/2 mit Absceßbildung.

die nichts anderes ist, als der Ausdruck einer Reorganisation und eines Umbaues des Knochengewebes im Sinne einer Anpassung an die veränderten statischen und dynamischen Bedingungen.

Eine Zusammenfassung der diagnostischen Merkmale der chirurgischen Tuberkulose im Röntgenbilde stützt sich einerseits auf die diesbezüglichen Arbeiten einer Reihe verdienter Autoren (Köhler, Kienböck, Rumpel, Sudeek, Küttner,

Abb. 188. Profilaufnahme von Fall 187.

v. Friedländer, Ludloff, Albees-Schönberg, Fränkel, Oberst usw. usw.), anderseits haben Pathologen (Heile, Schmidt usw.) und Chirurgen (Volkmann, König, Lexer, Krause usw.) unserer Erkenntnis bahnbrechend vorgearbeitet.

Die Tuberkulose des Knochensystems charakterisiert sich durch vorwiegend destruktives Verhalten des Granulationsgewebes. Primärer Abbau, bei spät und gering einsetzender Periostreaktion, sekundäre minimale Reproduktion.

Im Röntgenbild findet der primäre Abbau seinen Ausdruck wie folgt:

Abb. 189. Spond. lumb. 1/2 (Fall Abb. 187) geheilt unter Blockbildung.

a) Initiale, akute, exzentrische Atrophie von verschieden großer Ausdehnung; sie ist die Folge vermehrter Lichtdurchlässigkeit und durch eine Verarmung an Kalksalzen bedingt. Ihr Auftreten darf als Frühsymptom einer Gelenktuberkulose resp. dadurch gesetzten trophoneurotischen Störung gelten, in späteren Stadien einer Knochentuberkulose folgt sie einem Durchbruch eines Herdes ins Gelenk.

b) **Strukturveränderungen:** 1. circumscripte Aufhellungszonen, einzelne disseminierte oder konfluierende dunkle Flecken, die Granulationsmassen darstellen, nebst feinen Verdichtungen der Spongiosa durch lokale Reaktion bedingt (Kondensation); 2. Sequesterbildung, bei rarefiziertem

Abb. 190. Profilaufnahme von Fall Abb. 189.

Knochen, oft unsichtbar; stets deutlich bei den seltenen sklerosierenden Formen der Gelenkenden; 3. Verschwinden der Strukturzeichnung bis auf eine dünne Corticalis.

c) **Rarefizierende Vorgänge,** welche die äußere Form des Knochens alterieren (corticale Defekte), Knochenusur und Knochenschwund, führen auch zu einer Veränderung der gegenseitigen Beziehungen vom kranken und gesund gebliebenen Knochen. Zerfall des Knochens, Frakturen.

Als sekundäre reproduktive Vorgänge kommt zunächst die eigentliche
a) Periostreaktion in Betracht. Diese fehlt absolut bei reinen Epiphysenherden. Herde in der Metaphyse — die häufigsten — zeigen eine typische,

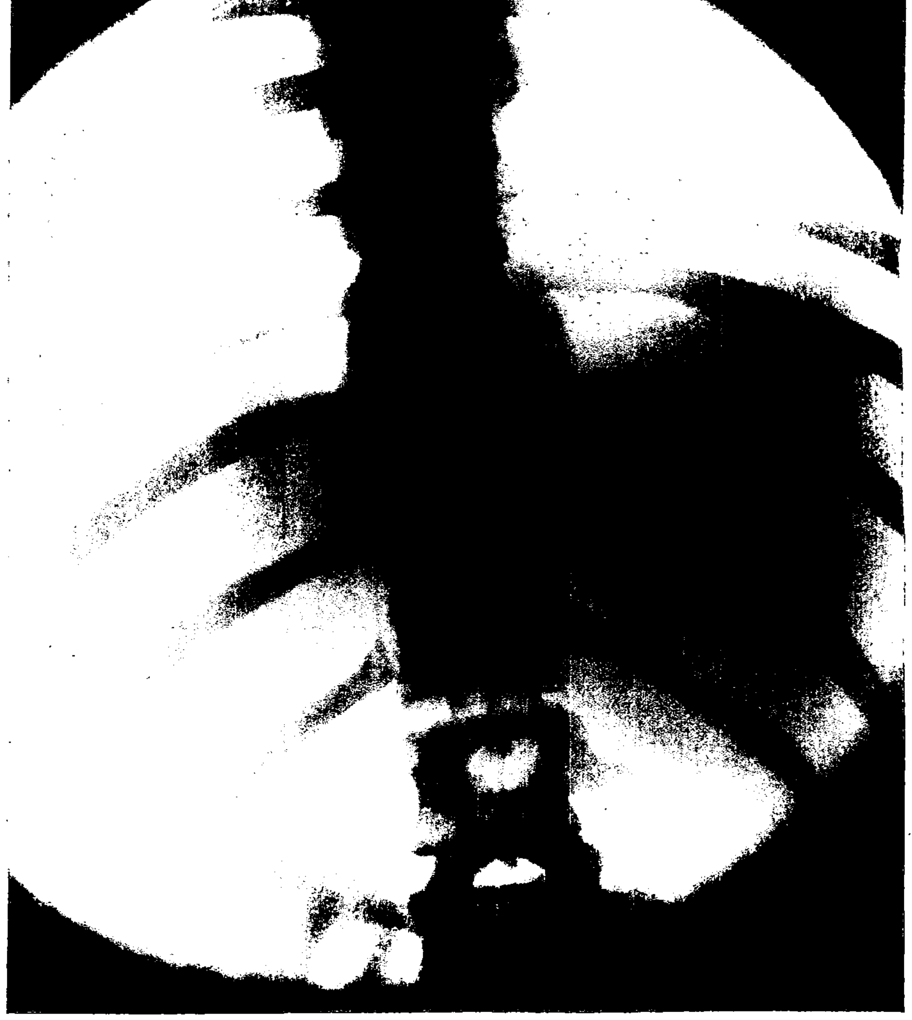

Abb. 191. Spondylitis thorac. 10/11 mit perifokalem Absceß.

zögernde und geringe Apposition periostaler Produkte. Diaphysen-Tuberkulosen dagegen lassen in der Regel ein — spinaventosaähnliches — Verhalten des Periostes erkennen.

Bei all diesen Herden ist der Unterschied am augenfälligsten gegenüber der akuten oder chronischen Osteomyelitis, mit ihrer mächtigen Knochenneubildung und nie fehlenden Sklerose des perifokalen Knochengewebes.

b) **Pathologisches Reizwachstum** der Knochenkerne und Epiphysen tritt öfters auf; daraus kann gelegentlich eine Elongation eines Knochens resultieren.

Die bisher erwähnten Erscheinungen beziehen sich lediglich auf den Einfluß des Virus auf Knochen und Gelenke. Der Vollständigkeit halber sind Veränderungen zu nennen, die die umgehenden Weichteile betreffen: Absceß-

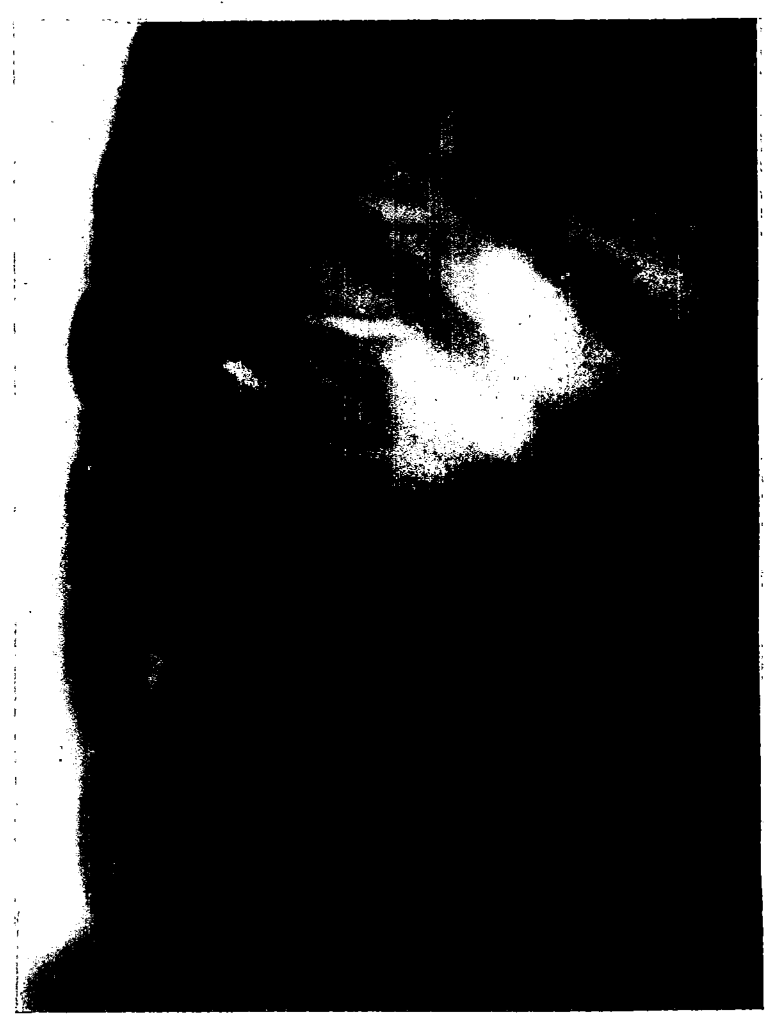

Abb. 192. Profilaufnahme von Abb. 191 Wirbelkörper 10/11 durch Destruktionszone getrennt.

bildungen, Schwellungen der Gelenkkapsel und der Schleimbeutel und wirkliche Muskelatrophie.

Die Periostreaktion als solche ist bereits eine Antwort des Körpers auf die Infektion und ein Heilungsvorgang im weiteren Sinne. Da in jedem Stadium der Erkrankung ein Stillstand erfolgen kann, und Heilungsvorgänge einsetzen können, werden die genannten diagnostischen Symptome vielleicht nicht alle in

Erscheinung treten, einzelne Stadien gleichsam übersprungen werden oder zusammen auftreten, je nach einer schnelleren oder langsameren Evolution der Affek-

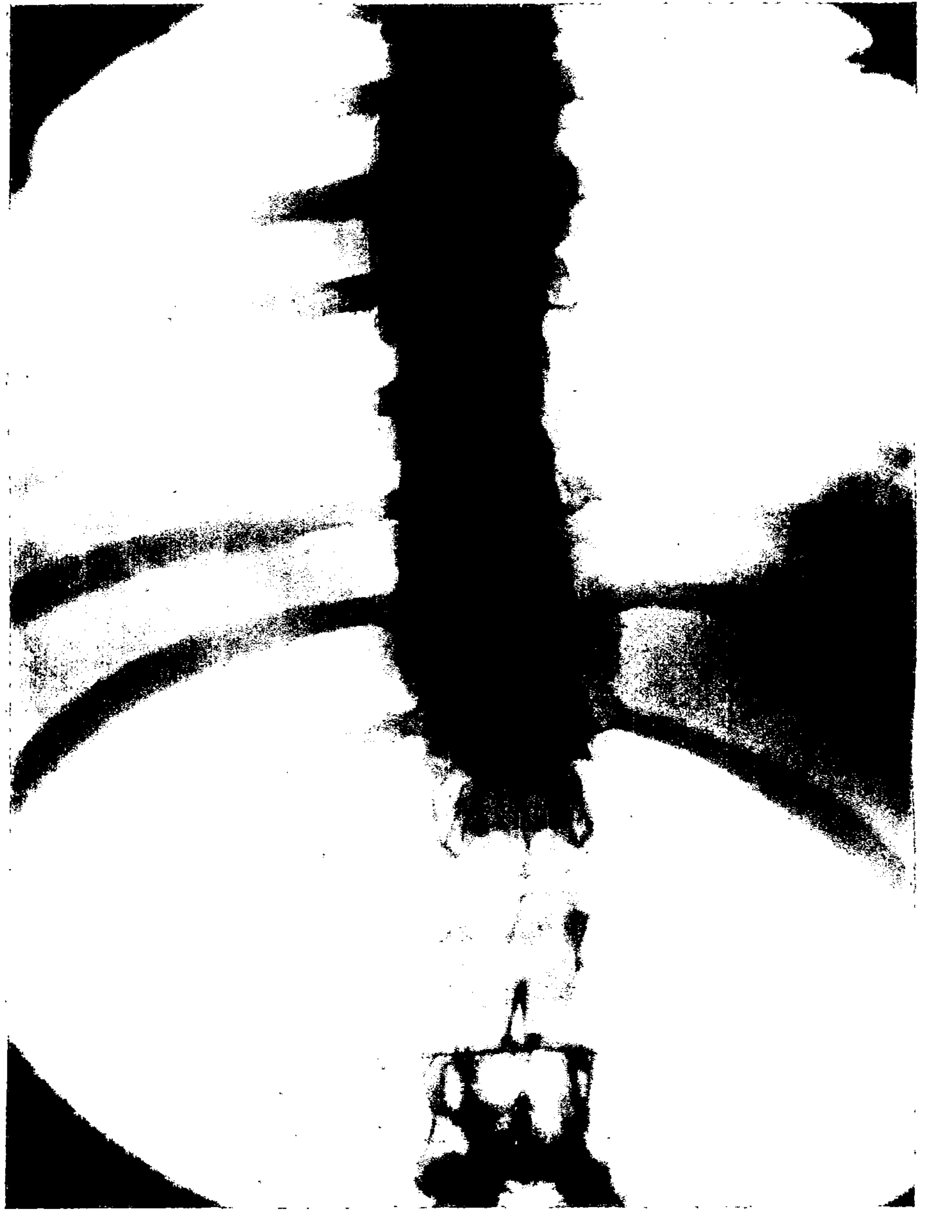

Abb. 193. Fall 191 nach Ausheilung.

tion überhaupt. Zu einer deutlichen Wirkung des Periostes kommt es also oft gar
nicht. Das beweist bereits, daß die einsetzende, fortschreitende und vollendete
Heilung wenig an eine eigentlich reparative Periostitis gebunden sein wird.

Die **Heilungsvorgänge** bei Knochen- und Gelenktuberkulose zeigen der Reihe nach folgende Etappen:

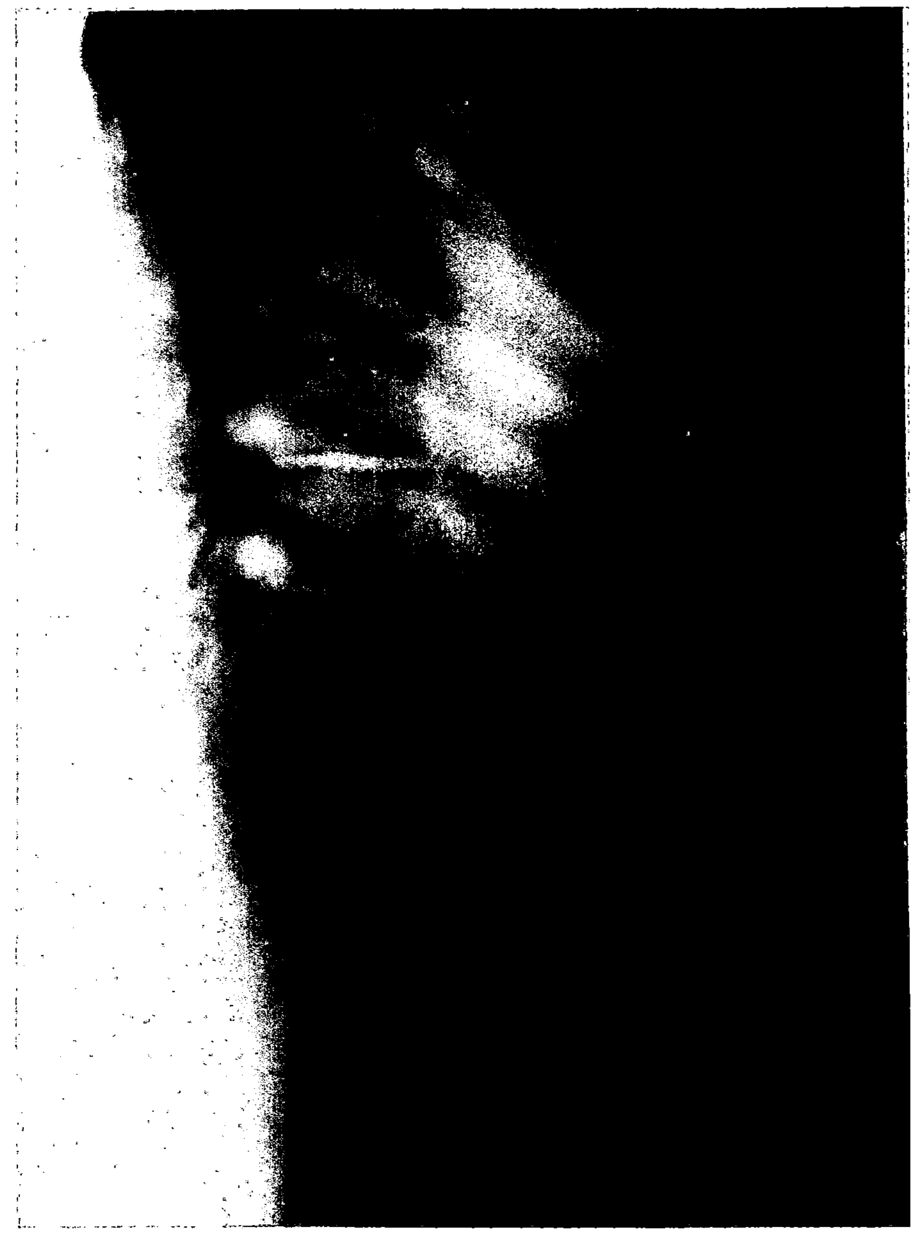

Abb. 194. Profilaufnahme von Abb. 191. Die Wirbelkörper 10/11 zu einem Block verschmolzen.

1. **Scharfe Begrenzung und Demarkation des gesundgebliebenen Gewebes; Randsklerose restierender Defekte.**

11*

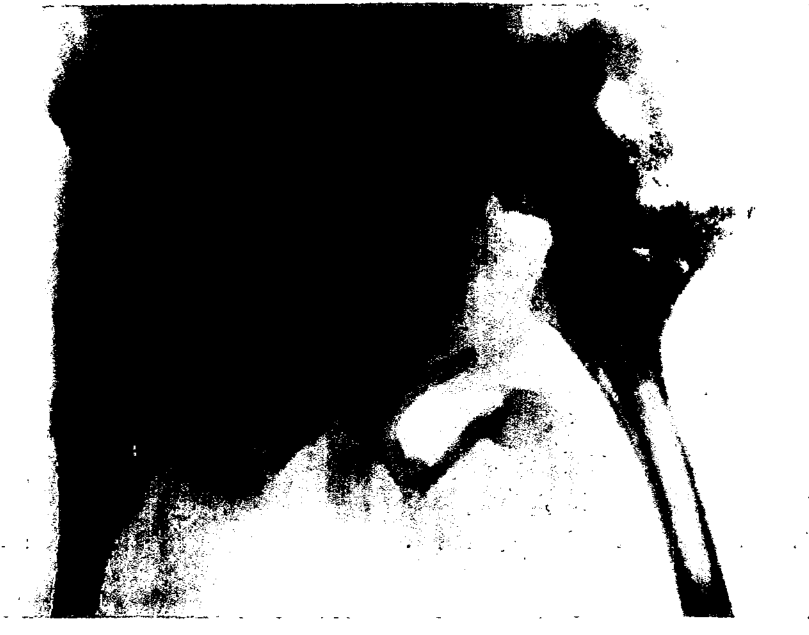

Abb. 195. 6 jähriger Knabe. Trotz ausgedehnter Resektion sehr aktive Erkrankung des Hüftgelenks und des Ileum; abundante Eiterung.

Abb. 196. Ausgeheilt mit vollständiger Vernarbung und soliden Knochenspangen. Infolge der Resektion stark behinderte Funktion und Verbiegung.

2. **Resorption** krankhafter Produkte (fungöse Massen, Abscesse) und periostaler, funktionell unwichtiger Appositionen.

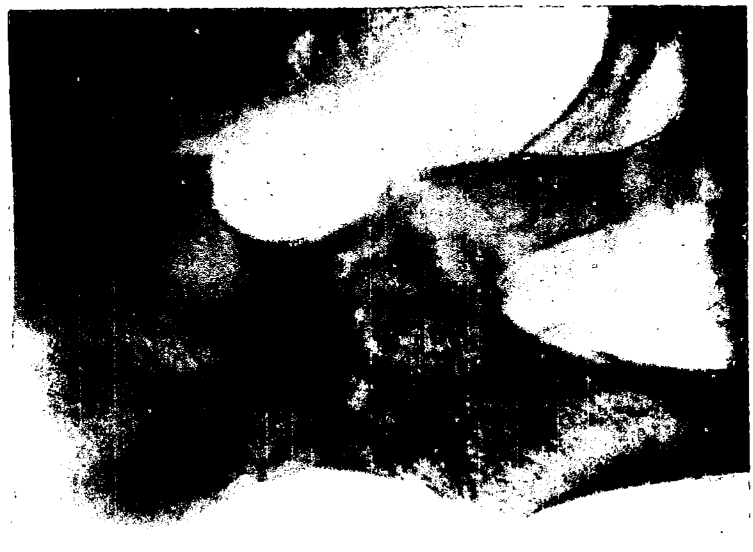

Abb. 198. Ausgeheilt mit derber Struktur und solider Barriere gegen das kleine Becken.

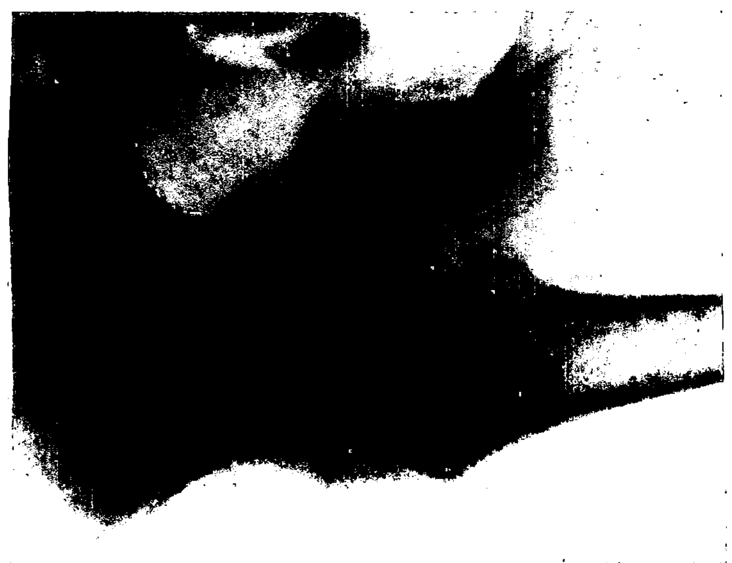

Abb. 197. 12 jähriger Knabe. Aktive Coxitis nahe vor dem Pfannendurchbruch.

3. **Funktionelle Readaptation:**
> a) der Struktur, d. h. Umbau derselben in ein statisches Äquivalent, in die grobzügig rarefizierte Struktur;
> b) des Knochens als Ganzes, Blockbildung, Ankylose, Nearthrose und Transformation bestehender Gelenke.

Abb. 199. Coxitis mit Pfannendurchbruch und Einkeilung.

Abb. 200. Fall Abb. 199 ausgeheilt.

4. **Reproduktive Vorgänge** geringer Art, Brückenbildung, Reorganisation kleiner Sequester; Ausfüllung kleiner Höhlen mit Strukturgewebe.

Auch diese schematische Gruppierung soll nicht behaupten wollen, daß jede Tuberkulose gleichsam diese Stufenleiter passieren müsse, um als geheilt gelten zu können; sie stellt mehr das Ergebnis einer Summe von Beobachtungen zusammen. Die einzelnen Punkte sind zudem von ungleichem Wert. Ganz nachdrücklich darf aber darauf hingewiesen werden, daß die **Randsklerose,** der

Abb. 201. 8 jähriger Patient. Alte aktive Coxitis mit vollständiger Zerstörung von Kopf und Hals. Ausgesprochene Atrophie, Ankylose.

barrierenartige Abschluß des primär gesetzten Defektes, gegen das ursprüngliche Herdgebiet zu ein sicheres nie zu vermissendes Anzeichen von Heilung ist. Große Bedeutung kommt auch der **trabekulären, grobzügig rarefizierten Struktur zu,** auch sie fehlt nie bei wirklich geheilten — ein Gelenk interessierenden — Affektionen.

Die Ausheilung tuberkulös erkrankter Knochen und Gelenke ist erfreulicherweise kein seltenes Ereignis. Unsere Röntgenbeobachtungen liefern den Beweis, daß eine Heilung bei reiner, nicht durch Mischinfektion komplizierter Tuberkulose recht leicht und bei der letzteren noch recht oft eintritt. Das so gewonnene Resultat ist ein dauerhaftes und betreffs des Endeffektes möglichst ideales, da es höchst selten zur vollständigen Einbuße funktionell wichtiger Knochen und Gelenke kommt. Röntgenaufnahmen operierter Tuberkulose zeigen leider häufig, daß das Messer des geübten Chirurgen ein noch zu grobes Instrument ist, um eine Grenze ziehen zu können zwischen gesund – erhaltbarem, und krank – verlorenem Gewebe. Wie mancher „schneidbare" Knochen wurde seinem Zusammenhang entrissen in der Annahme, er sei krank; erst dem

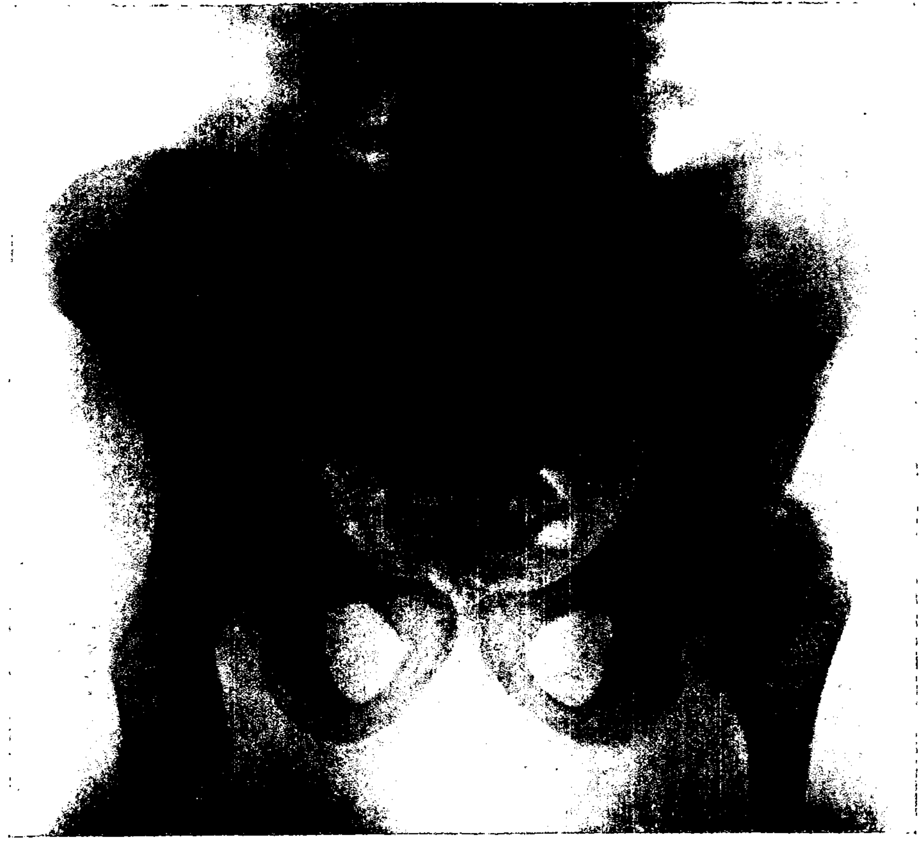

Abb. 202. In dem früheren Trümmerfeld und Gewirr lassen sich deutlich Konturen eines Kopfstumpfes erkennen. Bedeutende Beweglichkeit. ·Heilung nach 2 Jahren.

Röntgenbild verdanken wir die Kenntnis der Atrophie und auch die Erkenntnis, daß diese Atrophie reparabel ist. So darf als Erfahrung im allgemeinen gelten, daß die Natur die bewußte Grenze besser zu finden vermag und auch unter richtigen Bedingungen in der Tat findet. Allerdings geht sie dabei nicht immer systematisch vor, und unbekümmert um unsere Begriffe von Anatomie und Form arbeitet sie lediglich auf den Endzweck der funktionellen und statischen Anpassung hin. So können auf dem Boden und aus dem Material infolge Tuberkulose zugrunde gehender Gelenke gebrauchsfähige Nearthrosen entstehen; oder es bilden sich aus Resten schwer geschädigter Knochen durch Blockbildung

Stützen solidester Art; oder es findet eine funktionelle Transposition statt, die einem unverletzten Nebengelenk mehr und mehr die Hauptarbeit zuweist.

Die individuellen Verlaufseigentümlichkeiten bei Fällen gleicher Kategorie sind groß. Oft möchte man an eine der Erkrankung im Beginn schon innewoh-

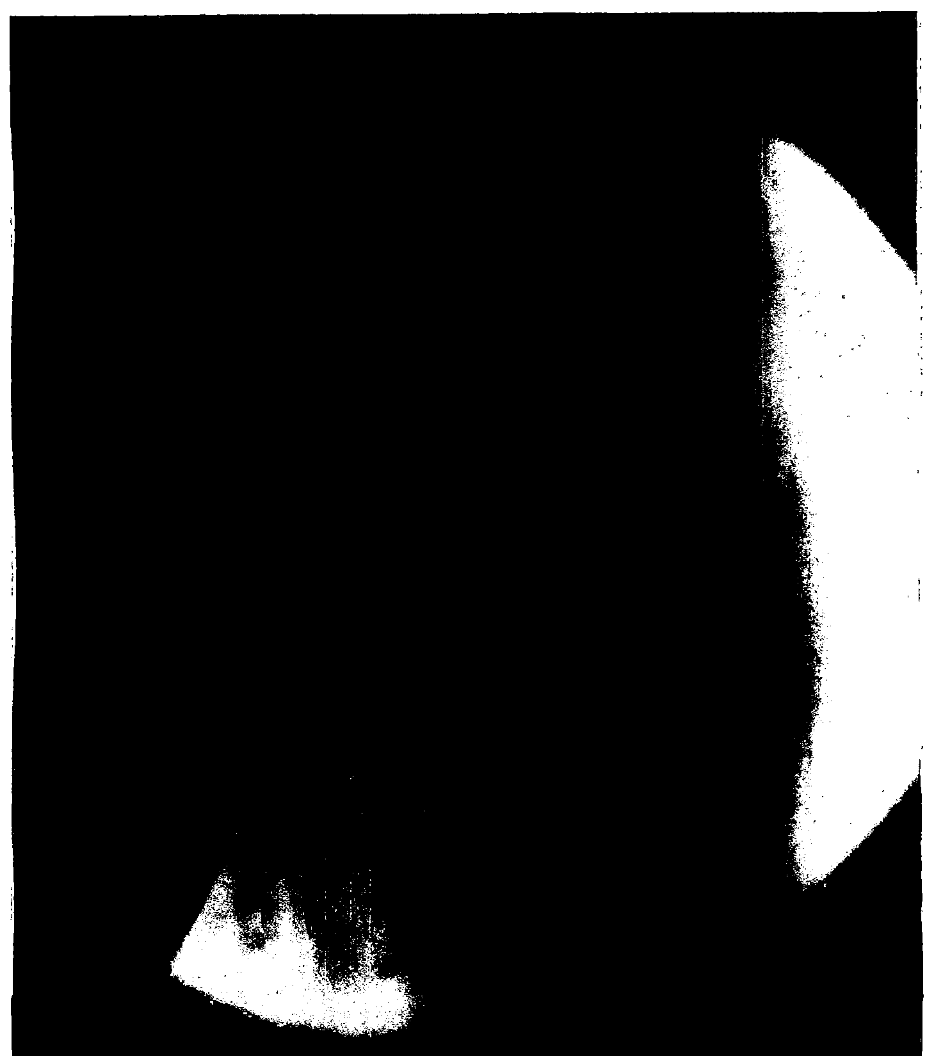

Abb. 203. Caries des Sitzbeins. Aktives Stadium.

nende Vitalität glauben, die auf einen bestimmten Ablauf hinzielt, und deren Kreis wir nur selten durchbrechen können, da wir über seine Ausdehnung im ungewissen bleiben. Über diesen Punkt hilft uns kein noch so gutes Röntgenbild hinweg. Erinnern wir uns beispielsweise der Coxitis. Häufige Beobachtungen zeigen, daß ein Herd der Kopfepiphyse und des Pfannendachs zu ausgedehnter Zerstörung mit ganz beträchtlicher Pfannenwanderung führen kann, oder daß eine mehr mediane Lokalisation des Herdes unter Mitbeteiligung des Pfannengrundes schließlich einen Durchbruch ins kleine Becken zur Folge haben kann, oder daß eine anscheinend einfache Synovitis bloß der Auftakt einer rapid einsetzenden ausgedehnten Knochenzerstörung ist. All das

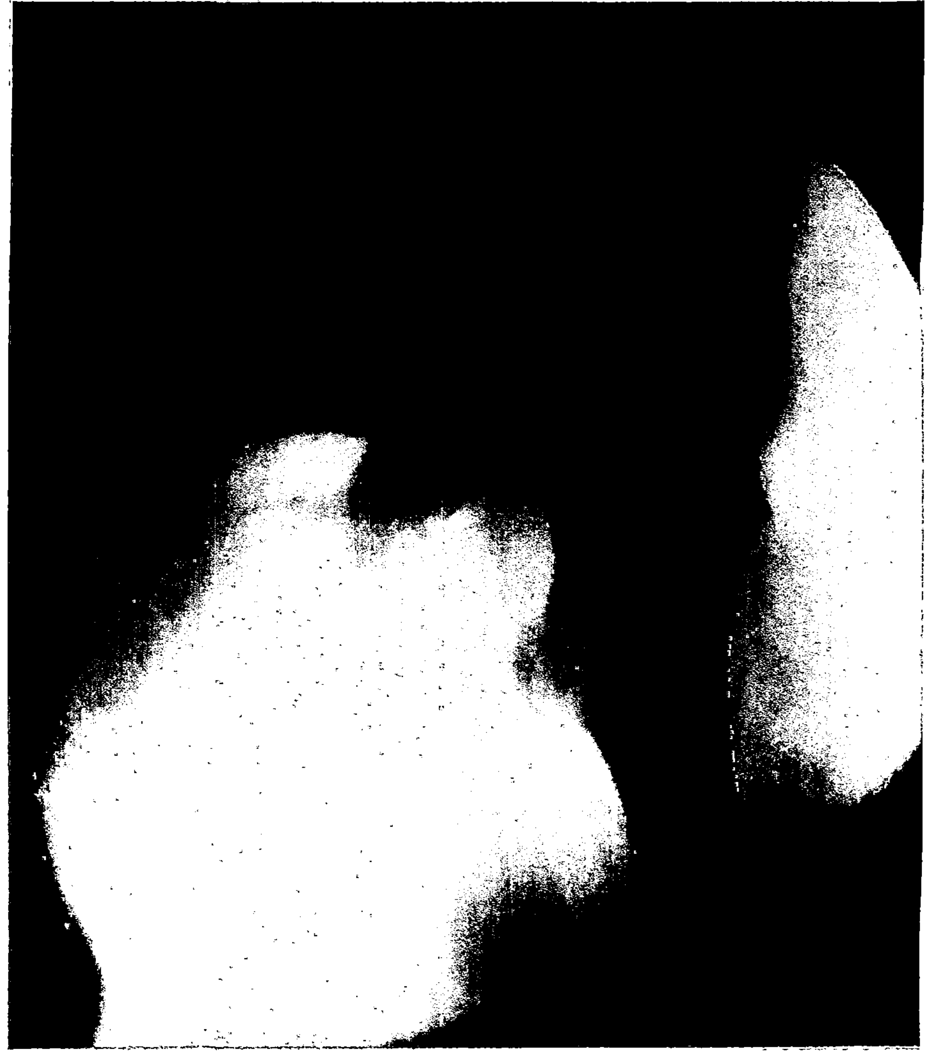

Abb. 204. Gleicher Patient wie Abb. 203 nach Ausstoßung eines Sequesters und Ausheilung.

kann eintreten; aber kaum begonnen können auch schwerste Erscheinungen haltmachen und zur Ausheilung gelangen, bevor es so weit gekommen ist.

Schließlich ist es doch die genaue Herdlokalisation allein, die uns prognostische Anhaltspunkte mit einiger Sicherheit zu bieten vermag. Sie erlaubt uns, die möglichen Verlaufslinien im voraus zu bestimmen und dadurch bereits der engeren Therapie beratend beizustehen.

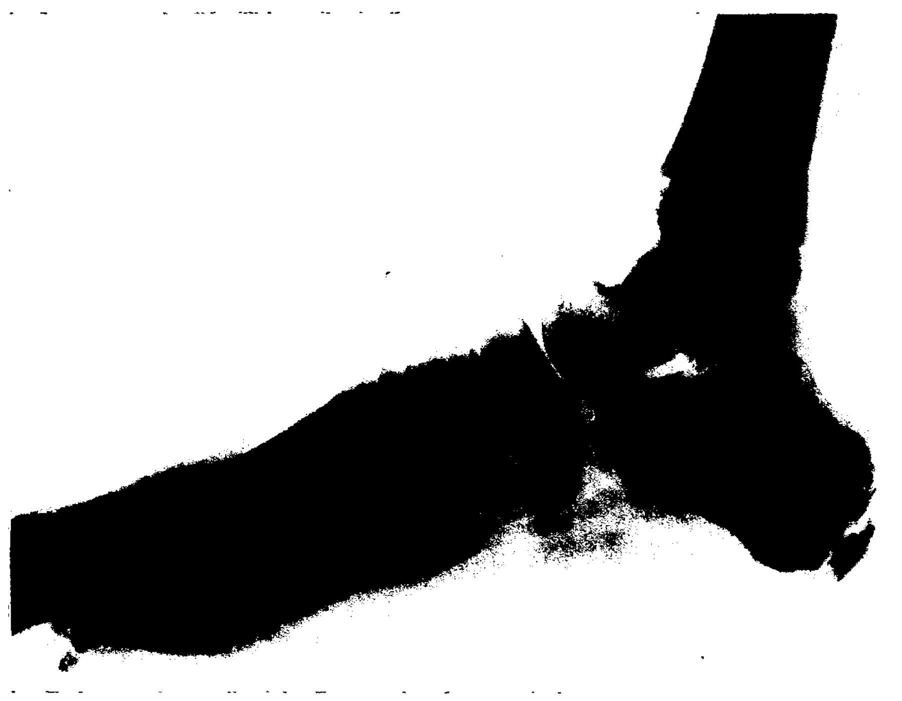

Abb. 205. 14jähriges Mädchen. Arthritis talocruralis und Herd im Processus post. calcanei
mit Verschiebung der Apophyse.

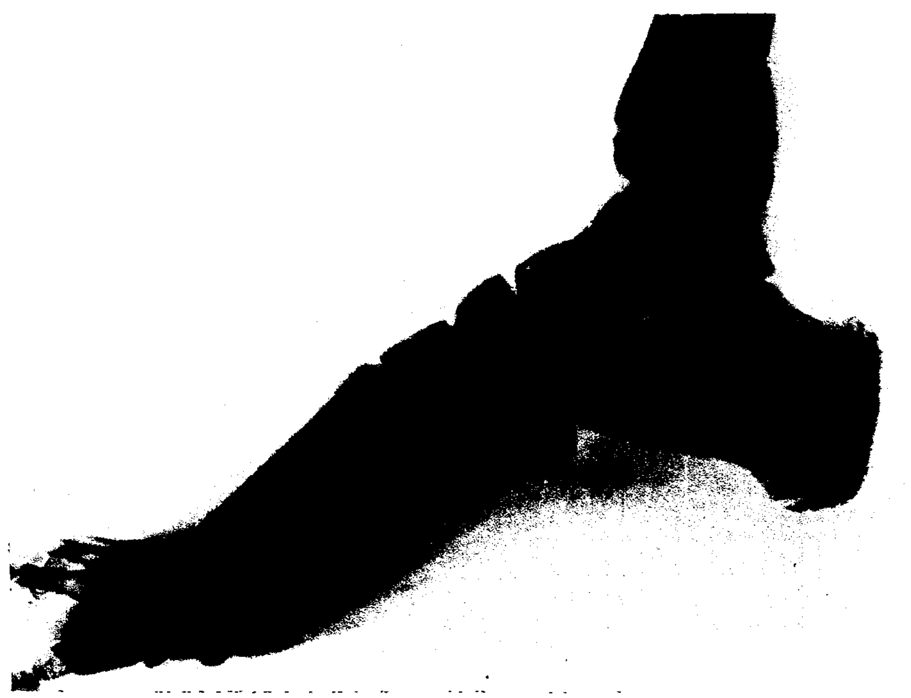

Abb. 206. Nach 8 Monaten ausgeheilt.

Die klinische Unterscheidung zwischen reiner und mischinfizierter Tuberkulose interessiert auch den Röntgenarzt. Sobald Fistelbildung und die Mög-

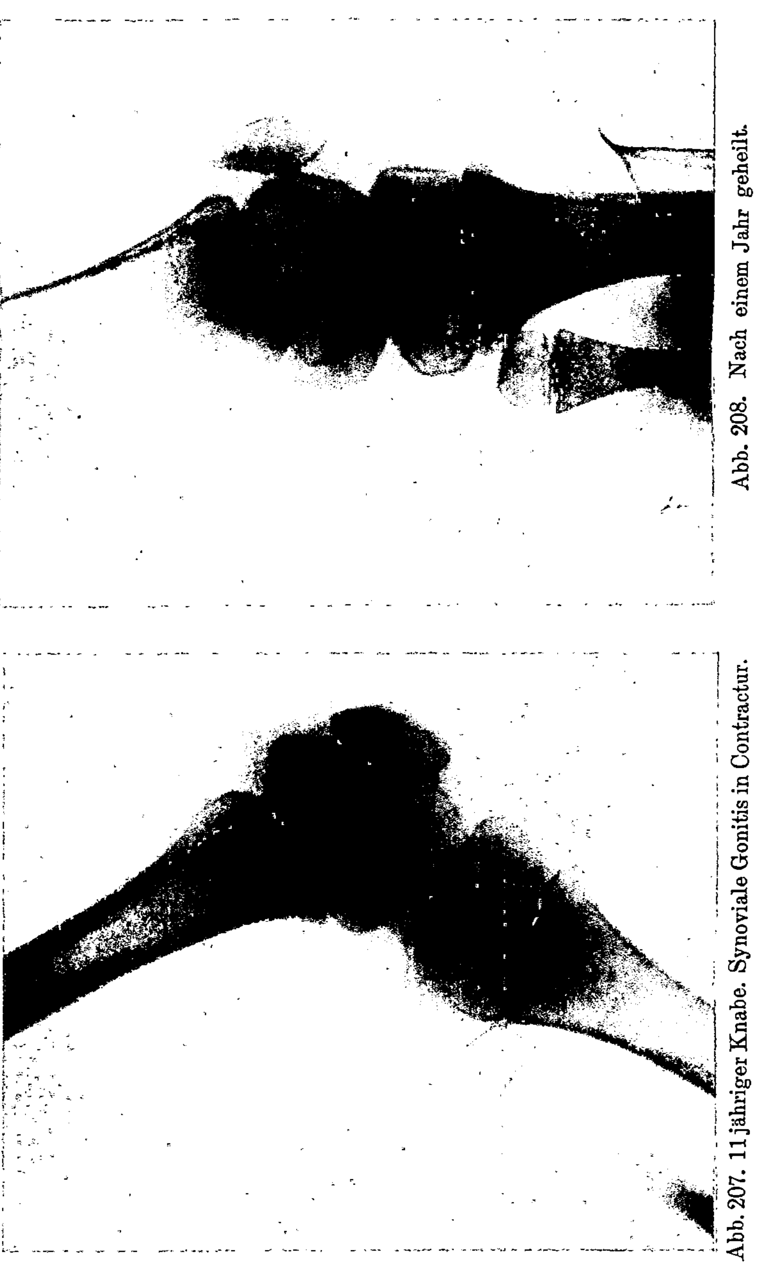

Abb. 208. Nach einem Jahr geheilt.

Abb. 207. 11jähriger Knabe. Synoviale Gonitis in Contractur.

lichkeit einer interkurrenten Infektion besteht — ich sehe von den wohl seltenen Fällen hämatogener Nebeninfektion ab — verändert sich auch das Röntgenbild. Die oben als typisch beschriebenen Symptome reiner Knochentuberkulose werden nun merklich verwischt. Jetzt tritt beispielsweise im Verhalten des Periostes eine Änderung auf, jetzt wird seine Reaktion deutlicher, defensiver. Aber auch die destruktiven Veränderungen nehmen an Ausdehnung zu, und das schließliche Resultat wird sich wesentlich ungünstiger gestalten.

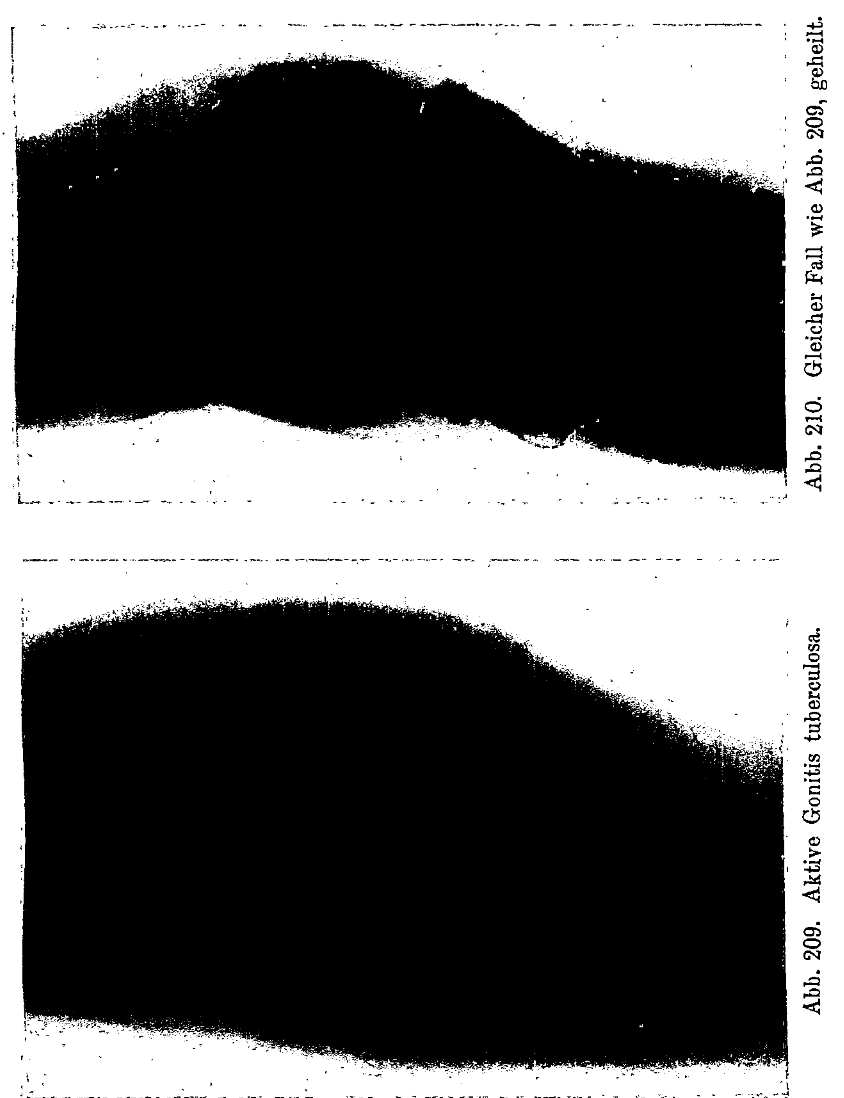

Abb. 210. Gleicher Fall wie Abb. 209, geheilt.

Abb. 209. Aktive Gonitis tuberculosa.

Eine gedrängte Übersicht über die hauptsächlichsten Lokalisationen wird uns eher erlauben, der jeweiligen Besonderheit der Erkrankung gerecht zu werden, sowohl was Verlauf als auch was die Ausheilung anbetrifft. Die hier geübte Heliotherapie ermöglicht in der Regel eine Ausheilung, diese Sicherheit können wir dem sich uns anvertrauenden Patienten oder seinen Eltern geben, über das genaue Wie kann uns erst während der

Behandlung das Röntgenbild Aufschluß geben.   Die folgenden Beobachtungen stützen sich lediglich auf hiesige Erfahrung.

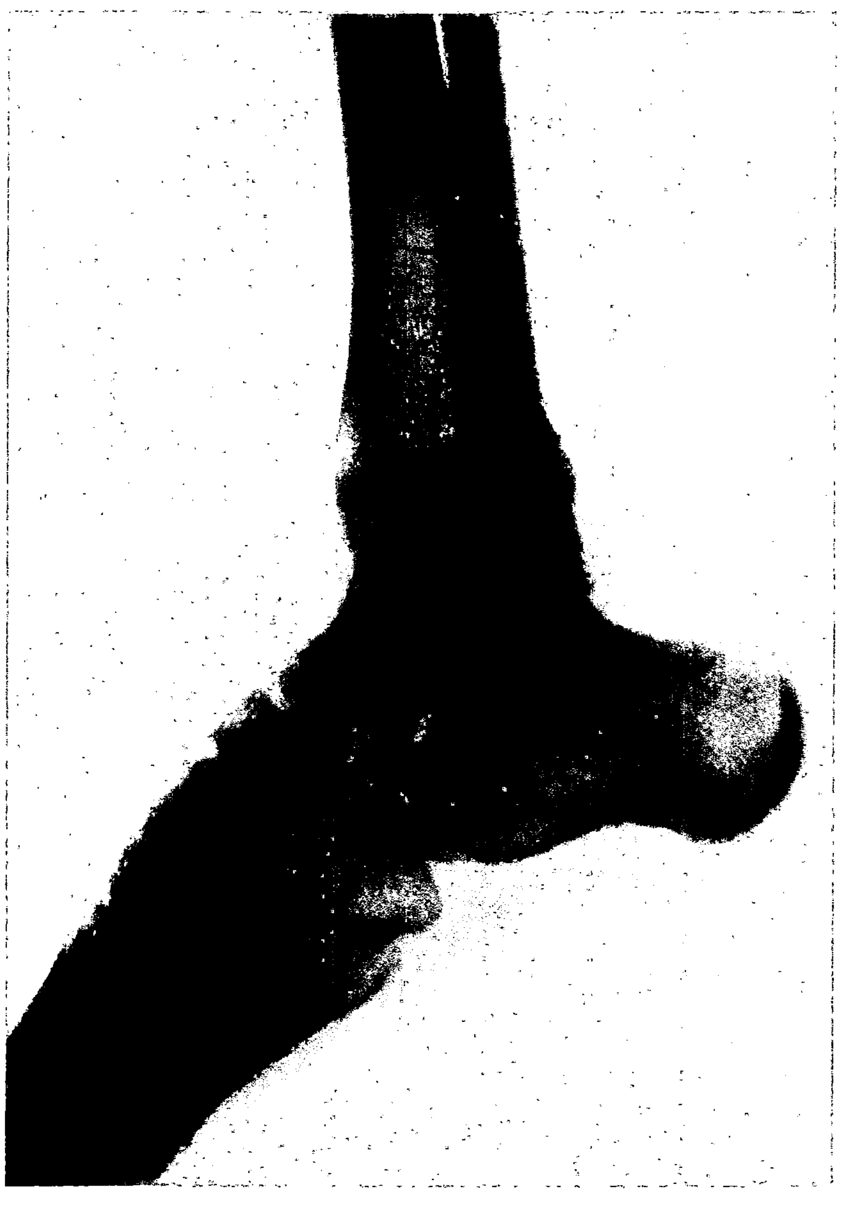

Abb. 211. Arthritis talocruralis. Aktives Stadium.

Spondylitis. Eine corticale, auf vordere Wirbelsäulenabschnitte begrenzte Aussaat subperiostaler Granulationsherde kann offenbar längere Zeit vorhanden sein, ohne im Röntgenbild sichtbar zu werden. Sicher stellen diese Patienten einen nur kleinen Prozentsatz der als auf Spondylitis „verdächtigen" Untersuchten mit negativem Röntgenbefund. Anderseits muß eine diffuse käsige Ostitis interna früher oder später im Bilde sichtbar werden, da der ausgesprochene klinische Symptomenkomplex bereits einen Durchbruch irgendwo nach außen voraussetzt. Aber gerade an der Wirbelsäule stehen klinischer und Röntgenbefund oft in merkwürdigem Gegensatz. Die beiden Kardinalsymptome: Einschmelzung an Wirbelkörpern und Absceßbildung beanspruchen während des Krankheitsverlaufes unser besonderes Interesse.

Ausgeheilte Spondylitis zeigt an den Wirbeln alle Übergänge vom kleinen, scharf abgesetzten Defekt bis zur reaktionslosen Verschmelzung zweier Wirbel oder ganzer Wirbelsäulenfragmente zu einem derben Knochenstück. Diese Blockbildung stellt die ideale Ausheilung dar; sie schiebt sich als ein solider Keil zwischen proximale und distale Wirbelreihe. Die dadurch notwendigerweise entstehende Gibbosität gleicht sich bis zu einem gewissen Grade durch kompensatorische Lordose der Nachbarpartien aus. Etwas ungünstiger, da labiler, ist Ausheilung ohne Verschmelzung, da an Stelle der Zwischenwirbelscheiben eine Art Pseudarthrose aufzutreten pflegt. Den Fortsätzen des Wirbelkörpers kommt bei der Ausheilung geringe Bedeutung zu, deren Stützfähigkeit ist zu mimim. Ich habe aus den hier zur Untersuchung gelangten Fällen der ALBEEschen Operation nicht den Eindruck bekommen, daß durch Implantation an die Dorn- oder Seitenfortsätze der Zerstörung

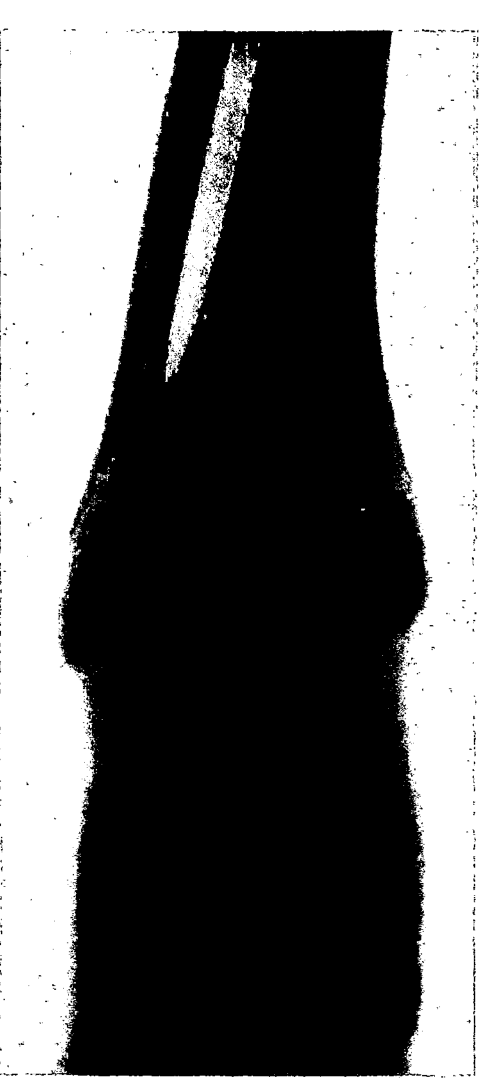

Abb. 212. Wie Fall Abb. 211 ventro-dors.

und dem Einsinken der meist doch primär ergriffenen Corpora hätte Einhalt geboten werden können.

Die stets gut sichtbaren Senkungsabscesse, die spindelförmig die Herdstelle umgeben — bei tieferem Sitz an der Brustwirbelsäule aber mehr nach oben steigen — oder im Psoasschatten abwärts drängen, können auf zwei Arten ausheilen. Die eine Art, bei Kindern häufiger, ist die Verkalkung, die Absceßreste liegen dann als kugelige oder nierenförmige derbe Schatten seitlich der

Herdstelle und bleiben jahrelang unverändert. Die zweite Möglichkeit ist die Resorption der Abscesse, die aber oft langsam und nicht immer restlos vor sich geht bei schon längst inaktivem Wirbelherd.

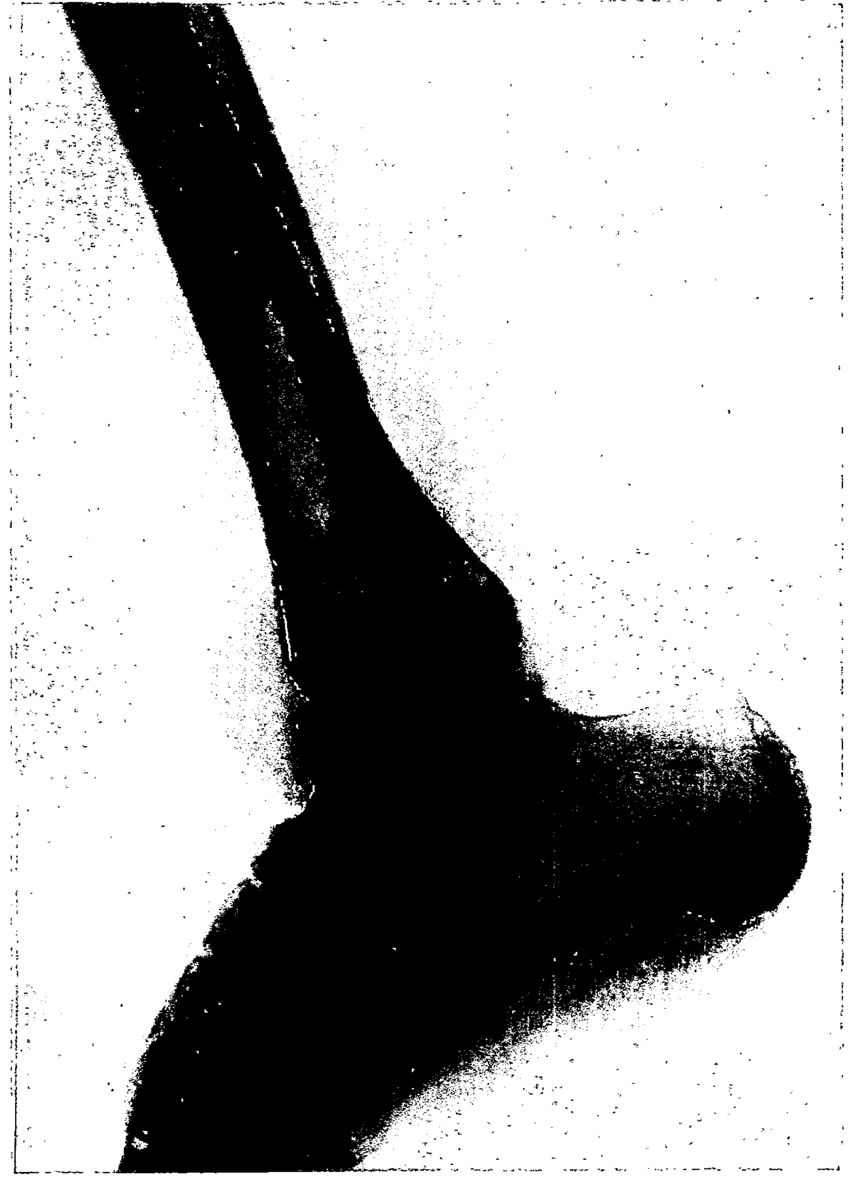

Abb. 213. Ausheilung von Fall Abb. 211.

Coxitis. Die im ganzen seltenere reine Synovitis läßt im Vergleich mit der Gegenseite immer die initiale Atrophie erkennen. Gerade hier bei der Hüfte findet sich nach Ablauf der entzündlichen Erscheinungen die trabeculäre

Struktur aufs schönste ausgeprägt. Die typischen Knochenherde — im Pfannendach, im Caput, im Collum oder im Acetabulum —, sofern solche zum Gelenke selbst in Beziehung treten, führen wohl immer zu einer Veränderung der Gelenkmechanik. Die Pfannenwanderung erlaubt die Bildung einer Nearthrose häufiger, als daß sie zu Ankylose neigt. Dabei ist im Ileum das Auftreten der sklerotischen Randzone als Heilungssymptom eine Regel. Der Pfannendurchbruch — oft mit eingeheiltem Kopf oder Halsstumpf — ist an der „gebrochenen“ Tränenfigur Köhlers erkennbar, in zahlreichen Fällen tritt trotzdem Ausheilung ein durch eine Brückenspange, die sich kleinbeckenwärts über der Durchbruchstelle ausbildet. In der Kopfepiphyse zentral gelegene Herde sind als schwere Lokalisationen zu bezeichnen. Wenn auch Abkapselung vorkommt, so ist das häufige Resultat eine totale Einschmelzung und Zerstörung der Epiphyse, die im frühen Kindesalter äußerst rasch auftreten und noch größere Bezirke des Collum mit einbeziehen kann. Der keilförmige infarktähnliche Epiphysenherd dagegen respektiert gewöhnlich kleinere oder größere Teile des Kopfes. Der Prädilektionssitz am innern Schenkelhalswinkel (metaphysäre Lokalisation) greift gewöhnlich unmittelbar auf die Epiphyse selbst über, nur ganz selten findet er den beschwerlicherern extrakapsulären Weg nach außen. Es besteht also in puncto Lokalisation und Ausbreitung der Hüftgelenkstuberkulose eine Mannigfaltigkeit,

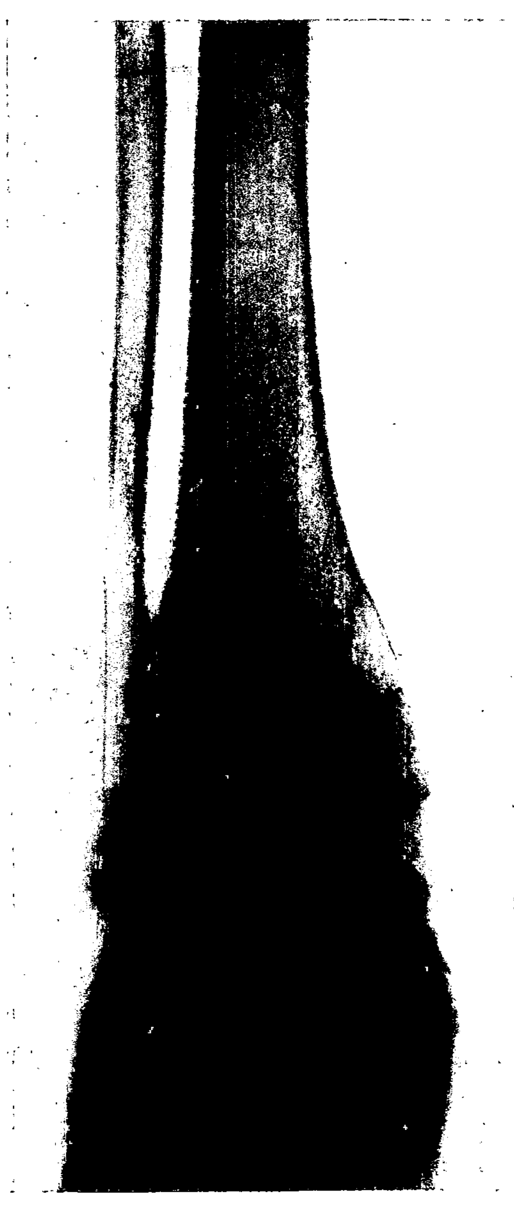

Abb. 214. Ventro-dors. Aufnahme von Abb. 213.

die sich auch nach erfolgter Ausheilung wieder finden wird. Jeder einzelnen Lokalisation ins Detail nachzufolgen wäre gleichbedeutend mit einer Erwähnung jeder einzelnen Röntgenkrankengeschichte. Also nicht um typischen Verlauf und typische Resultate handelt es sich bei der Coxitis, sondern um eine eigentlich individuelle Heilung. Nearthrosenbildung mit erstaunlich guter funktioneller Anpassung ist der häufigste Ausgang der Coxitis. Ankylosenbildung ist bei reiner Tuberkulose selten, bei Mischinfektion aber wieder öfter zu konstatieren. Bei ganz schweren Affektionen Heilung überhaupt noch erzielt zu haben, ist immer ein erwähnenswertes Ereignis.

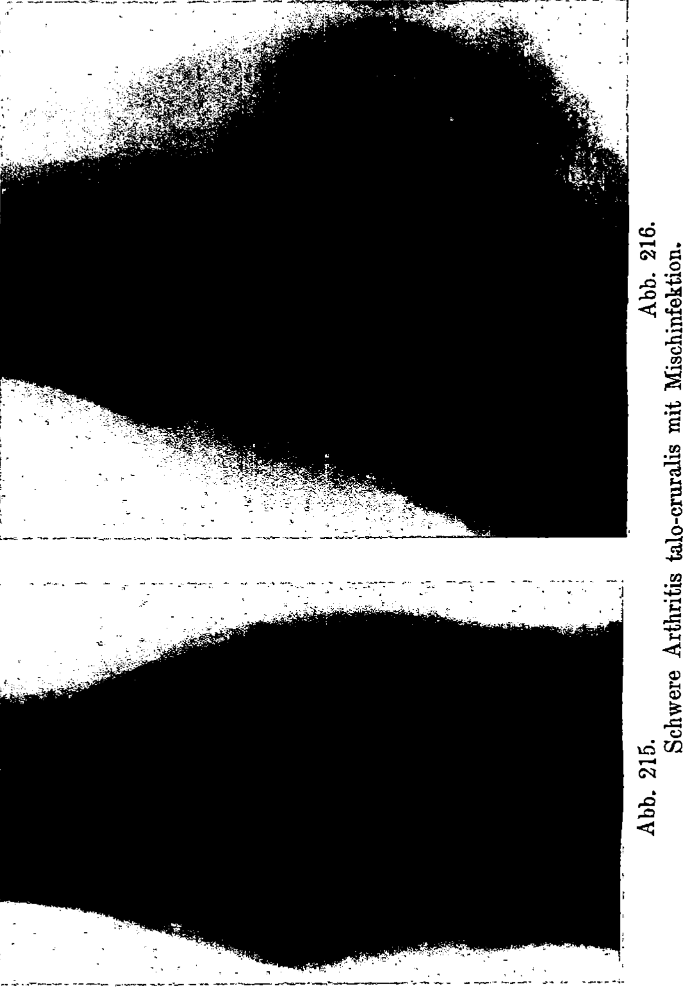

Abb. 215. Abb. 216.
Schwere Arthritis talo-cruralis mit Mischinfektion.

Bei Tuberkulose des Beckens, sei es eine Arthritis sacro-iliaca oder eine Osteitis des Ischion, Ileums oder Pubis, ist die Ausheilung ausschließlich eine demarkierende. Nirgends wird — der Schädel ausgenommen — so wenig Ansatz reparativer Tätigkeit bei der Heilung gefunden. Eine funktionelle Anpassung sekundärer Art ist ausgeschlossen, Stützfunktion ist hier das einzige Erstrebenswerte. Daher die häufige Synostose zwischen Ileum und Sacrum nach abgeheilter Arthritis. Sequester, die im Hiatus distalis des Sacro-iliacal-Gelenks liegen, zeigen — wie an anderen Stellen auch — oft die Möglichkeit, wieder

Abb. 218. Profilaufnahme von Fall Abb. 216.

Abb. 217. Ausheilung von Fall Abb. 215.

Abb. 219. 30 jähriger Mann. Tuberkulöse Affektion des Processus post. calcanei.
Wellenförmige Auflockerung des Gewebes. Höhlenbildung.

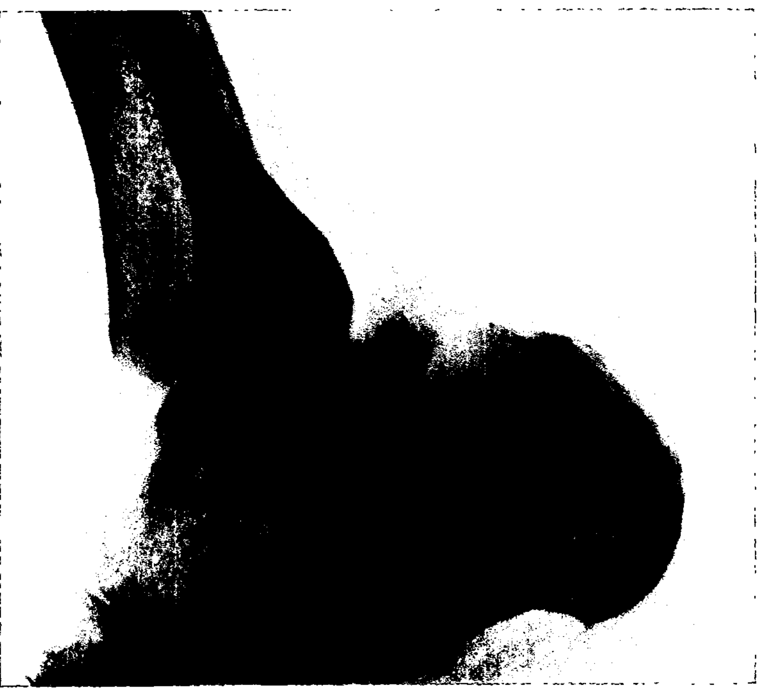

Abb. 220. Nach 1½ Jahren mit glatter Knochennarbe vollständig ausgeheilt.

in den Verband der Gefäßversorgung einzutreten, sich zu reorganisieren, allerdings nie bei Mischinfektion.

Die Gonitis wird in der Mehrzahl der Beobachtungen bloß als Synovitis

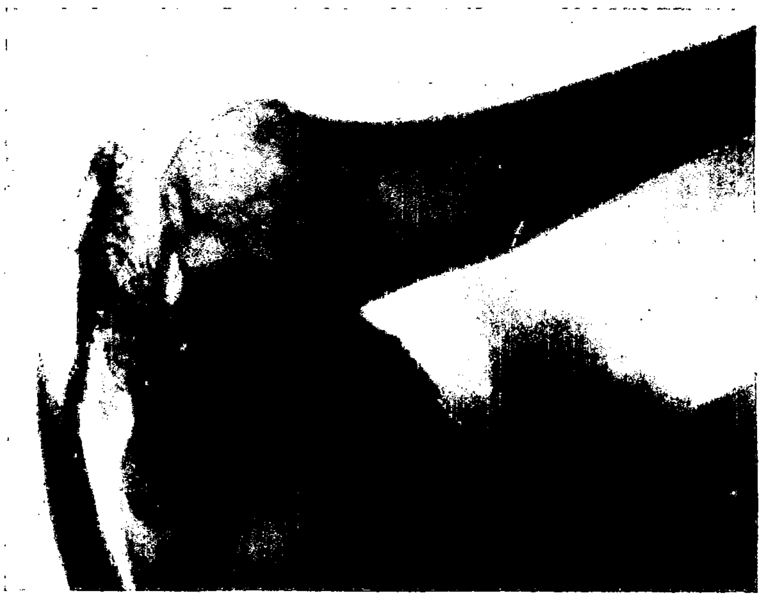

Abb. 222. Dieselbe. Ausgeheilt mit solider Knochennarbe, guter Struktur und vollständiger Funktion.

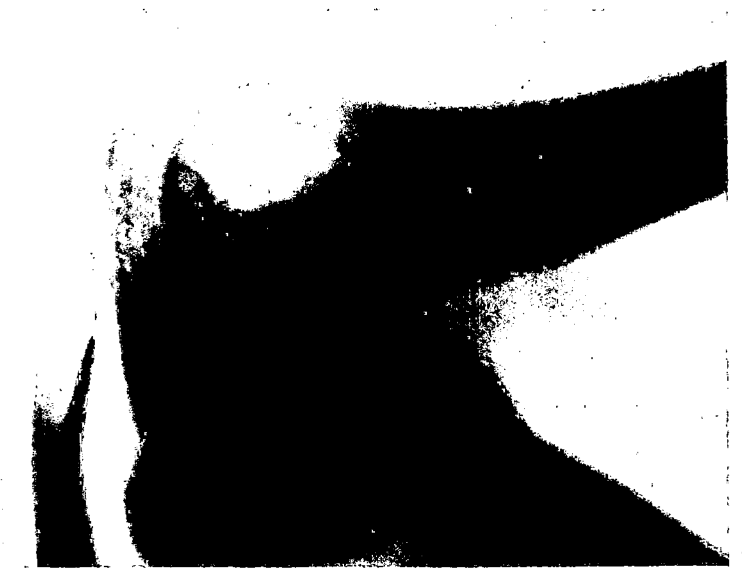

Abb. 221. 16jähriges Mädchen. Tuberkulöse Synovitis des Schultergelenks mit sekundärem Übergreifen auf Knochen; Herde im Kopf, Tuberculum majus in der Pfanne.

auffällig. Wie oft jeweils ein subchondral gelegener Herd die primäre Herdstelle bedeutet, ist meist nicht zu sagen. Die im Verlauf der Beobachtung auftretenden Randusuren an den Epiphysen dagegen sind sekundäre Erscheinungen. Kindliche Epiphysenherde, auch wenn dieselben intraartikulär

liegen, bilden sich oft restlos zurück. Überhaupt ist die Heilungstendenz des
Knochenherdes am Knie eine größere als die der Synovitis. Erfordernis der
Heilung im Röntgenbild ist bei der letzteren wiederum die rarefizierte Struk-
tur, deren derbe Architektonik manchmal quasi über den Gelenkspalt von
Epiphyse zu Epiphyse zieht.

Fußaffektionen. Entzündungen des Talocruralgelenks führen eigentlich
nie zu einer vollständigen Versteifung des Gelenkes. Das Bild der Heilung läßt

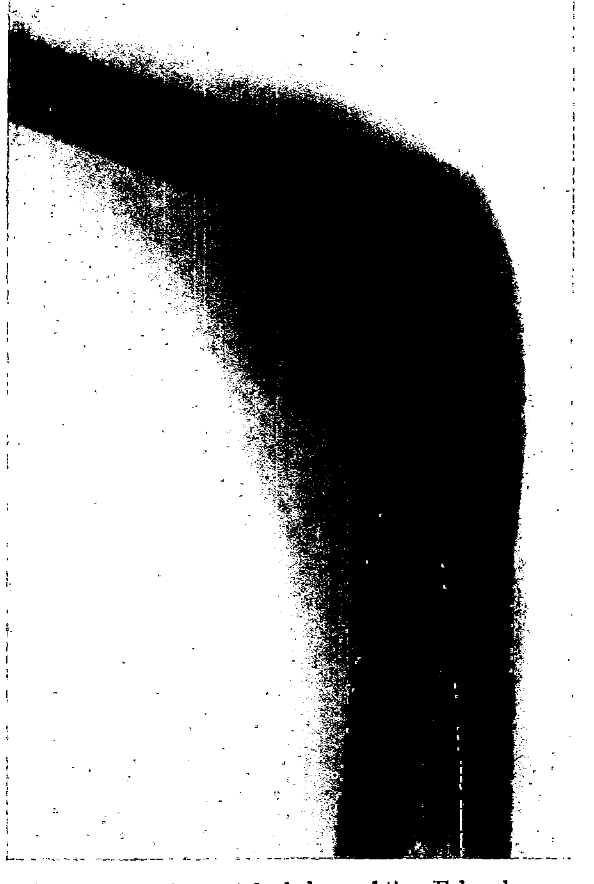

Abb. 223. Ellbogentuberkulose, aktive Erkrankung.

hier neben den oft erwähnten Symptomen am Knochen ein Verschwinden der
prä- und retroartikulären Infiltrate erkennen. Die Ausdehnung der definitiven
Beweglichkeit im Gelenk hängt mit der primär gesetzten Schädigungszone an
Talus und Tibiaepiphyse eng zusammen. Es ist darauf aufmerksam zu machen,
daß eine mehr lokalisierte insuläre Atrophie im Beginn, besonders auf der Tibia,
oft Granulationen vortäuschen kann, in der sequesterartige Zeichnung vorliegt.
Das Talonavikulargelenk und das Talocalcanealgelenk, beides häufige Sitze der
Tuberkulose, heilen gern mit Synostosenbildung, während die Cuneiformia

wiederum leicht zu Sequesterbildung tendieren. Am Calcaneus ist die abgrenzende Sklerose und die den alten Bahnen selektiv folgende junge Struktur wohl am deutlichsten erkennbar.

Schulter. Auch hier kommt eine Pfannenwanderung zur Beobachtung, daneben relativ häufig eine Caries sicca. Die Keilherde der Kopfepiphyse zeigen oft recht torpiden Verlauf. Die sekundäre Anpassungsfähigkeit dieses Gelenks an funktionelle Anforderungen ist bedeutend geringer als beispielsweise bei der Hüfte.

Ellbogengelenk. Ähnlich wie beim Knie erweisen sich Knochenherde für eine spätere Funktion günstiger als die reinen Synovitiden. Häufig sind die aus

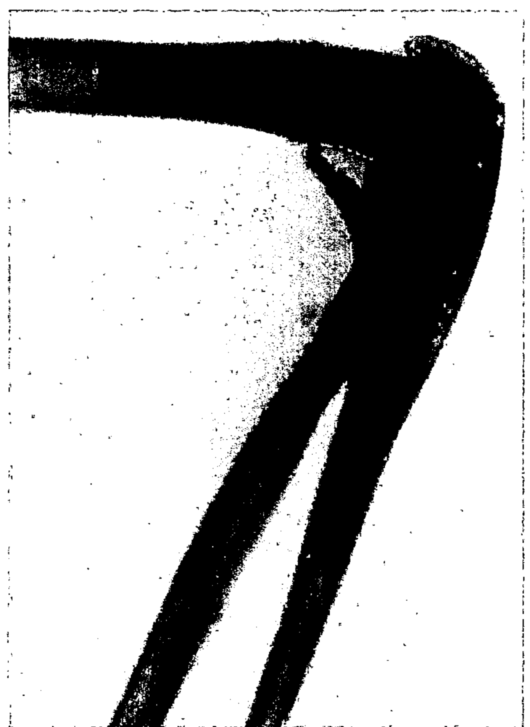

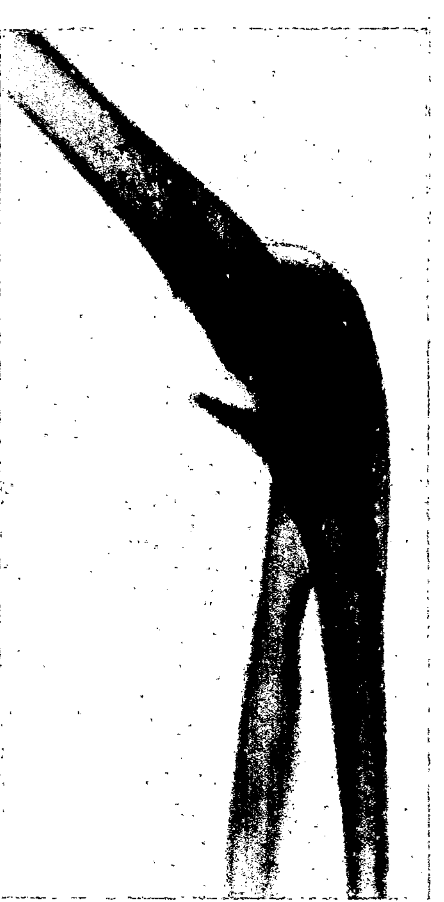

Abb. 224.   Abb. 225.
Gleicher Fall wie Abb. 223, ausgeheilt mit Beweglichkeit.

dem „Trümmerfeld" hervorgehenden recht gut funktionierenden sekundären Gelenksneubildungen mit gegen die Extreme zu verminderter Exkursionsbreite. Da mit zunehmendem Alter die Herderkrankung mehr dem Olecranon zurückt (Oberst) und der Druckbruch ins Gelenk dann anatomisch leichter eintritt, ist die Prognose im frühen Kindesalter mit seinem mehr diaphysären und metaphysären Sitz günstiger.

Handgelenk. Beim Fungus carpi, der rasch in die kleinen Gelenke hineinwuchert und die Karpalknochen arrodiert, ist genau auf den Moment zu achten,

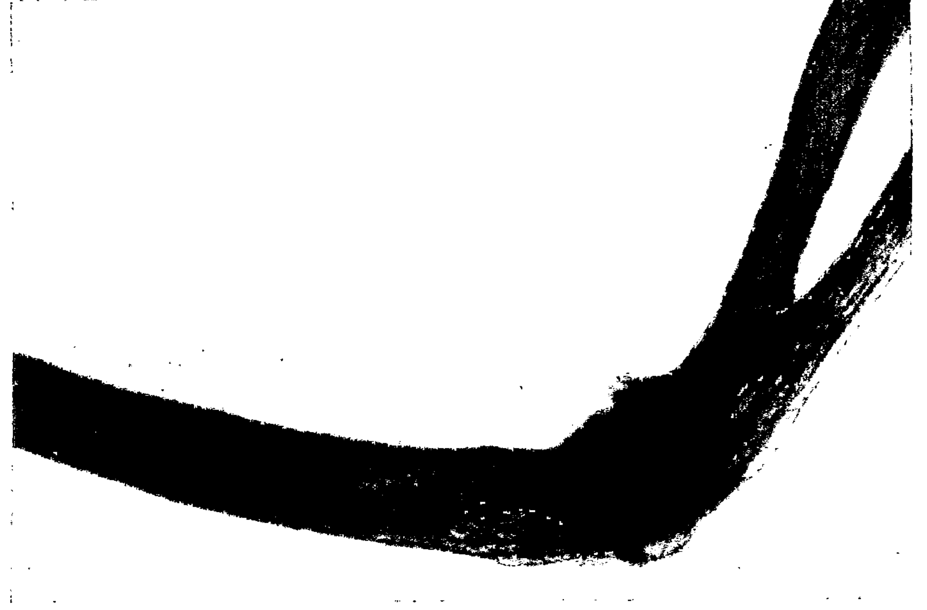

Abb. 226. Olenitis tuberculosa, frisch aktive Erkrankung.

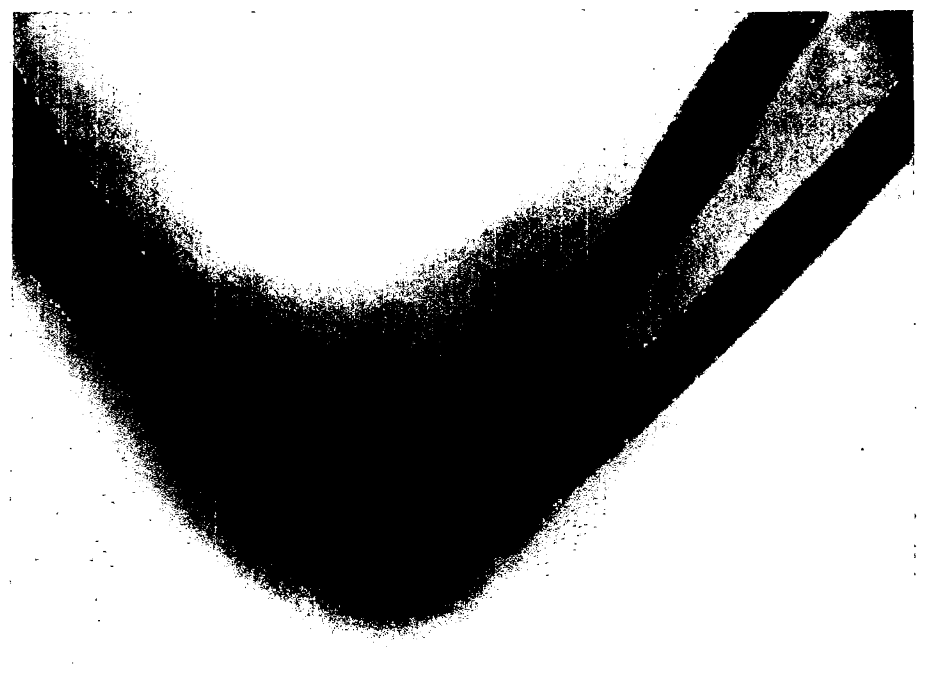

Abb. 227. Fall Abb. 226 ausgeheilt.

in dem das Röntgenbild eine funktionelle Tätigkeit erlaubt. Die Ausbildung darf der sonst unvermeidlichen Contracturen wegen nicht bis in alle Einzelheiten abgewartet werden. Stillstand der Erkrankung und eben beginnende Heilung sind der Zeitpunkt, in dem der Röntgenologe eine schonend zu beginnende Übungstherapie befürworten muß. Primärer Sitz in der Radiusmetaphyse er-

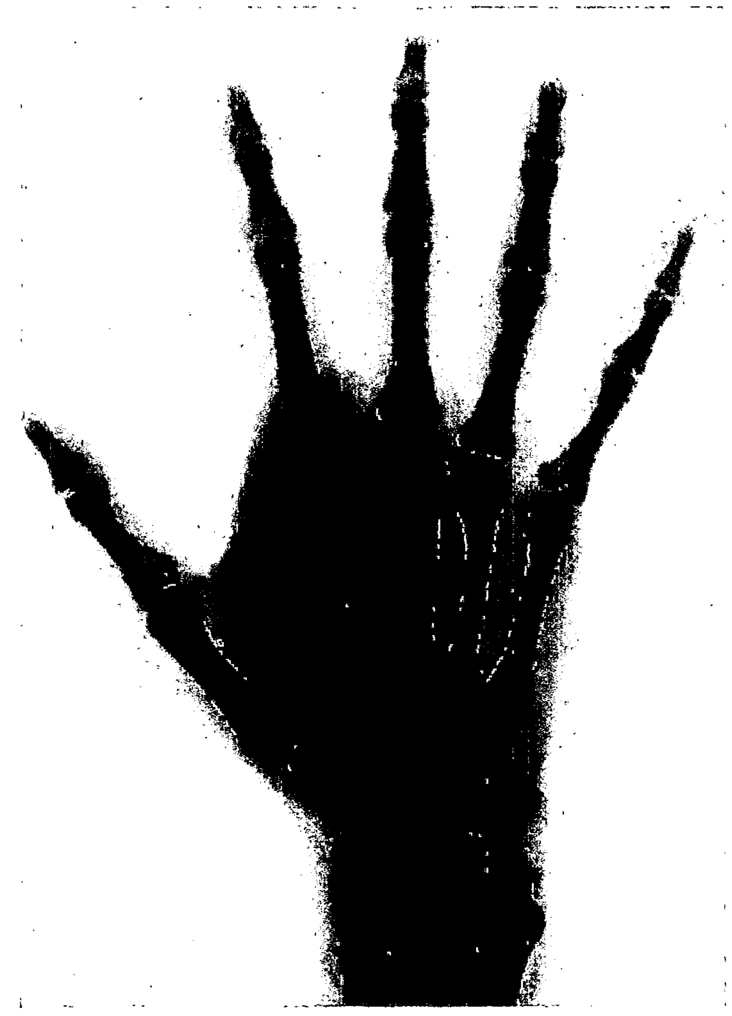

Abb. 228. Ostitis und Periostitis metacarp. II.

fordert gleiche Maßnahmen. Die Metakarpalknochen erfahren höchst selten durch die Erkrankung eine Verkürzung. Dabei ist interessant, zu verfolgen, wie erfolgreich sich der Knochen verteidigt. Diaphysenspangen von $^1/_3-^1/_4$ des ursprünglichen Umfangs erhalten zunächst die Länge, um sich durch Sklerose zu derben Pfeilern umzubilden. Kleine Knochenhöhlen kleiden sich nicht zu selten wieder mit Strukturgewebe aus, überflüssige Anhängsel, Ecken und Vorsprünge fallen sinngemäßer Resorption anheim.

Bei Spina ventosa mit ihrem mehr osteomyelitisähnlichen Bild und der für diaphysäre Lokalisation typischen Periostreaktion sind Resorption, Demarkation und sklerotische Verdickung, die sich genau verfolgen lassen, die Stadien, die zur Ausheilung führen. So häufig das Röntgenbild auch sequester-

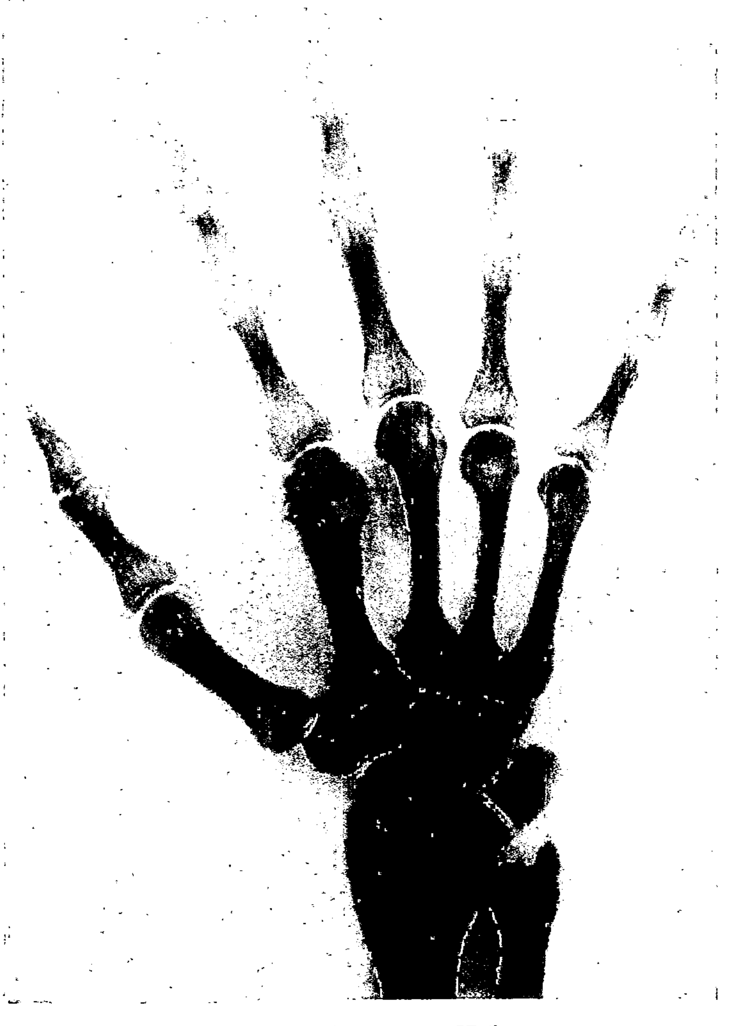

Abb. 229. Fall Abb. 228 in Heilung.

bildende Vorgänge vermuten läßt, so selten tritt hier die wirkliche Abstoßung eines Sequesters in Erscheinung. Die mächtigen periostalen Schalenbildungen werden teils resorbiert, teils an die Compacta angelagert; die scheinbar aus dem Zusammenhang gelöste Diaphyse erweist sich auf einmal sehr lebensfähig und übertrifft an Kalkgehalt bald die Nachbarknochen.

Wirklichen, auf der Platte konstatierten Sequestern gegenüber ist folgendes Verfahren empfehlenswert: Sequester bei geschlossener reiner Tuberkulose der

Epiphysen und Metaphysen dürfen notiert, aber sonst in Ruhe gelassen werden, da eine langsame Resorption oder eine Reorganisation unser Handeln überflüssig machen. Bei in einer Knochenhöhle eingeschlossenen Sequestern — meist in der Metaphyse —, die mit einem mehr oder weniger langen Fistelgang mit der

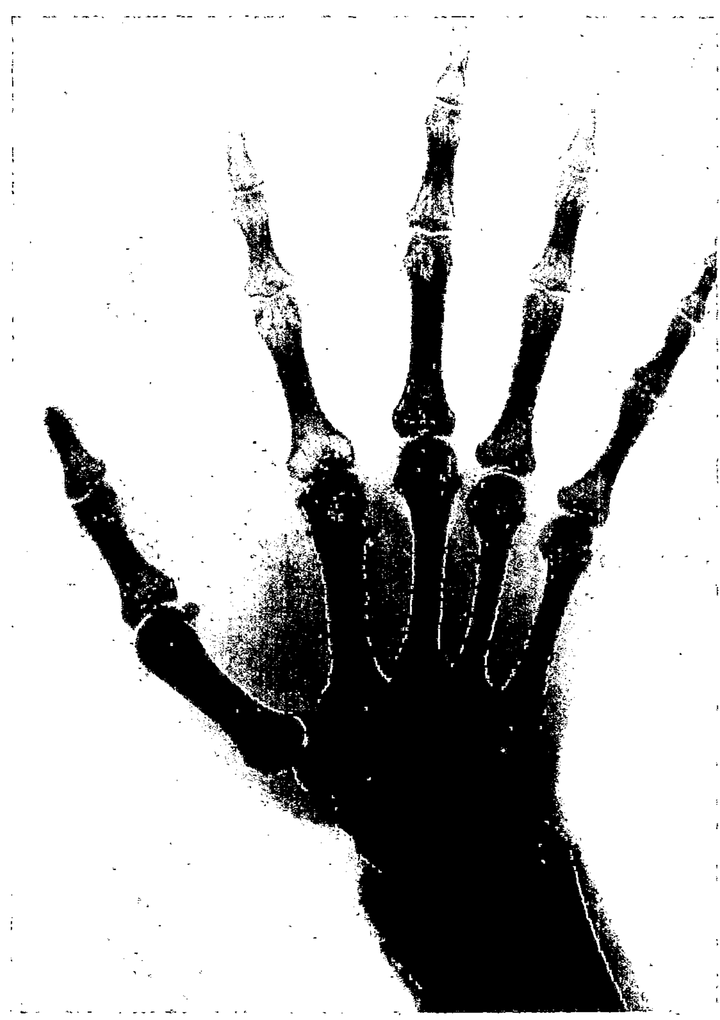

Abb. 230. Fall Abb. 228 geheilt.

Oberfläche in Verbindung stehen, sind die eben erwähnten Vorgänge zu selten, um damit rechnen zu können. Ob der Weg — anatomisch — für eine spontane Ausstoßung frei liegt, muß das Röntgenbild entscheiden und ebenso die Richtung einer hin und wieder nötig werdenden Sequestrotomie, d. h. die Art, auf die am schonendsten in die Höhle zu gelangen ist.

Dies in kurzen Zügen einige Bemerkungen zu den häufigeren Lokalisationen. Die Mannigfaltigkeit des Röntgenbildes bei chirurgischer Tuberkulose ist groß

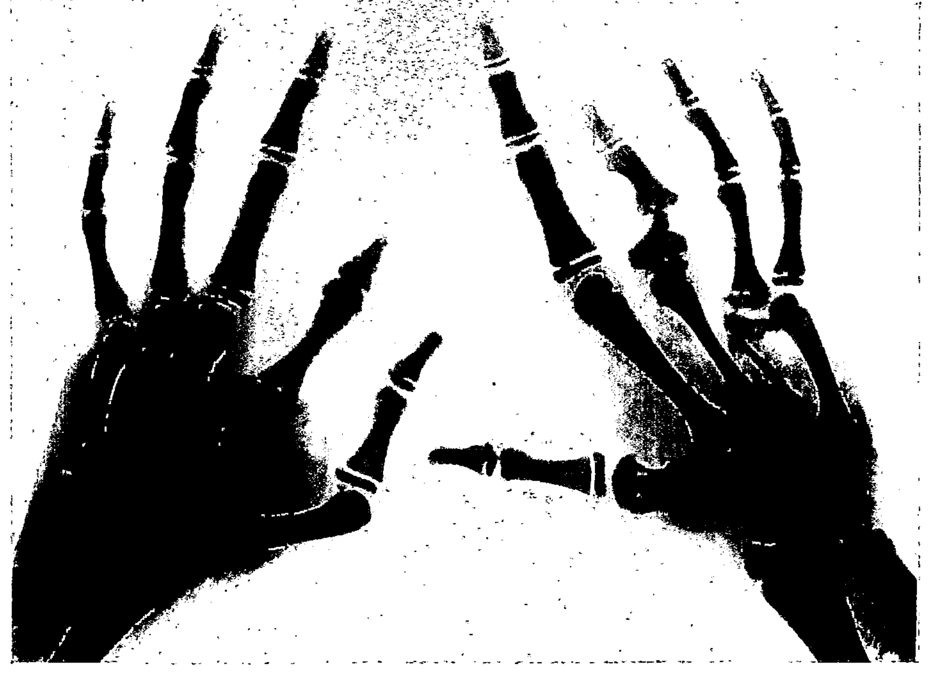

Abb. 231. 14jähriger Knabe. Affektionen des Metacarp. 2 und 3 der linken Hand und 2. Phalange des Mittelfingers, Metacarpus 5, rechts die Basen sämtlicher Metacarpalia, Metacarpus 2. Mittelphalange des Zeigefingers, Grundphalange des Mittelfingers affiziert.

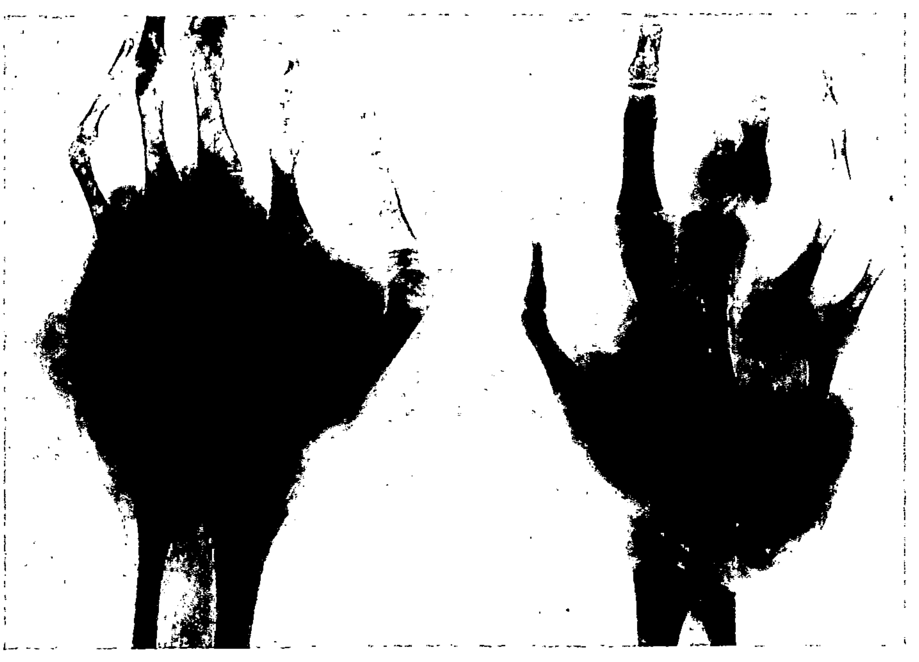

Abb. 232. Derselbe Fall nach 10 Monaten ausgeheilt.

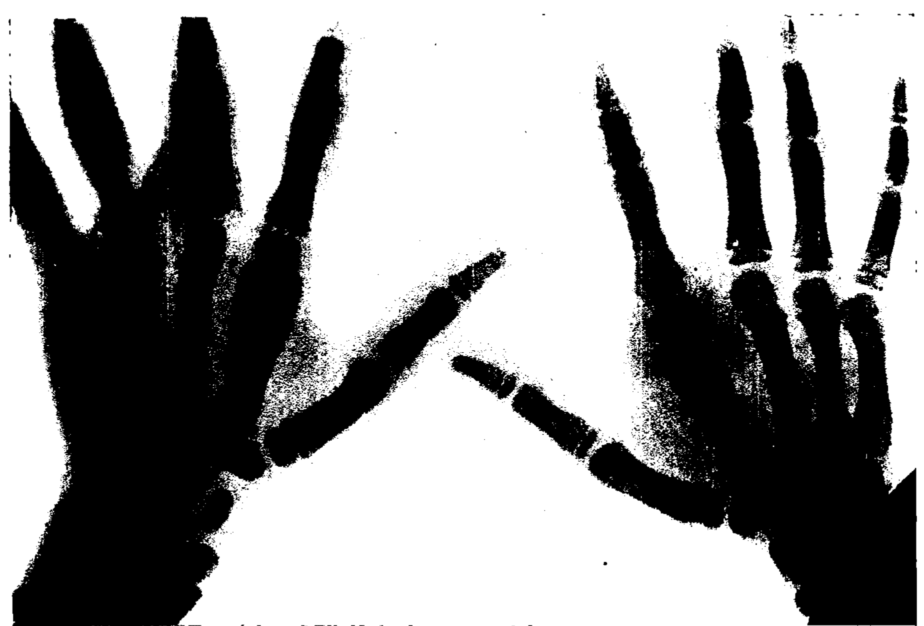

Abb. 233. Multiple Spinae ventosae.

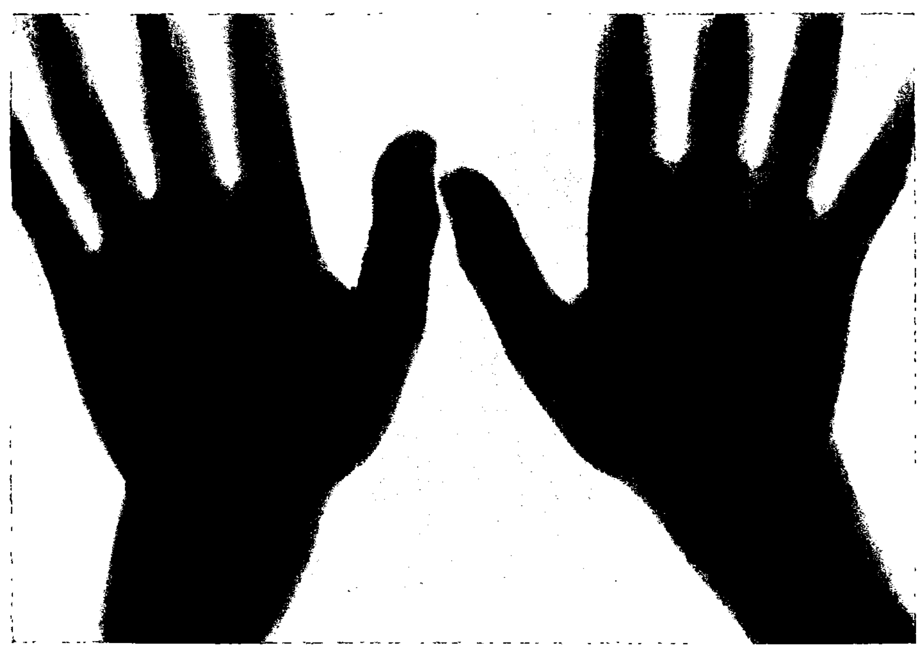

Abb. 234. Fall Abb. 235. Ausheilung nach Jahresfrist.

und dessen Studium äußerst interessant. Es handelt sich, dem Charakter der Affektion entsprechend, nicht um große, durch Ausdehnung und Mächtigkeit der Erscheinungen imponierende Reaktion des sich verteidigenden Körpers, sondern um eine mehr ins Detail der Struktur gehende Feinarbeit, der zu folgen

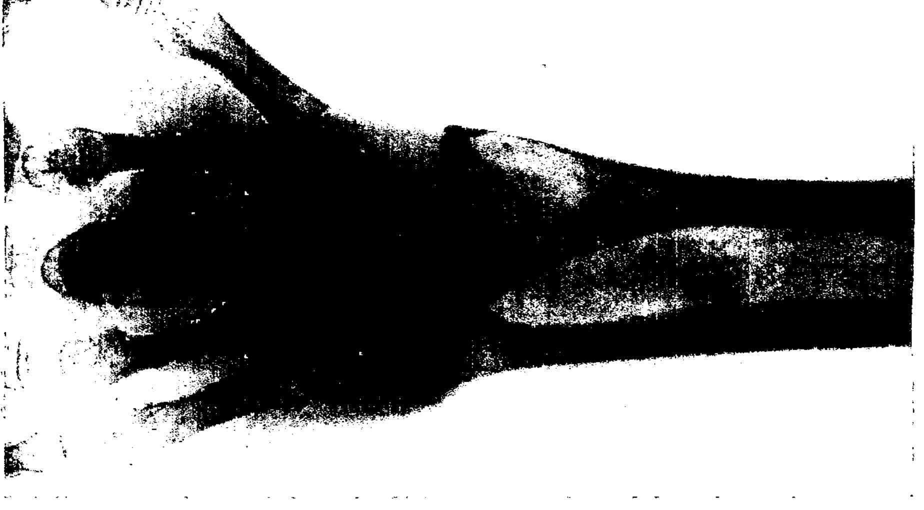

Abb. 236. Dieselbe ausgeheilt. Rückkehr der normalen Knochenstruktur und Gelenkbeziehungen.

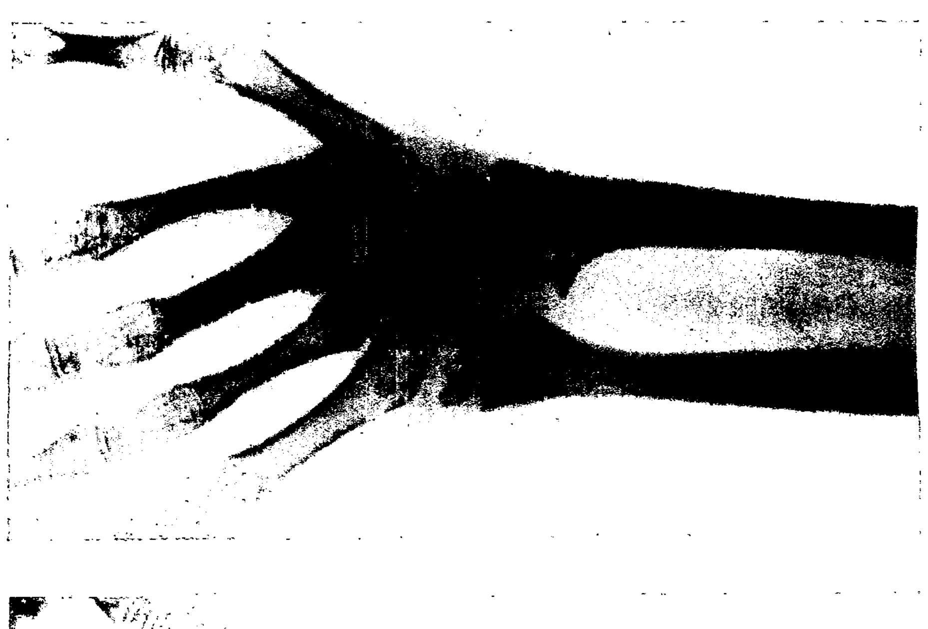

Abb. 235. 7jähriges Mädchen. Auftreibung der Gelenkenden von Ulna und Radius. Tuberkulose der meisten Handwurzelknochen. Spinae ventosae.

und deren Resultate zu sammeln von besonderem Reize ist. Die beste Technik ist für diese Beobachtungen die gerade genügende und die sorgfältige Aufnahme durch den Arzt selbst von größtem Vorteil. Auch für unsere Zwecke stellt sich die Verbesserung, welche die auf Buckys System aufgebaute Potter-Bucky-Blende gebracht hat, als eine Errungenschaft heraus, die wir nicht mehr missen möchten. —

IX. Heliotherapie und Rekonvaleszenz.

Die klinischen und röntgenologischen Resultate, die wir mittels der Heliotherapie erzielt haben, erlauben uns, zu behaupten, daß diese Methode den höchsten Ausdruck der Orthopädie und der konservativen Chirurgie in sich schließt. Durch dieselbe werden blutige Operationen und nicht wieder gutzumachende Verstümmelungen vermieden, sie garantiert die Unversehrtheit der Haut, der Muskeln und des Bandapparates, begünstigt damit die Wiederkehr der Gelenkfunktionen und gibt dem Organismus die Harmonie seiner Linien zurück. Dank dieser Methode werden anstatt mißgestalteten Menschen normale arbeitsfähige Individuen ihrer Mitwelt zurückgegeben.

Die Heliotherapie ist nicht nur für die vermögende Klasse bestimmt, sie ist in erster Linie in sozialem Sinne ökonomisch, denn es kostet eine Gemeinde weniger, einem ihrer Mitbürger eine vollständige Heilung zu verschaffen, selbst durch eine bis 2 Jahre dauernde Liegekur in der Sonne und Höhenluft, als dessen Wert durch eine verstümmelnde Operation dauernd vermindert zu sehen.

Wir können es uns nicht versagen, hier ein Wort Prof. BARDENHEURS, eines bekannten Interventionisten, der unsere Anstalten in Leysin besuchte, anzuführen. Gestützt auf seine im Bürgerspital zu Köln gemachten Erfahrungen, empfiehlt er, die Heliotherapie womöglich auch in der Ebene zu versuchen. Er verhehlt sich allerdings nicht, daß die am schwersten Erkrankten doch in die Höhe in eine Anstalt geschickt werden müssen.

„Die Verpflegung der Kranken an solchen Orten", fährt er fort, „kommt den Gemeinden nicht teurer zu stehen; im Gegenteil, in Wirklichkeit billiger, und hierbei wird eine größere Zahl von Tuberkulösen nicht nur dem Leben, sondern auch als leistungsfähige Bürger, ohne verkrüppelt zu sein, ohne ein verkürztes Bein, ohne ein versteiftes Gelenk zu haben, ohne ein Bein oder einen Arm verloren zu haben, der Kommune erhalten, während sie sonst weit längere Zeit in den Spitälern liegen, oft genug dahinsiechen und ihr Leben einbüßen."

Ein solches Wort aus dem Munde eines Mannes, der in der Geschichte der Entwicklung der Knochen- und Gelenkchirurgie immer unter den Ersten genannt wird, dürfte wohl schwerwiegend in die Wagschale fallen.

In demselben Sinne äußerst sich Prof. WITTEK aus Graz, der für die Behandlung chirurgischer Tuberkulose in erster Linie die Heliotherapie empfiehlt gegenüber der von anderer Seite aufgestellten — übrigens völlig unbegründeten — Behauptung, daß die chirurgische Tuberkulose vorwiegend die ärmeren Volksschichten befalle, und gegenüber der damit verbundenen Forderung, für derartige Fälle eine im Gegensatz zur Heliotherapie kürzere und weniger kostspielige Behandlungsmethode, d. h. eine Operation zu wählen, damit die Heilung so rasch als möglich erfolgen kann.

„Gerade wenn es sich um armer Leute Kinder handelt, so ist weniger darauf Wert zu legen, daß die Heilung so rasch als möglich, sondern daß dieselbe so gut als möglich erfolge, d. h., es muß ein arbeitsfähiges Individuum in den Kampf ums tägliche Brot hinausgeschickt werden, mit bestmöglichster Funktion seiner Gliedmaßen. Und jeder objektive Fachmann, der mit eigenen Augen das Krankenmaterial der Leysiner Anstalten sieht, wird zugeben müssen, daß funktionelle

Resultate, wie sie die Sonnenbehandlung zeitigt, bisher von keiner anderen Behandlungsmethode der chirurgischen Tuberkulose erreicht wurden.“

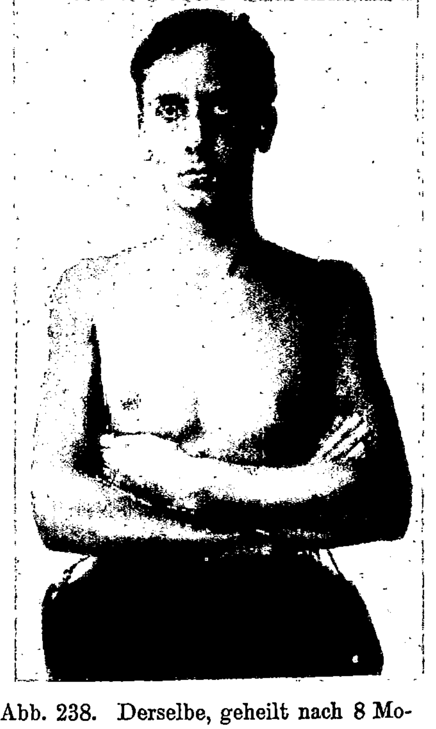

Abb. 237. Bursitis tuberculosa subdeltoidea. Schlechter Allgemeinzustand.

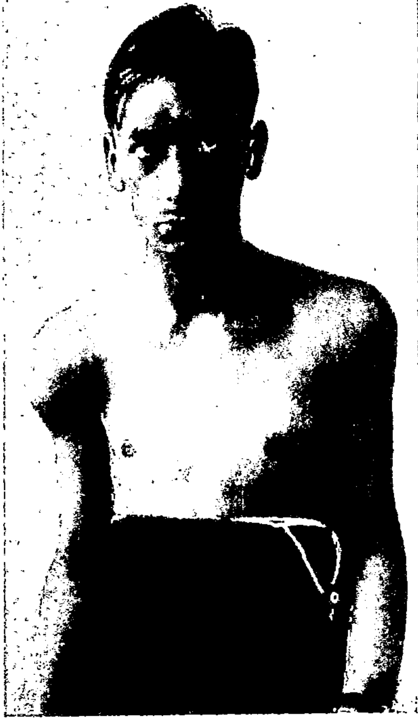

Abb. 238. Derselbe, geheilt nach 8 Monaten.

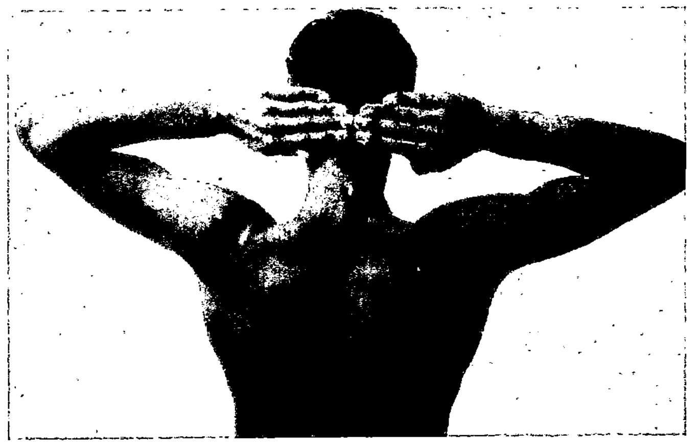

Abb. 239. Derselbe Fall; zeigt athletische Entwicklung der Muskulatur.

Somit gewinnt die Heliotherapie eine soziale Bedeutung, die nicht weniger wichtig ist als ihre therapeutische. Es darf daran festgehalten werden, daß die Bekämpfung der Tuberkulose vor allem eine ökonomische und soziale Aufgabe darstellt.

Mit der Heilung tuberkulöser Krankheitsherde hat übrigens der Kampf gegen die Krankheit selbst nicht aufgehört. Es muß alles daran gesetzt werden, um einen Rückfall zu vermeiden, durch welchen der mühsam erreichte Erfolg vernichtet werden könnte. Hierzu ist erforderlich, daß das von der Tuberkulose befallene Individuum in Verhältnissen lebt, die den natürlichen Verteidigungskräften seines wiederhergestellten Organismus gestatten, weiterhin den Sieg über den Feind zu behalten.

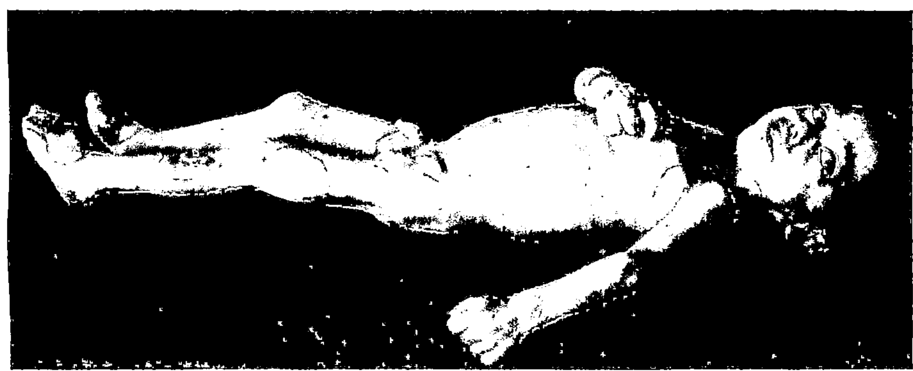

Abb. 240. 4½ jähriger Patient mit 34 Herden von Ostitis, Periostitis, Adenitis, mit zahlreichen Fisteln. Vorgeschrittene Tuberkulose der beiden Füße und der rechten Hand. Schwere linksseitige Lungentuberkulose. Peritonitis. Kachexie.

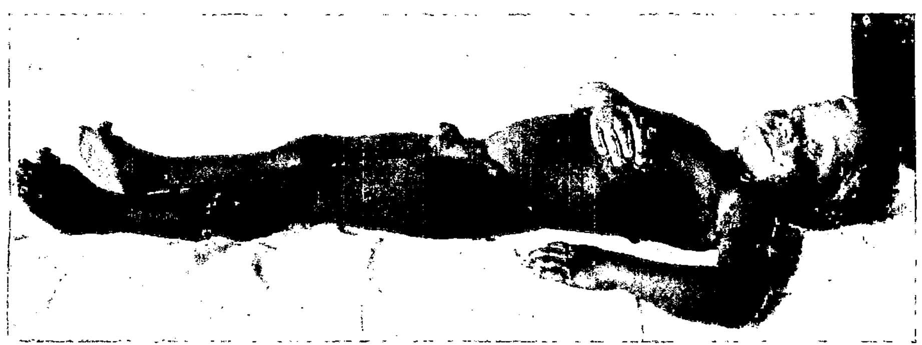

Abb. 241. Derselbe. Zustand nach 1 Jahr. Wiederherstellung der Muskulatur und des Allgemeinzustandes.

Läßt man die im Hochgebirge oder auf dem Lande geheilten minderbemittelten Rekonvaleszenten in ihre Werkstatt und ungesunde Wohnung zurückkehren, so werden sie infolge schlechter hygienischer Verhältnisse stetig von einem Rückfall bedroht. Die gleichen, den Organismus schwächenden Einflüsse, welche den ersten Anfall bewirkt haben, können ebensoleicht einen Rückfall herbeiführen. Für die Vermeidung derartiger Rückfälle gelten denn auch die gleichen Vorsichtsmaßregeln, die für seine Heilung als unerläßlich erachtet wurden, nämlich die Verbringung des Rekonvaleszenten in Lebensbedingungen, welche ihm gestatten, möglichst viel in freier Luft und Sonne zu leben, selbst wenn er dadurch gezwungen wäre, seine bisherige Beschäftigung aufzugeben.

Mehr als jeder andere Beruf eignen sich Gartenbau und Landwirtschaft für die geheilten Lungen- und Knochentuberkulösen. Man wird vielleicht einwenden,

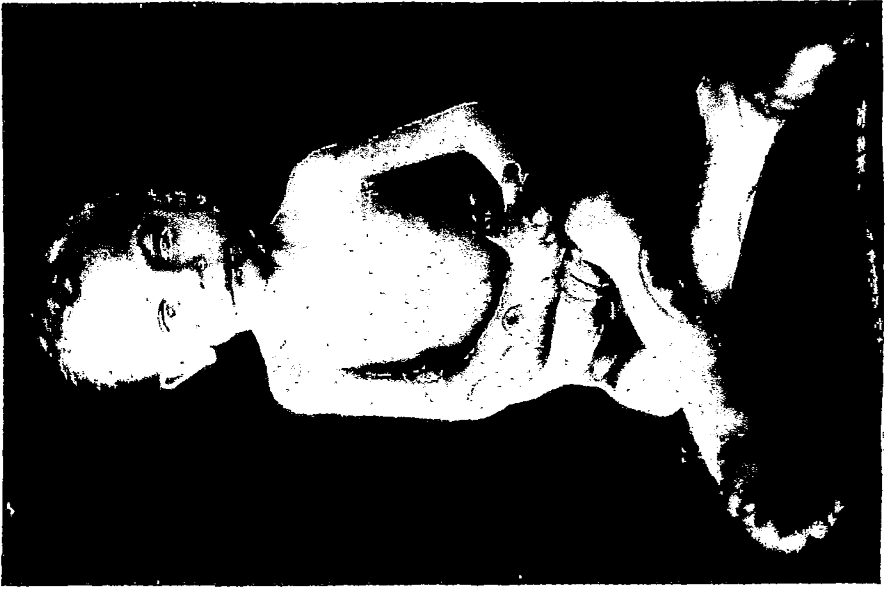

Abb. 243. Derselbe geheilt.

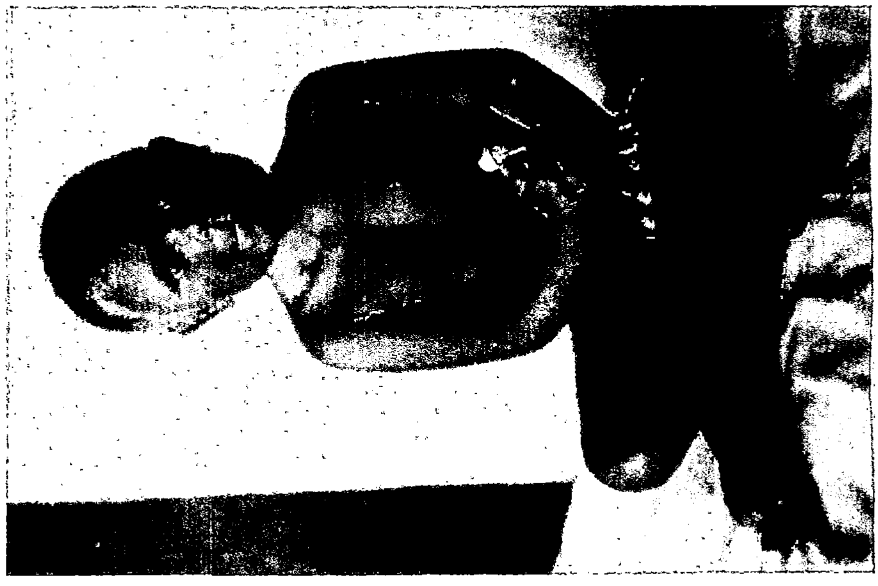

Abb. 242. Derselbe von vorn gesehen bei der Ankunft.

daß die schweren Feldarbeiten zu hohe Anforderungen an die Körperkräfte stellen, und daß zahlreiche frühere Patienten hierzu nicht imstande sein werden. Aber gerade sie haben sich an Luft und Sonne genügend abgehärtet, ihre Muskulatur wunderbar entwickelt und einen derartigen Grad von Widerstandsfähigkeit erreicht, daß viele Arbeiter der Ebene sie darum beneiden könnten. So sind sie durchaus imstande, die meisten, wenn auch anstrengenden, dafür aber gesunden Landarbeiten zu verrichten.

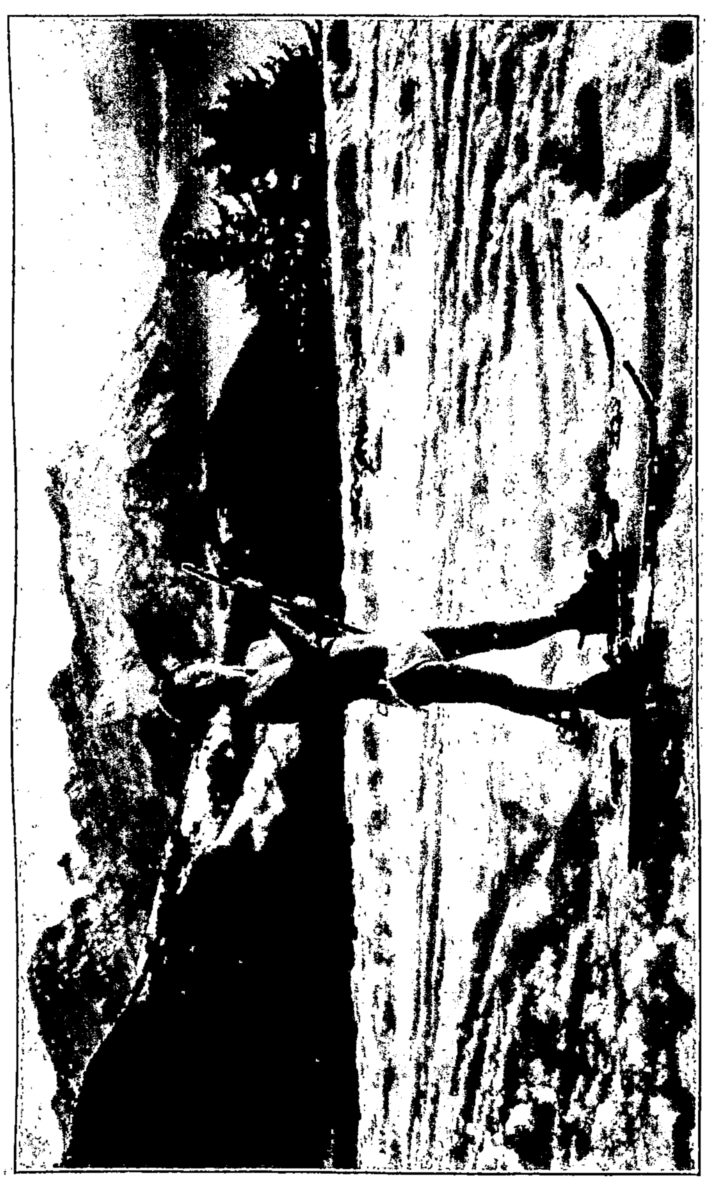

Abb. 244. Derselbe als Skiläufer.

Indem wir sie auf diesen Weg weisen, eröffnen wir den früheren Kranken nicht nur günstigere Aussichten für ihr Gesundbleiben, sondern leisten auch dem Staat einen doppelten Dienst:

1. Die Erhaltung bei guter Gesundheit einer großen Anzahl von Individuen, die unter anderen Lebensverhältnissen Gefahr laufen, wieder zu erkranken und

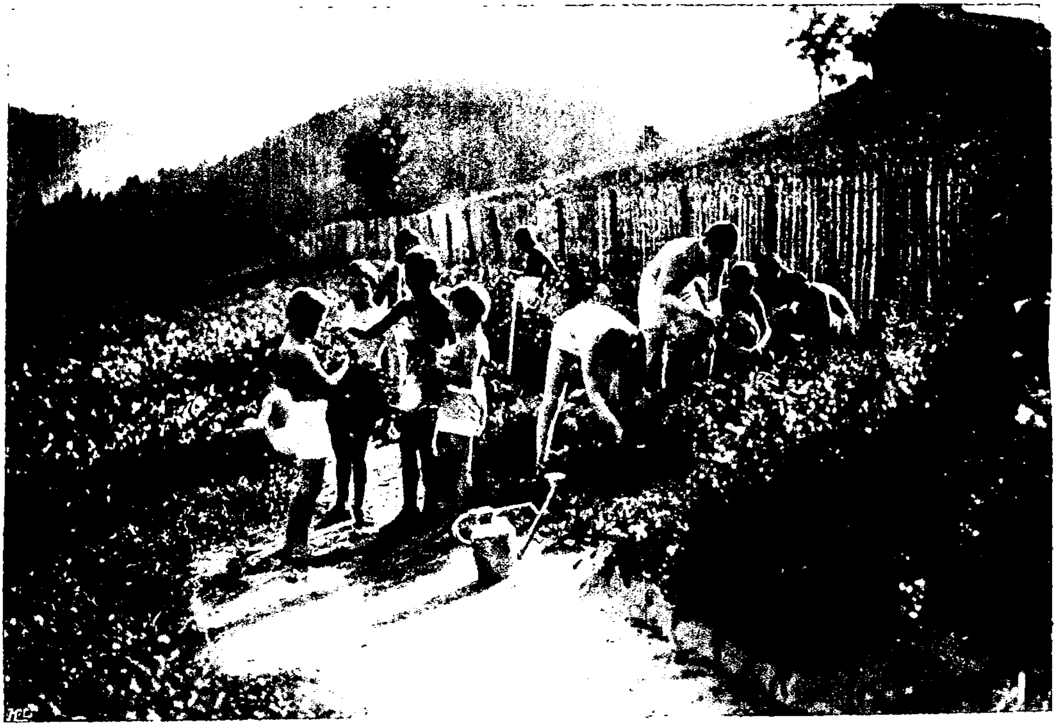

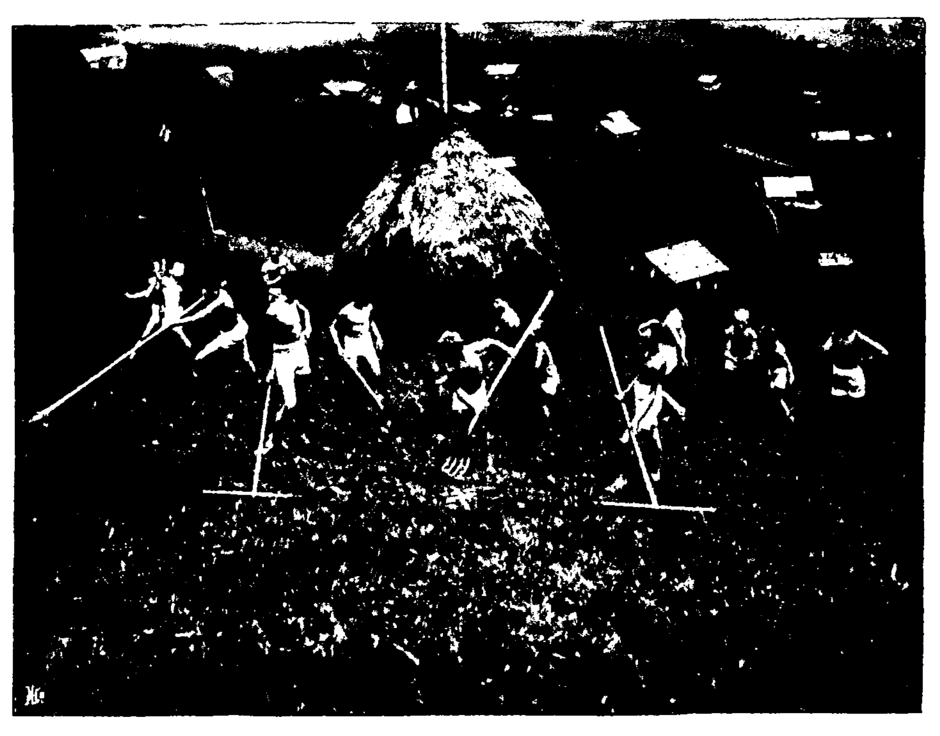

Abb. 245. Derselbe (✕) als Gärtner.

Abb. 246. Derselbe (✕) beim Heuen.

der Gemeinschaft zur Last zu fallen, während sie andrerseits imstande wären, ihren Lebensunterhalt weiter zu verdienen.

2. Heranbildung von Landarbeitern und Wiedererstattung der Arbeitskräfte an die Landwirtschaft, an denen es ihr seit langem mangelte.

Diese Prinzipien fanden ihre erste praktische Anwendung in Form einer von uns Mitte März 1919 in Saxon (Kanton Wallis) ins Leben gerufenen Gartenbaukolonie, die für rekonvaleszente tuberkulöse Schweizer Soldaten bestimmt war. In einem günstigen Klima lebend, befaßten sie sich mit der Erstlingsgemüsezucht, und zwar unter Aufsicht eines erfahrenen Gärtnermeisters, der sie mit dem Garten- und Gemüsebau vertraut machte. Der Gesundheitszustand unserer Rekonvaleszenten wurde durch diese Wiederaufnahme des tätigen Lebens sehr begünstigt, und nach einigen Tagen der notwendigen Angewöhnung waren sie bereits imstande, ohne Überanstrengung und Ermüdung ein normales Arbeitsquantum zu liefern.

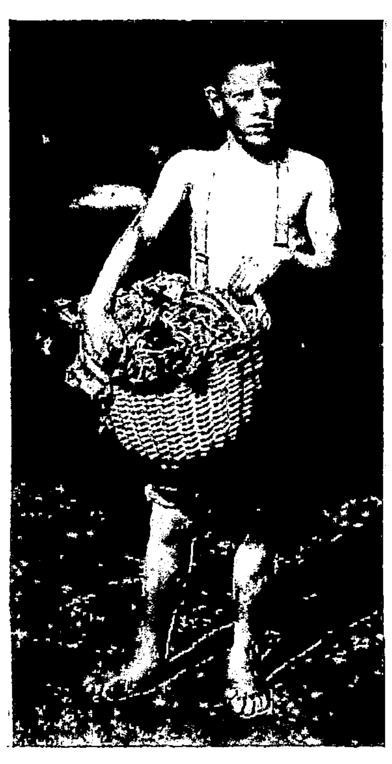

Abb. 247. Derselbe. 10 Jahre später. Patient war in der Zwischenzeit in einem Waisenhaus versorgt. Er ist ein äußerst brauchbarer Arbeiter geworden.

Wegen Mangels an genügend großen Räumlichkeiten konnte dieser äußerst bescheidene, wenn auch hinsichtlich praktischen Wertes durchaus ermutigende Versuch in Saxon nicht weiter verfolgt werden. Jedoch wurde das Werk auf einer viel breiteren Grundlage durch eine Kommission unter dem Vorsitz des schweizerischen Oberfeldarztes wieder aufgenommen, die im Kanton Tessin Grund und Boden erworben hat, woselbst eine Gartenbau- und Landwirtschaftskolonie angelegt wird, welche zu den schönsten Hoffnungen berechtigt.

Langsam fortschreitende Arbeitskur in der Sonnenheilanstalt, Rückkehr zur normalen Tätigkeit in der Gartenbau- oder Landwirtschaftskolonie sind die für unsere Patienten vorgesehenen Etappen auf dem Wege zur Wiederaufnahme der Arbeit, deren therapeutischen, moralischen und ökonomischen Wert im Kampfe gegen die Tuberkulose wir stets betont haben.

Das Publikum muß sich für diese Frage interessieren und zur Lösung derselben im Sinne der angegebenen großen Richtlinien beitragen. Die früheren Tuberkulösen bilden ein wirklich nützliches Kapital für die Gesellschaft erst dann, wenn ihnen die Möglichkeit geboten ist, sich bei gutem Gesundheitszustand zu erhalten. Auf dem Lande sind sie mit frischer Luft und Sonne in stetiger Berührung und leben sie in den zur Erhaltung ihrer Lebenskraft günstigsten Bedingungen.

Die in sozialer Hinsicht so warm empfohlene Rückkehr zum Lande ist nicht weniger wünschenswert für die Erhaltung der Volksgesundheit. Zudem könnten dadurch die Großstädte, „jene Abgründe des Menschengeschlechts", diese Anziehungszentren, welche drohen, nach und nach alle Lebenskraft, alle Energie des Landes auf Kosten unserer physischen und moralischen Gesundheit aufzusaugen, entlastet werden.

Die Unterbringung geheilter Tuberkulöser auf dem Lande, wo sie mit ihrer Familie Aufenthalt nehmen, käme auch ihren Angehörigen zugute, und man würde vielleicht eines Tages zu dem scheinbar paradoxen Ergebnis gelangen, daß dank der zur Landwirtschaft zurückgekehrten früheren Tuberkulösen und ihren immer kräftiger werdenden nachfolgenden Generationen eine äußerst widerstandsfähige und gesunde Rasse entstanden ist.

X. Prophylaxe.

Die prophylaktische Sonnenkur.

Gestattet die Heliotherapie einerseits die Heilung der verschiedenen — selbst vorgeschrittenen — tuberkulösen Affektionen sowie die Vermeidung von Rückfällen, so kann sie andrerseits der menschlichen Gesellschaft einen noch viel größeren Dienst leisten, nämlich denjenigen, den Ausbruch der Tuberkulose zu verhüten.

Nach heutiger Auffassung vollzieht sich die tuberkulöse Infektion im allgemeinen in den Kindheitsjahren. Beim Eintritt ins erwachsene Alter haben alle oder fast alle Kinder (95%) sich bereits mit dieser Infektionskrankheit abfinden müssen.

Bekanntlich erfolgt die Ansteckung auf dem Atmungs- und oft auch auf dem Verdauungswege. Durch den Lymphstrom weitergeleitet, werden die Bacillen zunächst in den Lymphdrüsen festgehalten. Befindet sich der Organismus in einem Zustand guter Widerstandsfähigkeit, so hält die Infektion an der ersten Drüsenbarriere nicht nur an, sondern sie wirkt als eine Art Selbstimpfung, die dem Kinde einen relativen Schutz für die Zukunft sichert. Die hohe Bedeutung dieses lebenswichtigen Verteidigungsaktes ergibt sich ganz besonders aus der heute allgemein anerkannten Theorie, wonach die Tuberkulose Erwachsener fast immer eine endogene Rückansteckung ist, die auf das Wiederaufflackern einer von der Kindheit her datierenden und in den Drüsen latent zurückgebliebenen Infektion folgt.

Da nun der Krankheitskeim im Kindesalter in den Körper gelangt, so muß man ihn gerade in dieser Periode bekämpfen und unschädlich machen, um sein späteres Wiedererwachen zu verhindern. Zu diesem Zwecke genügt es, die Widerstandsfähigkeit des Kindes zu heben und alles zu vermeiden, was sie herabsetzen könnte.

Nun hat die Erfahrung gelehrt, daß es kein wirksameres und sicheres Mittel zur Erreichung des erstrebten Zieles gibt als die Sonnenbehandlung in Verbindung mit der Freiluftkur und rationeller Bewegung. Seit Beginn unserer Tätigkeit haben wir ihre Anwendung für die Krippen und Waisenhäuser, Ferienkolonien und ganz speziell für öffentliche und Privatschulen empfohlen. Gerade in der Schule lassen sich die hygienischen Grundsätze den Kindern am besten einimpfen, angesichts der dort herrschenden dauernden Disziplin, die im Eltern-

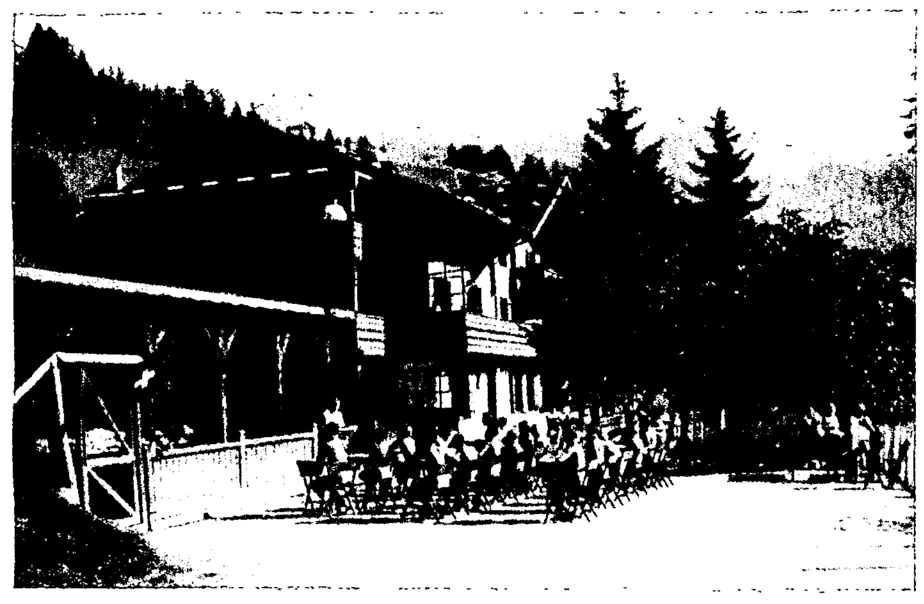

Abb. 248. Die Schule an der Sonne.

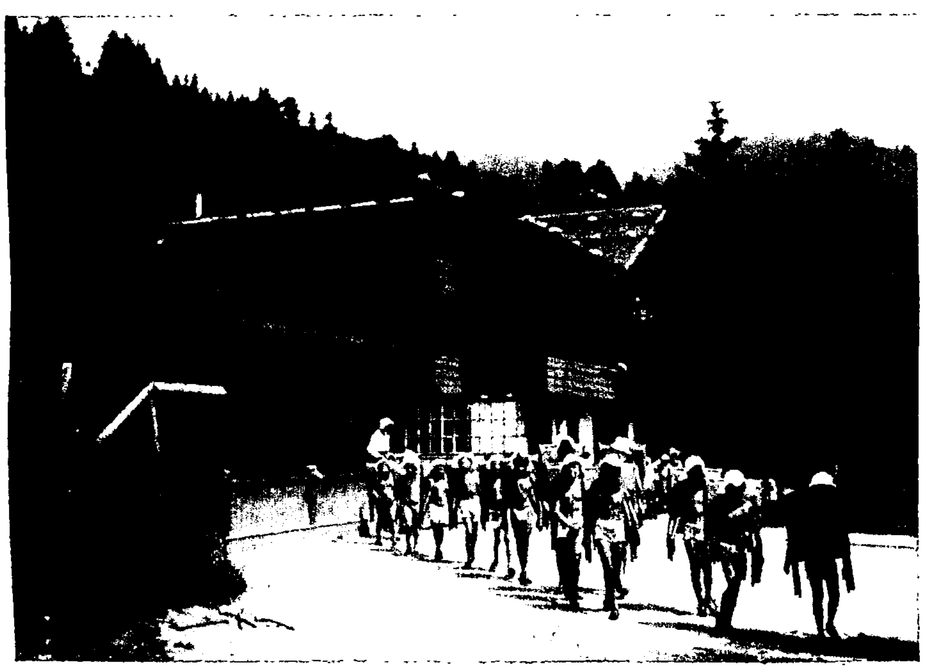

Abb. 249. Die „Wanderklasse".

hause oft fehlt. Es darf nicht vergessen werden, daß die körperliche Entwicklung des Kindes während seines Wachstums einen großen Einfluß auf seine ganze Existenz ausübt, daß die kindliche Natur für äußere Einflüsse ganz besonders empfänglich ist, und daß die Schule gleichsam eine Form darstellt, in welcher sie die erste Umwandlung erfährt.

Die hygienischen Prinzipien, an die sich das Kind in der Schule gewöhnt hat, werden ihm zum Bedürfnis. Es wird sie während der Jugend und auch im reifen Alter beibehalten und den eigenen Kindern beibringen. Auf diese Weise werden sich die wohltuenden Ideen immer mehr verbreiten, dank welcher kräftigere und besser gegen die Tuberkulose ausgerüstete Generationen heranwachsen können.

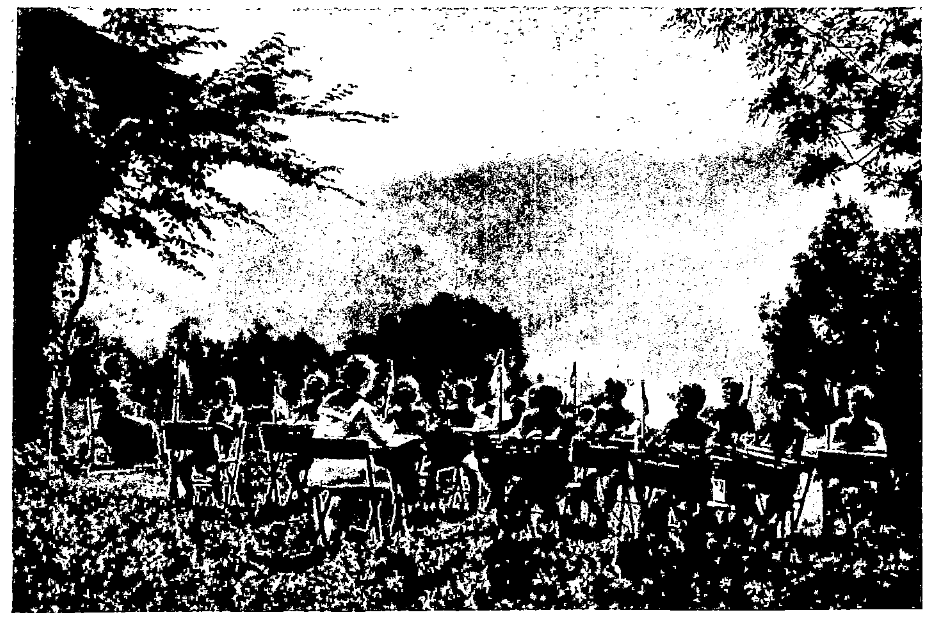

Abb. 250. Die Schule an der Sonne, bei einem Chalet installiert.

Indem sie die Kinder der Sonne, der Luft und der Bewegung beraubt, wird leider die Schule oft zu einer Stätte des körperlichen Verfalls, an welcher der Geist allein, und zwar auf Kosten des Körpers ausgebildet wird. Wie oft ließen sich die durch Schulbänke verursachten schlechten Körperhaltungen, gekrümmten Rücken, eingedrückten Brustkasten durch eine besser verstandene Hygiene vermeiden. Ein bis zwei Stunden täglicher körperlicher Übungen in der Sonne bei entblößtem Oberkörper und nackten Beinen, so oft es das Wetter erlaubt, möglichst häufiger Unterricht im Freien, das sind die äußerst leicht ausführbaren Maßnahmen, die, ohne Gefährdung des Schulprogramms unserer Unterrichtsanstalten, geeignet wären, die Widerstandskraft unserer heranwachsenden Jugend wesentlich zu erhöhen.

Wir selbst unternahmen den ersten Versuch zur Anwendung der prophylaktischen Sonnenkur in der im Jahre 1910 in Cergnat bei Sepey (Ormontstal) gegründeten „Schule an der Sonne" („Les Noisetiers"). Diese Anstalt sollte einmal die schwachen und prädisponierten Kinder vor Tuberkulose schützen, andrerseits unsere kleinen Rekonvaleszenten wieder an ein normales Leben gewöhnen.

Das Haus hat zum Prinzip, die Kinder soviel wie möglich in der freien Luft und ganz besonders in der Sonne zu lassen. Anstatt sie in geschlossenem Raum zu unterrichten, wird der Unterricht im Freien erteilt. Ist das Wetter ungünstig,

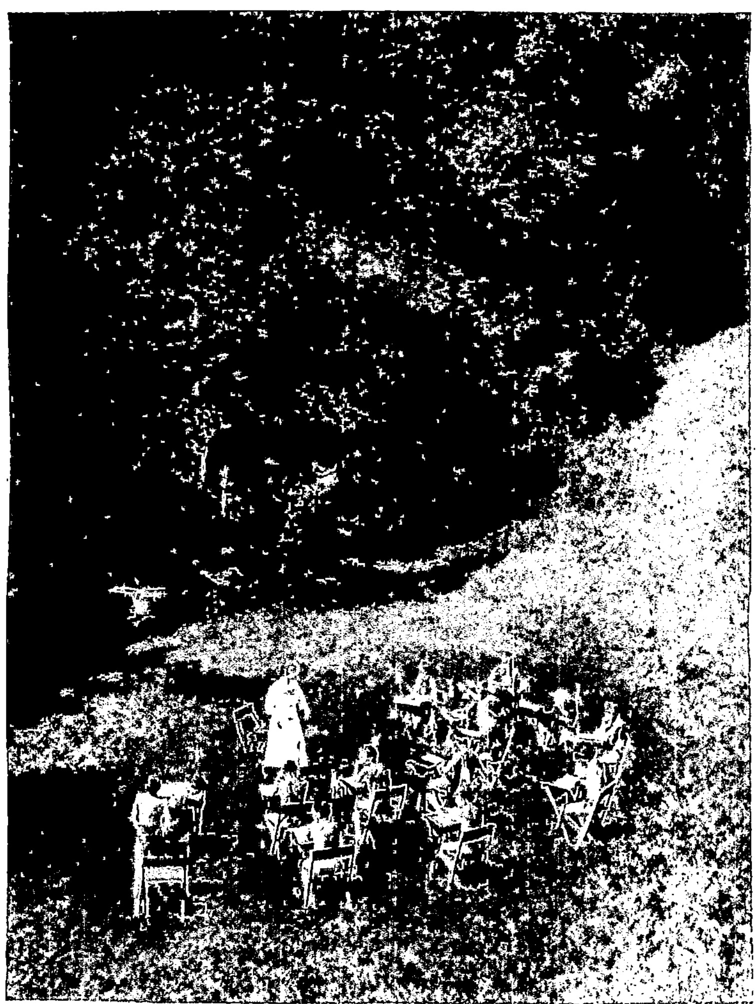

Abb. 251. Die Schule an der Sonne in einem Naturpark.

wird die Schule auf einer geschützten, aber nach Süden weit offenen Galerie abgehalten. Bei schönem Wetter findet sie im Felde statt, und zwar während des Sommers vorzugsweise in den Morgenstunden. Infolge des im Hochgebirge meist sonnigen Winters erleidet während dieser Jahreszeit die „Schule an der Sonne" für abgehärtete Schüler keine Unterbrechung.

Die Anfänge geschehen immer vorsichtig und progressiv, damit die Akklimatisierung Neuankommender nicht zu plötzlich erfolgt, was leicht zu unlieb-

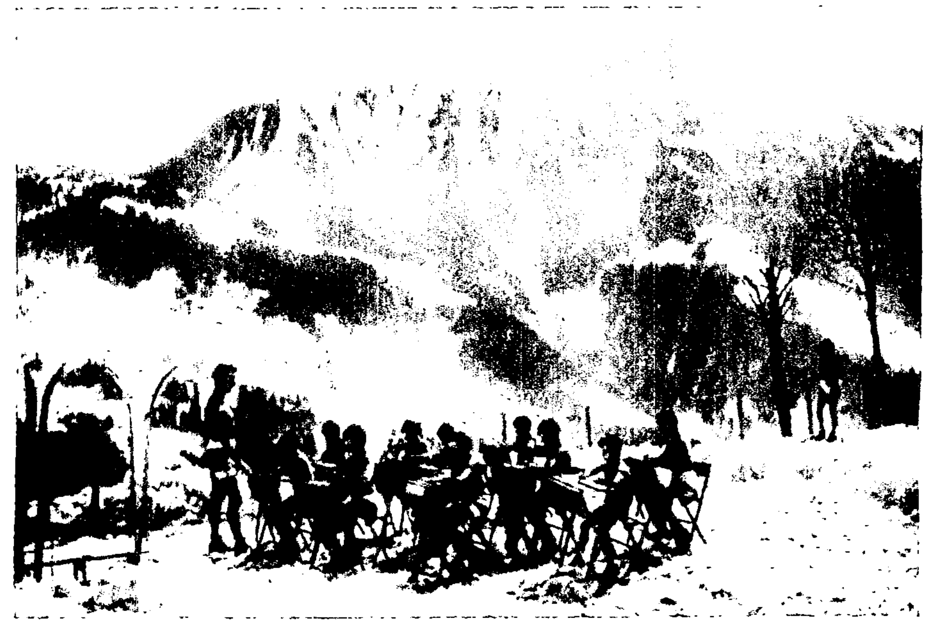

Abb. 252. Rationelle Muskelübung.

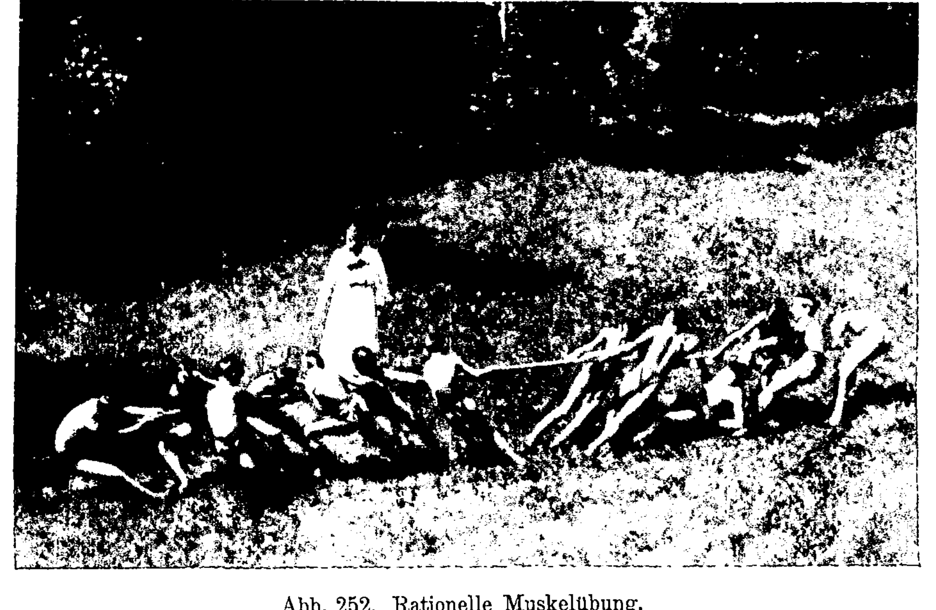

Abb. 253. Die Schule an der Sonne im Winter.

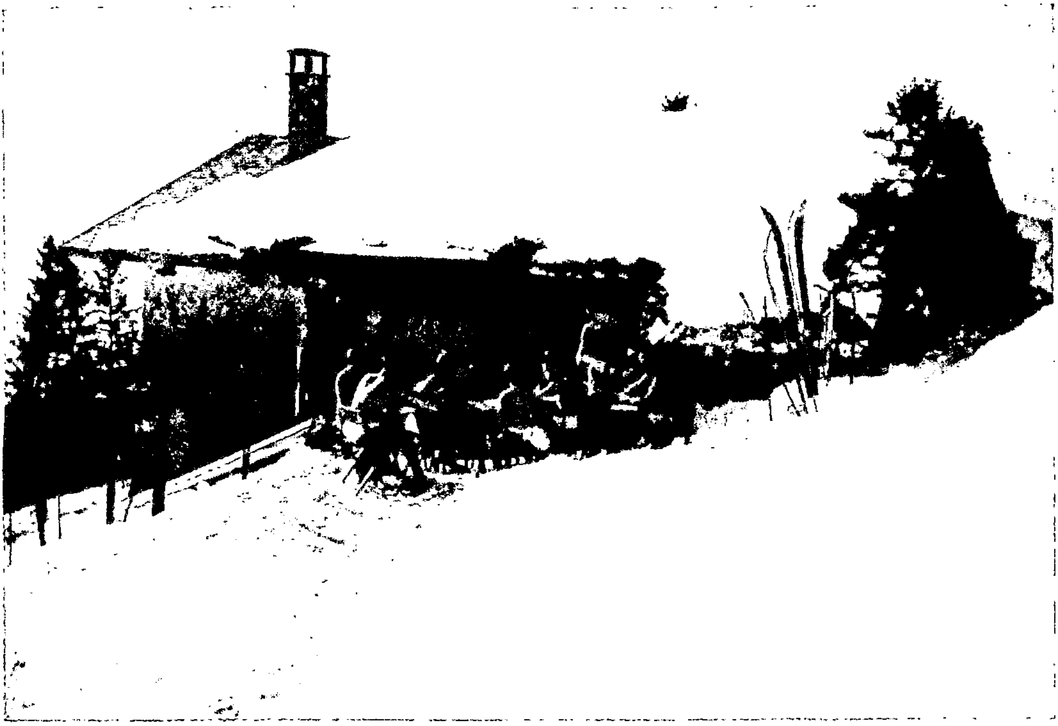

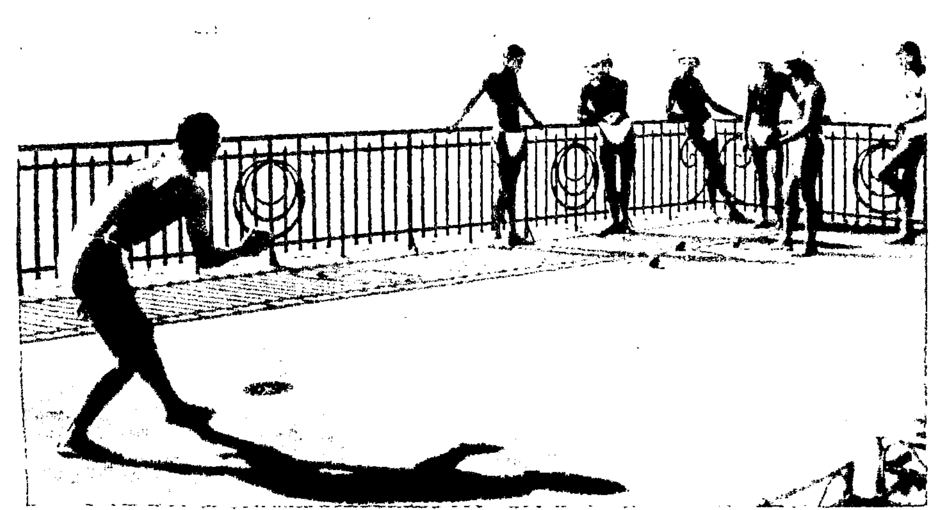

Abb. 254. Die Wanderklasse im Schutze eines Bergchalets.

Abb. 255. Spiel in der Sonne.

samen Störungen führen könnte. Bei denjenigen Kindern, die direkt von zu Hause kommen, wo sie, wie die meisten schwächlichen Kinder, verhätschelt wurden und trotz äußerst warmer Kleidung (oft gerade deshalb) beim geringsten Temperaturwechsel an Katarrhen, Bronchitis oder Angina leiden, ist besonders Vorsicht nötig. Wir setzen sie nicht plötzlich der freien Luft und Sonne aus, sondern verfolgen dabei eine sorgfältige Steigerung, um sie mit der Sonne vertraut zu machen und sie an die neue Lebensweise zu gewöhnen, die von der früheren grundverschieden ist: mäßige, mit einer Erholungs- und Ruhepause abwechselnde Übung, anfangs sehr kurze, dann an Dauer zunehmende und stufenweise von den Unterextremitäten über den ganzen Körper sich ausbreitende Sonnenbäder.

Einige Monate nachher sind die Kinder bereits wie umgewandelt. Die Haut wird braun, eine frischere Gesichtsfarbe tritt an die Stelle der früheren anämischen Blässe, die Körper- und Geistestätigkeit nimmt sichtlich zu. Der Allgemeinzustand hat sich erheblich gebessert, dank guten Appetits und eines gesunden Schlafs. Die früher so häufigen Anzeichen von Ermüdung nach der geringsten Anstrengung bleiben aus.

Daneben beobachten wir Zunahme des Hämoglobins bei Fällen von Anämie, Besserung der Atmung bei allen Kindern und ausgiebigere Lungenventilation, Zunahme des Körpergewichts und auffallende Entwicklung der Muskulatur.

Man wird es daher begreiflich finden, wenn wir angesichts dieses durchschlagenden Erfolgs, den wir in „Les Noisetiers" noch bei kränklichen, schwachen und äußerst erholungsbedürftigen Kindern zu erzielen vermochten, unsere Idee der „Schule an der Sonne" auf einer breiteren Grundlage aufgenommen und — wenigstens in den weiter oben angedeuteten Grenzen — auf die Schule im allgemeinen ausgedehnt sehen möchten. Hier dürften die Ergebnisse ganz besonders günstige sein, weil es sich der Mehrzahl nach um gesunde Kinder handelt, bei denen es ausschließlich auf die Vorbeugung gegen Krankheit ankommt.

„Wo die Sonne hinscheint, ist für den Arzt kein Platz", sagt ein altes Sprichwort, das in seiner etwas bildlichen Form einen großen Wahrheitskern enthält und uns den Weg zeigt, den wir zu beschreiten haben, um endlich der gefürchteten Menschenplage — der Tuberkulose — energisch zu Leibe gehen zu können. In der Tat stellt die Sonne die unvergleichliche Kampfwaffe dar, welche die weise Natur einem jeden in die Hand gibt, um sich der mannigfaltigen Krankheitsgefahren, die ihm in jedem Lebensalter drohen, erfolgreich zu erwehren.

Luft und Sonne gebührt fortan der weiteste Raum im Leben eines jeden Individuums, nicht nur während der Kindheit und in den Jugendjahren, d. h. in den Krippen, Waisenhäusern, öffentlichen Schulen und Privatlehranstalten, Gymnasien — wo das Sonnenbad obligatorisch werden sollte —, sondern auch im erwachsenen Alter, in der Kaserne und in den Städten überhaupt.

Eine rationelle Städtehygiene sollte dafür Sorge tragen, daß diese Ansicht immer mehr durchdringt, und daß in Zukunft beim Bau von Kasernen, Waisenhäusern, Schulen wie Privatwohnungen auf die Möglichkeit eines ungehinderten Luft- und Sonnenzutritts die weitgehendste Rücksicht genommen werde. Wir würden uns glücklich schätzen, wenn die Behörden, von dieser Idee durchdrungen, den Anstoß zu einer allgemeinen Bewegung gäben, die mit den althergebrachten Ansichten auf dem Gebiete der Bautätigkeit aufräumen würde, namentlich wenn es sich um Wohnhäuser der ärmeren Volksklassen handelt, denn die Sonne scheint für alle Menschen, und „Von allen Blumen ist es die Menschenblume, die der Sonne am meisten bedarf", sagt der feinfühlige Dichter Michelet.

Diese Reformen in Stadt und Wohnung werden sicher viel Zeit und Anstrengungen erfordern, bis sie glücklich zu Ende geführt sind. Wenn einmal die Behörden und das ganze Land ihre dringende Notwendigkeit anerkannt haben werden, so ist damit ihre Ausführung sichergestellt.

Wir haben sehen können, daß durch eine vernünftige Anwendung des Lebens im Freien die Gesundheit der Kinder, Jünglinge und Erwachsenen gestärkt und gebessert und damit zu einem kräftigen, gesunden Körper verholfen werden

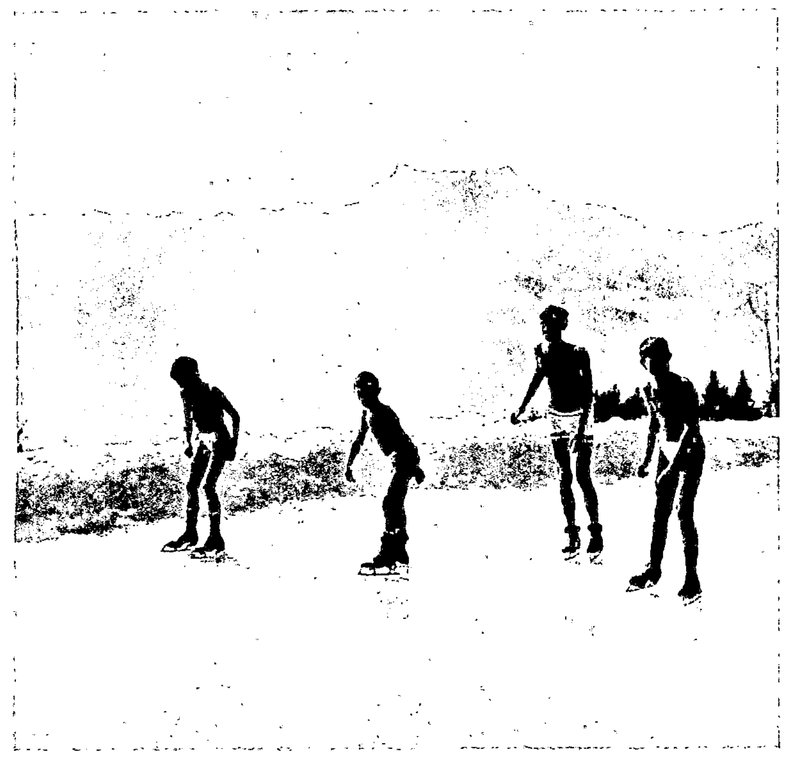

Abb. 256. Schlittschuhlauf in der Sonne.

kann. Ohne zu optimistisch zu sein, dürfen wir behaupten, daß den Körper ausheilen und gesund machen gleichzeitig auch die Seele verfeinern heißt. Es liegt uns fern, eine Art Muskelkultus einführen zu wollen — es hieße das, den Wert unserer Aufgabe vermindern und deren ideales Ziel herabsetzen —, aber wir suchen im gewissen Sinne das Ideal unserer Vorfahren zu erreichen, indem wir das berühmte „mens sana in corpore sano" verwirklichen helfen.

Der Geist des Kindes wird oft durch ein geregeltes, diszipliniertes Leben im Freien und in der Sonne von mancher kleinlichen und schlechten Beschäftigung abgelenkt. In der Schule an der Sonne lernt das Kind in dem Buche der Natur lesen und — als logische Folge davon — seinen Schöpfer lieben. In dem Verhältnis wie der Leib sich zu kräftigen anfängt, öffnet sich auch der Verstand, stählt sich der Charakter und erhebt sich die Seele. Anderseits läßt die Rückkehr zu einer Lebensweise, die der menschlichen Natur mehr entspricht, zahlreiche Gewohnheiten, welche den Organismus sowohl physisch als moralisch ruinieren, nicht zu. Die einfache, hygienische Lebensart, die wir empfehlen, entwickelt bei der Jugend gesunde Gefühle, edlere und mannhaftere Bestrebungen, weil sie diese der verdorbenen Luft in geschlossenen Räumen (Kaffeehäuser, Vergnügungslokale usw.) entwöhnt, wo so viele den Keim der Tuberkulose holen, und wo so viele schlechte Gewohnheiten angenommen werden.

Der pigmentierte Leib unserer Kinder und Jünglinge soll ein ästhetisch gebauter Tempel werden, welcher, durchleuchtet von erhabenen Eigenschaften des Herzens und des Verstandes, eine wirklich harmonische Schönheit darstellt. In dem Maße, als wir uns diesem doppelten Ideal nähern, werden wir zum Wohle aller Völker künftige Geschlechter vorbereiten, welche moralisch und physisch stärker sind.

XI. Heliotherapie der nichttuberkulösen Affektionen.

Eine über Jahre hin sich erstreckende Praxis hat nun bewiesen: Durch ihre unvergleichliche, kräftigende Wirkung vermag die Sonnenkur selbst den geschwächtesten Organismus wieder neu zu beleben. Durch ihre schmerzstillenden, reduktiven, bactericiden und sklerogenen Eigenschaften stellt sie die Lokalbehandlung der Wahl dar. Sie ist im übrigen die vollkommenste Verwirklichung der Anforderungen der Orthopädie und der konservativen Chirurgie, unter Vermeidung irreparabler Verstümmelungen und möglichster Erhaltung der Muskulatur und Gelenkfunktion. Schwächliche, difforme und in der Entwicklung zurückgebliebene Organismen vermag sie einem aktiven Leben wieder zurückzugeben, und das als normale Menschen, fähig zur Arbeit und bereit zum Kampf ums Dasein.

Erlaubt also einerseits die Sonnenkur eine Radikalheilung beim Kind wie beim Erwachsenen, so kann man andrerseits ihre wiederherstellende Kraft ebenso voll ausnützen bei verschiedenen Affektionen nichttuberkulöser Natur. Allgemeine und lokale Wirkung werden dabei gleicherweise in Betracht kommen, sei es als Einzel-, sei es als Gesamteffekt.

Seit Beginn unserer heliotherapeutischen Tätigkeit in Leysin haben uns die von BERNHARD in diesem Sinne gemachten Erfahrungen besonders beschäftigt. Andrerseits konnten wir selbst beobachten, mit welcher Schnelligkeit sich die Wunden unserer Bergbewohner vernarbten, durch einfache Berührung mit freier Luft und Sonne. Dadurch wurden wir veranlaßt, bei den verschiedenartigsten Wunden und Verletzungen, die in unsere Behandlung kamen, systematisch die Sonnenkur anzuwenden.

Die vorliegende Arbeit soll frei von jeder theoretischen Diskussion ausschließlich technische und praktische Fragen berühren. Es wird sich also darum handeln, zu zeigen, wie die Sonne unter gleichzeitiger Anregung der Zellfunktion die Infektionskeime zerstört und so die Bedingungen eines idealen Verbandes erfüllt. Zum Beweis dieser Behauptung werden wir auf Resultate zurückgreifen, die wir durch diese Behandlung erreichen konnten in Fällen aller Art von Verletzungen, Wunden, Brandwunden, Knochenbrüchen und Ulcus varicosum. Wenn bei einzelnen dieser Kategorien die Heliotherapie die eigentliche Basis der ganzen Behandlung darstellt, so ist sie bei den anderen ein wertvolles Unterstützungsmittel, das sich den Forderungen einer schnelleren aktiven Therapie unterordnen muß. Dies ist der Fall bei Phlegmonen, Panaritien und besonders bei Osteomyelitis, bei welch letzterer die Sonne uns erlaubt, die gewöhnlichen großen Knochenhöhlen besser und schneller zum Verschwinden zu bringen, als durch die gebräuchlichen Behandlungsarten.

Nicht geringer sind die Dienste, die man von der Sonnenkur im Gebiet der Kriegschirurgie erwarten darf. Unter ihrem Einfluß, schneller als bei jeder anderen Behandlung, werden torpide, renitente Wunden zur Vernarbung und langwierige Eiterungen zum Verschwinden gebracht. Unerwartet schöne Resultate lassen sich bei komplizierten Frakturen erzielen, wo jede Hoffnung auf Erhaltung der Extremität bereits geschwunden war, denn die Sonne wirkt direkt gegen die Infektion und erlaubt so, wie es ein Militärchirurg bestätigt hat, eine große Zahl von Amputationen zu vermeiden.

In der therapeutischen Chirurgie und Orthopädie kann und muß die Sonnenkur ganz bedeutende Dienste leisten, auch außer ihren bereits bekannten Anwendungen bei plastischen Operationen und Gelenkversteifungen.

Ein günstiges Anwendungsgebiet für die Heliotherapie geben schließlich noch die Rachitis und die ihr verwandten Erkrankungen.

Wenn wir hier gleicherweise auch auf die Technik der Heliotherapie eingehen, so geschieht dies aus dem Grund, daß wir bei uns wiederholt signalisierten Mißerfolgen von seiten verschiedener Kollegen eine ungenügende Kenntnis der Methode anzunehmen geneigt sind. Um gute Resultate zu erreichen, ist eine strenge Befolgung gewisser Regeln und Vorschriften, die sich im Verlauf unserer langjährigen Beobachtungen herausgebildet haben, unumgänglich notwendig. So einfach auch die Sonnenkur als solche erscheinen mag, so verlangt sie doch in den meisten Fällen eine strenge und genaue Aufmerksamkeit und Überwachung. Nach den hier aufgestellten Prinzipien gehandhabt, wird die Heliotherapie dem Praktiker sehr befriedigende Resultate geben.

Heliotherapie traumatischer Verletzungen.

Durch aktive Hyperämie und die dadurch erleichterte Resorption kann der Einfluß der Sonnenkur bei der Behandlung von Kontusionen ein bedeutender werden; gleichgültig, ob es sich dabei um tiefe Weichteilquetschung bei intakter Haut handelt, wie bei den einfachen Kontusionen, oder ob gleichzeitig und gleicherweise auch die Epidermis in Mitleidenschaft gezogen worden ist.

Hat der traumatische Effekt, der bis tief ins Unterhautbindegewebe wirkte, zu einer Gefäßverletzung in der betreffenden Region geführt, und ist es zu einem Blutextravasat ins Zellgewebe oder zu ausgedehnten Ecchymosen oder zu einem Hämatom gekommen, so wird die Anwendung der Sonnenstrahlen zunächst die Erweichung des Ergusses herbeiführen. Die Gewebsernährung wird verbessert und die dadurch hervorgerufene aktive Hyperämie erleichtert die Resorption der serösen Flüssigkeit und wirkt stimulierend auf die phagocytären Vorgänge im Gebiet des Koagulums.

Der Einfluß der Sonnenstrahlen auf traumatische, seröse Ergüsse ist überaus günstig. Methodisch und progressiv angewendet, ist die erste Wirkung eine analgesierende, die zum Teil wenigstens auf vermehrtem Abfluß des Bluts aus den tiefen, alterierten Partien zur Hautoberfläche beruht. In Verbindung mit Immobilisation und Hochlagerung der betreffenden Gegend wird so die Heilung noch schneller vonstatten gehen als unter Bleiwasserumschlägen und Wattekompression.

Heliotherapie bei Quetschwunden.

Kann so die Heliotherapie schon bei einfachen Kontusionen zur Heilung mit Vorteil verwendet werden, so ist zweifelsohne ihre Anwendung bei der Behandlung offener Quetschwunden besonders indiziert.

Jede, durch eine Hautverletzung komplizierte Quetschwunde bietet eine mehr oder weniger tiefe Schädigungszone dar, die unglücklicherweise für eine Infektion besonders günstige Verhältnisse schafft. Der traumatische Effekt, der einen Knochenvorsprung trifft, setzt so unter Umständen eine scharfrandige lineäre Wunde, die so schnell heilen kann wie eine einfache Schnittwunde; im allgemeinen aber wird durch das Trauma ein Bezirk geschaffen, in dem die Vitalität des Gewebes bedeutend eingeschränkt wird, durch Gefäßschädigung und Verletzung trophischer Nerven. Andrerseits steht fest, daß antiseptische Maßnahmen nicht einmal immer die Infektionskeime erreichen, geschweige denn deren

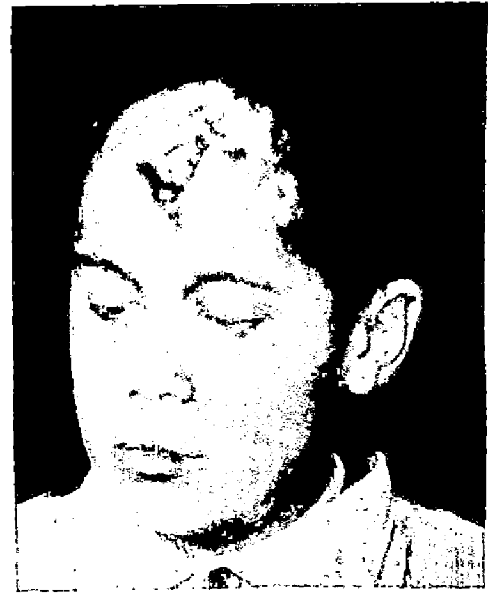

Abb. 257. A. D. 14 Jahre alt. Ausgedehnte infizierte Wunde nach einem Fall auf den Kopf. Das Stirnbein ist auf einem Raum von der Größe eines Zweifrankenstückes bloßgelegt. Nachdem die kranke Gegend rasiert, die Wunde mit Seife und Alkohol gereinigt worden ist, wurde ein Faden in dem oberen Teil der Lappenwunde durchgezogen, den der Patient zwischen den Zähnen hält, um die Besonnung der Wunde in deren entferntesten Winkeln zu ermöglichen. Während der Nacht wird dieselbe durch einen sterilisierten Gazeverband geschützt.

Ausbreitung in die mit „lokalem Stupor" befallenen Gewebspartien, wo die Widerstandsfähigkeit ja momentan darniederliegt, verhindern können. Statt die Vitalität des Gewebes zu erhöhen, kann die Antisepsis unter Umständen die Gewebe schädigen und dadurch die Entwicklung infektiöser Keime begünstigen.

In diesem Zustand wird mit Vorteil auf den „Sonnenverband" zurückgegriffen. In erhöhter Vitalität des Gewebes als lokales und allgemeines Stimulans kommt der rasche und energische Erfolg und die Superiorität dieser Behandlung zum Ausdruck.

Die Heliotherapie gewährleistet strengste Asepsis noch nicht infizierter Wunden, indem sie bereits absterbendem Gewebe die vitale Energie zurückgibt; aber ihre Anwendung ist nicht weniger angezeigt und rationell, wenn das lädierte Gewebe bereits eine Quelle von Eiterung und Infektion geworden ist. Es ist eine Erfahrungstatsache, daß die Sonne der mächtigste Desinfektor ist, aber was ihre bactericiden Eigenschaften so hoch stellt, ist der Umstand, daß ihre Wirkungen, wenn sie auch in erster Linie sich auf die Infektionskeime erstrecken, doch gleichzeitig die Zellverteidigung stimulierend beeinflussen.

Mit Entwicklung ihrer bactericiden Eigenschaften regt die Sonne die biologischen Kräfte der Gewebe mächtig an, die als phagocytäre Resorption und Elimination die erste Phase der Verteidigung einer infizierten Wunde darstellen. Wenn so also einerseits die durch die Sonnenstrahlung hervorgerufene aktive Hyperämie eine Hyperleukocytose bedingt, so wird andrerseits durch Sonnen- und Luftzutritt in einer infizierten Wunde eine Reinigung bewirkt und der Eiterabfluß erleichtert.

Der bestapplizierte Okklusivverband wird nie die zur rationellen Drainage einer infizierten Wunde nötige Aufsaugung gewährleisten können. Ein solcher

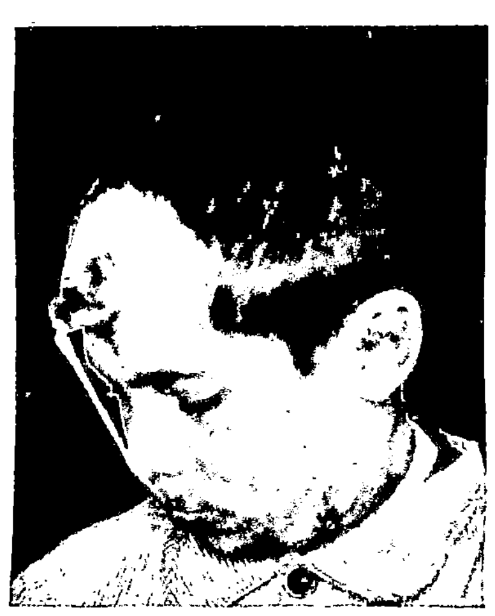

Abb. 258. Nach vier Tagen Sonnenbehandlung hat sich die Wunde mit kräftigen Granulationen bedeckt. Der Wundlappen wird dann auf die Stirn hinaufgezogen, und der Faden auf dem Kopfe mittels kleinen Streifens Pflaster befestigt. Nach 10 Tagen vollständige Vernarbung.

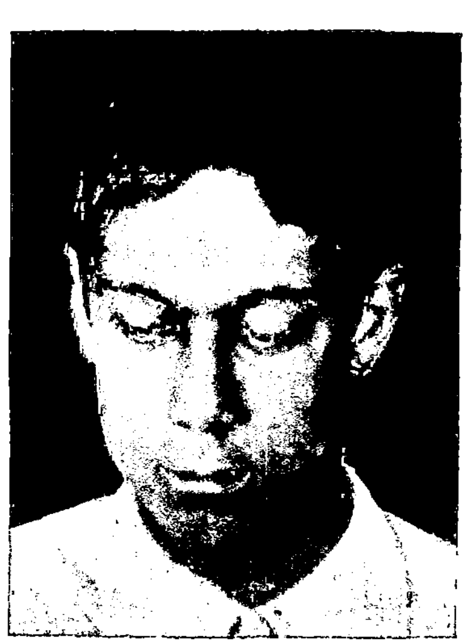

Abb. 259. Späterer Zustand. Das Haar ist kurz geschoren worden, um die Narbe bloßzulegen.

Verband ist immer ein Hindernis für den freien Eiterabfluß und hemmt die so nötige und wichtige Selbstreinigung des Gewebes und die Elimination der abgestoßenen Teile. Die Retention und Resorption der Toxine wird dadurch begünstigt, das Fieber in die Höhe getrieben. Auf der Wunde werden die für die Vermehrung der Keime günstigsten Bedingungen: Lichtabschluß und Feuchtigkeit ständig unterhalten. Es dürfte genügen, an die Eitermembranen zu erinnern, die die ganze Wundfläche bis in die kleinsten Winkel überdecken und sich bei jedem Verbandwechsel wieder neu bilden, um die Nutzlosigkeit, ja selbst die Gefahr zu verstehen, die diese Verbände bedingen. Der bei jedem Verbandwechsel sich oft so empfindlich bemerkbar machende fötide Geruch ist lediglich auf Retention und Zersetzung des am Abfluß gehemmten Eiters zurückzuführen. Auch von rein hygienischen Gesichtspunkten aus ist die Anwendung dieser großen Okklusivverbände bei eiternden Wunden eine Gefahr. Befindet sich eine solche Wunde trotz andauernder Eiterung bereits im Stadium der Granulation, so ist auch jetzt noch der Nachteil eines abschließenden Verbandes sehr groß. Der Verbandstoff klebt auf der Wunde und muß abgerissen werden, und damit wird das junge Gewebe seiner obersten Schutzschicht, die durch Sekrete des Granulationsgewebes selbst gebildet wird, neuerdings beraubt. Dadurch wird die Oberfläche der Granulationen aufs neue mit dem Eiter in Berührung gebracht und in seiner Entwicklung zur Narbe gehemmt. Andrerseits ist der Verbandwechsel häufig von heftigen Schmerzen begleitet, die nur zu sehr die Besorgnis rechtfertigen, mit denen die Kranken den Verbandwagen herannahen sehen.

Der „Sonnenverband", d. h. die offene Behandlung mit Sonnenlicht, zeitigt keinen der Nachteile, wie sie dem Okklusivverband eigen sind.

In dem Maße, wie der Einfluß der Bestrahlung sich geltend macht, vermehrt sich die eliminatorische Tätigkeit des Gewebes, die Säuberung der Wundfläche nimmt zu, erleichtert durch eine unbehinderte regelmäßige Drainage des ganzen Gebietes. Auch nur ein einziges Mal der Sonne ausgesetzt, macht eine solche Wunde bereits den Eindruck, in einem möglichst guten Verteidigungszustand sich zu befinden, und der Kranke selbst hat nach kurzem lokal ein angenehmes Gefühl. Der Schmerz und das lästige Gefühl der Spannung und des Geschwollenseins verschwinden. Von Anfang an hat sich das Aussehen der Wunde verändert. Durch diese ausgiebige Ableitung der Abfallprodukte aus der ganzen Wundfläche verändert sich nach und nach die Beschaffenheit des Eiters; nicht selten hat bei dessen Zusammensetzung schon nach 2—3 Tagen das seröse Element die Oberhand. Unter Sonnen- und Luftzutritt nimmt auch die seröse Absonderung langsam ab und verschwindet vollständig. Der ganze Grund der Wunde ist dann schließlich mit lebhaften Granulationen ausgekleidet, die eine geringe Transsudation unterhalten, welch letztere Veranlassung zur Bildung eines äußerst feinen Häutchens gibt, das sich durch zentripetale Einwanderung von dem Epidermissaum des Wundrandes her bald epithelisiert und in Vernarbung tritt.

Die anfänglich abundante Eiterung nimmt im allgemeinen so rasch ab und hört so bald auf, daß die Wunde oft schon nach einem Tag Heliotherapie ganz trocken scheint. In einem solchen Fall, und wenn es der Sitz der Wunde erlaubt, kann die eintrocknende Wirkung der Luft auch die Nacht hindurch ausgenützt werden. Am besten wird die Wunde mit einer Art Drahtkörbchen vor Insulten geschützt. Ist dagegen die Eiterung noch stark oder bietet die Lokalisation der Wunde Schwierigkeiten (Gesäß, Rückenfläche von Rumpf oder Unterextremitäten), so läßt sich der Drahtschutz nicht anwenden, und es muß in diesen Fällen für die Nacht wenigstens ein gewöhnlicher Verband angelegt werden. Die Wunde wird dann mit einigen Lagen steriler Gaze bedeckt. Nicht selten ist dann am Morgen allerdings zu konstatieren, daß das Verbandmaterial nicht genügt hatte, um eine noch sezernierende Wunde genügend zu entlasten, und das produzierte Sekret aufzunehmen. War also am Vorabend eine Wunde bereits auf dem besten Wege, auszutrocknen, hat ein mehrere Stunden liegender Okklusivverband genügt, dieselbe am Morgen wieder in voller Eiterung erscheinen zu lassen. Der bloß nächtliche Gebrauch eines geschlossenen Verbandes genügt, um die definitive Vernarbung einige Stunden hinauszuschieben.

Die Heliotherapie vereinigt also die Bedingungen eines idealen Verbandes bei eiternden Wunden in sich,

1. durch ihre bactericide und austrocknende Wirkung,
2. durch Verstärkung der vitalen Funktionen des Gewebes,
3. infolge natürlicher, ausgiebiger Drainierung und Reinigung der Wunde.

Um schließlich den Sekretabfluß, die Drainage, deren Wichtigkeit wir eingehend betont haben, zu erleichtern, ist es vorteilhaft, die horizontale Lagerung der Wunde mit der vertikalen zu vertauschen oder doch die stärkst mögliche Neigung der Wundfläche zu erstreben. Wird so rein mechanisch der Eiterabfluß erleichtert, so wird dadurch auch die Eliminations- und Reinigungsarbeit beschleunigt, und die Vernarbung tritt schneller ein.

Ein wesentlicher Vorteil des „Sonnenverbandes" gegenüber dem Okklusivverband ist schließlich noch der, bedeutend weniger kostspielig zu sein.

Die bactericiden, eliminatorischen, austrocknenden und resorptiven Eigenschaften der Sonnenstrahlen müssen deren Anwendung bei postoperativer Behandlung vieler chirurgischen Affektionen geradezu verlangen. Wir rechnen dazu besonders: Abscesse, Phlegmonen, Panaritien, Mastitiden und Osteomyelitiden.

Die Heliotherapie der varikösen Geschwüre.

Die Behandlung der varikösen Geschwüre hat eine ganz besondere Bedeutung in medizinischer und sozialer Beziehung; ist es doch eine äußerst rebellische Krankheit, die deren unglückliche Träger zu eigentlichen Parias der Spitalgänger macht. Ständig sieht man eine Schar solcher Kranken die Türen der Poliklinik belagern, die sich fast genieren, um Behandlung und Reinigung ihrer Wunden bitten zu müssen. Sie gehen fort, kommen wieder und gehen wiederum weg, ohne je Heilung zu finden, denn einer eigentlichen Spitalbehandlung werden sie gewöhnlich nicht wert erachtet. Und gerade sie würden, ebensogut wie andere, den Aufenthalt im Spital verdienen, um den sie bitten, und den sie durch ihr Übel, ihr Elend, ihre Arbeitsunfähigkeit und die Unmöglichkeit, die Heilung ohne Bettruhe zu erreichen, reichlich nötig hätten.

Die Heliotherapie des Ulcus cruris bietet vom rein chirurgischen Standpunkt aus großes Interesse, denn mit dem tuberkulösen Ulcus ist es der Prototyp der atonischen Gewebsschädigung, jener Art rebellischer Wunden, deren Vernarbungsfähigkeit durch eine Verminderung der Gewebsvitalität verzögert oder aufgehoben ist.

Durch ihre bactericide und austrocknende Wirkung einerseits und die lokale Ernährung des Gewebes stimulierende Fähigkeit andrerseits wird die Sonnenbehandlung zu einer Behandlung der Wahl bei den varikösen Geschwüren. Die Wichtigkeit der ganzen Frage erlaubt uns, die Resultate unserer ersten Versuche auf diesem Gebiet im Detail zu erwähnen.

Zu Beginn unserer heliotherapeutischen Tätigkeit in Leysin und Umgebung haben wir Gelegenheit gehabt, verschiedene Einwohner zu untersuchen (meistens ältere Leute, Landwirte, Fuhrleute, Arbeiter), die an Ulcus cruris litten. Ein Teil der Patienten hatte bereits einen längeren Spitalaufenthalt hinter sich, wo sie vorübergehende Besserung ihres Zustandes erfahren hatten, aber in der Regel kam mit der Aufnahme der früheren Beschäftigung das alte Leiden wieder zum Ausbruch. In der Folge fuhren sie fort, ihre Geschwüre mit den verschiedensten Salben zu behandeln, die ihnen die massenhaft konsultierten Ärzte verschrieben hatten, oder applizierten Kräuter oder Pflanzen, die ihnen irgendein Heilkünster der Gegend anempfohlen hatte. Die ärmere Klasse unter ihnen hatte sich bereits mit ihrem Übel abgefunden und begnügte sich, ihre weiter und weiter fressenden Geschwüre mit schmutzigen Lappen zu verbinden. In der Regel waren die Geschwüre unserer Patienten traumatischen Ursprungs, meist ausgedehnte Ulcerationen mit schmierig grauem Grund von unregelmäßig elliptischer Form auf der vorderen inneren Seite des Unterschenkels, wo die rauhe und adhärente Haut durch hypertrophische Dermatitis verändert war. Fast immer war es ein Schlag oder ein Fall, der eine Quetschwunde verursacht hatte, die seitdem durch kein Mittel zur Vernarbung zu bringen war.

Die Kranken mit ekzematösen Ulcerationen, meist ältere Frauen, zeigten in der Wadengegend, inmitten von deutlichen Zonen eines squamösen oder vesiculösen Ekzems, oberflächlichere oder tiefere charakteristische Geschwüre von rundlicher Form von Fünfcentimes- bis Fünffrankstückgröße. Ganz alte und vernachlässigte Fälle zeigten ausgedehnte Ulcera mit unregelmäßigem Grund, bedeckt mit nekrotischen Massen, die eine trübe, fötid riechende Flüssigkeit absonderten. Diese verschiedenen Kranken, durch ihr Leiden fast sämtlich invalid, entschlossen sich, als ultimum refugium die Heliotherapie zu versuchen. Die Anwendung derselben war so einfach als möglich. Viele der Leidenden besaßen als Bauern ein kleines Chalet mit Galerien, ein Gärtchen oder irgendwo ein kleines abgelegenes Feld. Vom frühen Morgen ab waren sie dort auf Liegestühlen oder auf Matratzen gelagert, die affizierten, geschwürigen Beine in leicht erhöhte Stellung gebracht mit einem aufgestellten Brett, um durch den so erleichterten Blutabfluß die Resorption von Ödemen und oft recht ausgedehnten voluminösen Schwellungen zu begünstigen. Die Kranken wurden einmal systematisch an die Luftkur gewöhnt und dann an die Sonne. Diese Angewöhnung wurde genau individualisiert, je nach Allgemeinzustand, Alter, persönlicher Widerstandskraft und nach dem Zustand der Geschwüre. In der Regel waren in den auf traumatischen Einfluß zurückgehenden Geschwüren die Fortschritte in der Anwendung der Behandlung schnellere, die Bestrahlungen folgten viel häufiger und waren von längerer Dauer als bei ekzematösen Geschwüren. In diesen letzteren Fällen wurde die Sonnenbehandlung äußerst vorsichtig und etappenweise angewandt, um das Auftreten eines auf die Geschwüre der umgebenden ekzematösen Hautpartien ungünstig wirkenden Sonnenerythems zu vermeiden.

Im Beginn wurden 3 kurz dauernde Bestrahlungen von bloß 3—4 Minuten Dauer appliziert und zwischen den einzelnen Bestrahlungen $1/_4$ Stunde die Geschwüre bloß der Luft und nicht auch der Sonne ausgesetzt. Schließlich führte eine vorsichtige und immer streng individualisierende Vermehrung der Bestrahlungszeiten zu einer Totalbestrahlung von 3 Stunden pro Tag, mit $1/_4$ stündigem Intervall zwischen den einzelnen Sonnenstunden.

Nach der Heliotherapie haben wir immer die Aërotherapie fortgesetzt, d. h. das Geschwür blieb so lange als möglich der freien Luft ausgesetzt, deren austrocknende Wirkung in einem gewissen Sinn diejenige der Sonne fortsetzt. Große Wichtigkeit haben wir dabei immer der Immobilisation des Beines beigemessen, und zwar nicht nur tagsüber, sondern auch nachts, um Blut- und

Lymphzirkulation zu begünstigen und den so oft gestörten rückläufigen venösen Abfluß zu erleichtern.

Die lokale Wirkung hat sich durch Besserung der Zirkulation immer erhöhen lassen. Um jede Unterbrechung der Kur zu vermeiden, wurden die Kranken jeweils abends auf ihr Bett zurücktransportiert, ohne die Matratze mit der geneigten Unterlage für das Bein zu verlassen.

Zur möglichsten Beschleunigung der Heilung versuchten wir vom Beginn der Vernarbungsperiode an die austrocknende Luftwirkung zu verlängern, indem wir auch nachts das Geschwür offen an der Luft ließen. Das Bein kam zu diesem Zweck in eine weit ausgeschnittene Schiene zu liegen und das Geschwür wurde mit unserem Schutzdrahtgeflecht bedeckt. Bei Tagesanbruch wurden die Kranken dann wieder auf ihre Galerien oder in ihre Gärten gebracht, um aufs neue dem wohltätigen Einfluß der Sonne und der Luft ausgesetzt zu sein. Wir haben uns immer bemüht, mit dem lokalen auch ein allgemeines Sonnenbad zu verbinden, ohne daß es uns aber in jedem einzelnen Fall gelungen wäre, gewisse eingewurzelte skrupulöse Anschauungen zu besiegen.

Der Einfluß der Sonnenstrahlen auf variköse Geschwüre ist ein vielseitiger. Besonders hervorzuheben sind folgende Punkte:

1. Die schmerzstillende Wirkung, die sich immer nach den ersten Sitzungen einstellt.

2. Eine reinigende, eliminierende Wirkung, die unter dem Einfluß einer mächtigen lokalen Hyperämie sich bald in einer Vermehrung der eitrigen Sekretion äußert. Bei schmutzigen, schmierigen Geschwüren tritt zunächst eine Elimination von nekrotischem Gewebe, das den Geschwürsgrund bedeckte, auf. In dem Maße, wie die Reinigung der Geschwürsfläche fortschreitet, verändert sich auch der Charakter des eitrigen Sekrets in eine eitrig-seröse und dann in eine rein seröse Flüssigkeit, und das in einem Zeitraum von 3—10 Tagen.

3. Eine härtende, gerbende Wirkung.

4. Resorptionsbegünstigende Einflüsse auf Ödeme und umgebende Infiltrationen.

Dem Reinigungs- und Eliminationsstadium folgt in der Regel die eigentliche Vernarbungsperiode; manchmal beginnt diese sogar, bevor jene ganz vollendet ist. Der unregelmäßige, grau verfärbte Geschwürsgrund mit seinen weichen, atonischen Granulationen wandelt sich ziemlich schnell in eine regelmäßige, lebhaft rote, gefäßreiche Granulationsfläche um. Von da ab sieht man von den zerklüfteten, aufgeworfenen Geschwürsrändern her einen Epidermissaum seinen Ursprung nehmen, der täglich mehr zentripetalwärts rückt. Zunächst ein fein geädertes Häutchen macht die Vernarbung sehr rasche Fortschritte.

Beim Ulcus cruris auf ekzematöser Basis geht parallel mit der Vernarbung der Geschwürsfläche und der progressiven Abnahme des umgebenden Ekzems eine Abschuppung der Epidermis einher. Die pergamentartigen Indurationen der Haut resorbieren sich und verschwinden im allgemeinen Pigment der Haut, die sich umwandelt und kräftigt.

Schwere Ulcera traumatischen Ursprungs konnten wir so in 3 Wochen zur Vernarbung bringen, ganz veraltete, ekzematöse Geschwüre in 4—6 Wochen. Die längste Zeit (9 Wochen) beanspruchte ein mit ödematöser Infiltration und papillomatöser Dermatitis komplizierter Fall.

Die meisten Resultate sind in ihrer Gesamtheit so ermutigend, daß sie uns die Ansicht vertreten lassen, daß das Ulcus cruris — welches auch immer das ursächliche Moment seiner Entstehung gewesen ist — immer der Domäne der Heliotherapie angehören sollte. Gleichgültig, ob es sich um ein Trauma handle, um eine einfache Quetschwunde, oder um eine heftige tiefere Kontusion mit nachherigem Bersten der Haut; gleichgültig, ob das Ulcus durch Ruptur eines venösen Knotens entstanden ist und ob die Eiterung auf Phlebitis oder Lymphangitis zurückgeht; gleichgültig schließlich, ob einfachere Hautschädigungen wie Furunkel, Eccema usw. zu Geschwüren geführt haben; die Sonnenbehand-

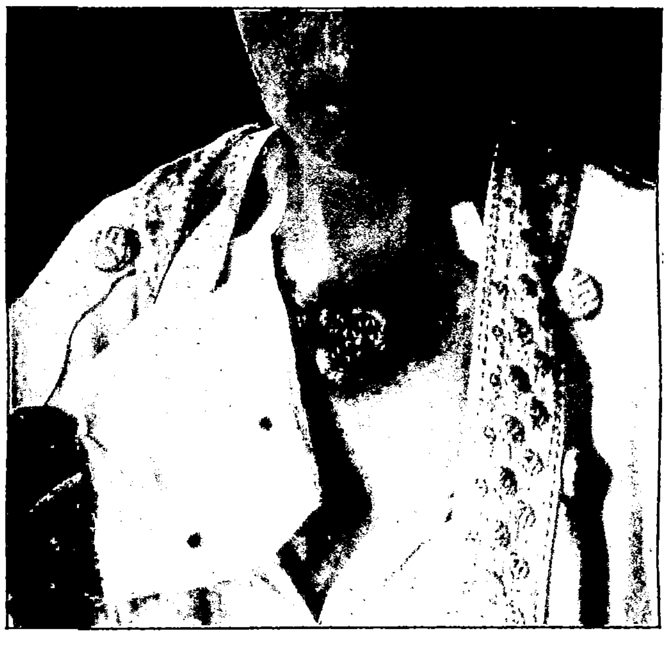

Abb. 260. Lues sterni.

lung sollte die Behandlung der Wahl sein. Auf der einen Seite gewährleistet uns dieselbe einen heilenden Einfluß auf die renitentesten aller Geschwüre und auf der andern Seite bietet sie uns eine Prophylaxe, indem sie die Bildung dieser letzteren verhindert.

Diese prophylaktische — in unserm Falle die Geschwürsbildung hemmende — Wirkung wird ohne weiteres verständlich, da die Heliotherapie ja die drei Hauptmomente, die für die Geschwürsbildung in Betracht kommen, einzeln so günstig beeinflußt resp. bekämpft: 1. die Wunde, 2. die Infektion der Wunde, 3. trophische Störungen, die die Vitalität des Gewebes, den Sitz der Wunde herabsetzen können.

Zusammenfassend haben wir gesehen, daß die Sonnenkur die Vernarbung von Wunden beschleunigt, daß sie wie keine andere Wundbehandlungsmethode deren schnellste Desinfektion erzielt, daß unter ihrem Einfluß Zirkulations- und trophoneurotische Störungen zurückgehen, also sämtliche Hauptmomente der Pathogenie des Ulcus cruris varicos. berücksichtigt.

Luetische Geschwüre.

Wie bekannt, ist der Unterschenkel auch der Prädilektionssitz für syphilitische Geschwüre. In Verbindung mit einer spezifischen Behandlung läßt sich durch die Sonnenbehandlung eine beträchtliche Beschleunigung der Heilung der gummösen Ulcera erzielen. In wenigen Wochen sahen wir so bei Patienten mit multiplen, ausgedehnten, spezifischen Ulcerationen Heilung eintreten. In mehreren Fällen handelte es sich dabei um stark heruntergekommene Kranke, die schon lange an ihren Geschwüren litten und bei denen der schlechte Allgemeinzustand die Fortsetzung spezifischer

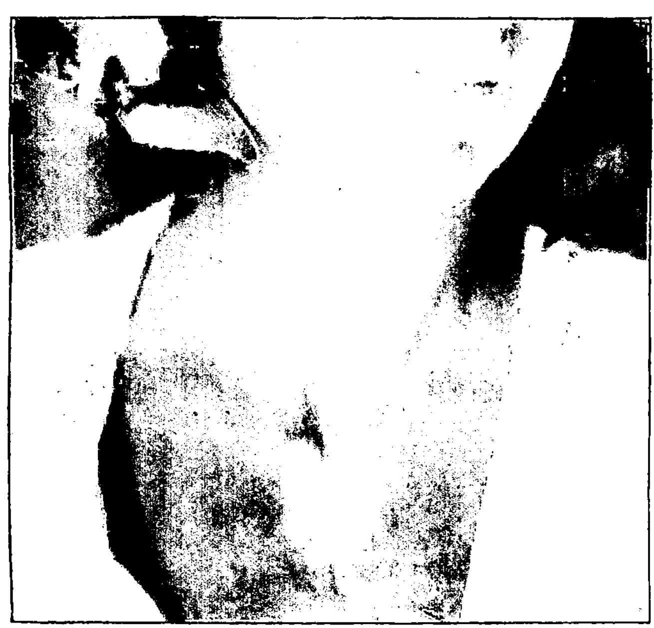

Abb. 261. Lues sterni geheilt unter Sonnen- und spezifischer Behandlung.

Kuren erschwerte. So war in einem Fall die Geschwürsbildung so ausgedehnt und der Verbandwechsel so schmerzhaft, daß der Arzt gezwungen war, bei jedem neuen Verband Morphium anzuwenden. Der Geschwürsgrund war mit schmutzigen Pfropfen bedeckt und die losgelösten und aufgeworfenen Wundränder waren nur noch von wenigen lachsfarbigen Hautbrücken umgeben. In solchen Fällen ist die Sonnenkur eine wahre Erlösung, und der Verzicht auf den gewöhnlichen großen Verband mit seinen Begleiterscheinungen von Schmerzen und Angst ist ein nicht zu unterschätzender Vorteil bei dieser Behandlungsart.

Die Art der Anwendung ist dieselbe wie beim Ulcus cruris, das Bein wird in elevierter Stellung bestrahlt. In jedem einzelnen Fall haben wir die Sonnenbehandlung mit einer spezifischen Kur (Quecksilber oder Salvarsan) verbunden. Nicht umsonst haben HESSE und andere in jüngster Zeit auf die Bedeutung des Lichtes bei diesen Erkrankungen hingewiesen.

Verbrennungen.

Die Heliotherapie zeitigt recht befriedigende Resultate bei Verbrennungen. Wir schließen die Fälle von Verbrennung aus, die zu totaler Verkohlung der Epidermis und der Muskulatur geführt haben, da wir darüber keine Beobachtungen besitzen. Dagegen konnten wir bei geringen, oberflächlichen Graden von Verbrennungen durch Sonne, elektrisches Licht, heiße Flüssigkeiten oder durch feste Körper die Einwirkung der Sonnenstrahlen beobachten.

Die verschiedenen Grade von Verbrennungen, zu deren Behandlung wir gerufen wurden, und bei denen uns heliotherapeutische Maßnahmen indiziert erschienen, waren folgende:

1. Oberflächliches Erythem ohne Pustelbildung.

2. Entzündung der Haut mit Ablösung der Epidermis und Blasenbildung mit serösem Inhalt.

3. Zerstörung einzelner Hautpartien bis ins Unterhautbindegewebe.

Es könnte paradox erscheinen, für die Behandlung eines Erythema solare die Sonnenkur vorzuschlagen. Zu Anfang unserer Tätigkeit, als wir die Technik des Sonnenbads noch nicht ausgebildet hatten, kamen wir recht häufig in den Fall, einem Sonnenerythem zu begegnen. Wir wandten dagegen die allgemein gebräuchlichen Maßnahmen an (Kompressen, Glycerin, Vaseline, Linimente usw.) und unterbrachen sofort die Bestrahlung. Gewisse Kranke, die es mit ihrer Pigmentierung recht eilig hatten, vernachlässigten aber diese Vorsichtsmaßregeln und nahmen gleichwohl die Sonnenbäder weiter. Da ergab sich denn die Tatsache, daß bei diesen Patienten nach 2 oder 3 weiteren Bestrahlungen das Erythema solare verschwand und direkt in einen widerstandsfähigen und gegen den Sonnenstich nunmehr unempfindlichen Bronzeton überging. Bei den mit den üblichen Methoden behandelten Erythemen war der Verlauf länger, bis zu einer Woche, und von der üblichen Abschuppung gefolgt.

Wurde die Verbrennung durch ein energisches Agens verursacht oder durch ein längeres Einwirken der gleichen Ursache bedingt, und zeigte sich bereits Blasenbildung, so hat die Sonnenwirkung noch größeren Erfolg. Die sichere und schnelle analgesierende Wirkung ist um so wertvoller, da ja gerade in diesen Fällen der Schmerz ein sehr großer zu sein pflegt. Die betroffene Gegend wird nur wenige Minuten (3—5) kurz bestrahlt, und zwar anfangs durch Gaze hindurch, die übrige Zeit hat die Luft freien Zutritt zu den Brandwunden. Der seröse Inhalt der Blasen resorbiert sich, die Pusteln fallen ein und trocknen aus. 2—3 Tage später — unter gleicher Behandlung — fällt die losgelöste Oberhaut in Fetzen ab und läßt das Stratum germinatativum sichtbar werden, das, mit Epidermis wieder bedeckt, allmählich in den Ton der umgebenden, pigmentierten Haut übergeht. Also auch hier noch Heilung unter der Sonnenbehandlung ohne sichtbare Narben.

Hat die Verbrennung zu Schorfbildung geführt, zu ausgedehnten und tiefen Ulcerationen mit Fetzen- und Lappenbildung, deren Heilung mit den üblichen Mitteln so schwierig und so schmerzhaft ist, ermöglicht die Heliotherapie immer eine schnelle und schmerzlose Vernarbung.

Wir behandelten gleicherweise ausgedehnte, eiternde Wunden nach Verbrennungen dritten Grades. In solchen Fällen sind die Verbandwechsel ja äußerst schmerzhaft, denn die serös durchtränkten und sich verhärtenden Gazekompressen, die der Wunde so adhärent sind, bewirken beim vorsichtigsten Anfassen Risse und Blutungen der Wunde. Wer schon je diesem Martyrium verbrannter Kinder beiwohnte, wird der Heliotherapie dafür Dank wissen, daß sie damit aufräumt. Ihre einzige Rolle als „Schmerzstillerin" bedeutet einen ihrer schönsten Ruhmestitel. Schon nach den ersten Bestrahlungen versiegt die Sekretion, die Wunden trocknen aus. Sie bedecken sich mit einem feinen Häutchen, das sie unempfindlich macht. Für die Nacht treten wieder die Schutzdrahtgeflechte in ihr Recht, oder einfach lose hingelegte, der Wunde nicht anklebende Gazekompressen.

Die ersten Sonnenbestrahlungen müssen unbedingt von kurzer Dauer sein (5 Minuten im Maximum) und werden 3—4 mal, aber nicht mehr am gleichen Morgen wiederholt. Die übrige Zeit bleiben die Wunden der freien Luft ausgesetzt, wenn immer das Wetter es erlaubt. Nur die kurz dauernden Bestrahlungen haben den gewünschten analgesierenden Effekt, jede unvorsichtige Überdosierung kann durch zu intensive Hyperämisierung des Wundgebietes die Schmerzen wieder steigern und Wundblutungen verursachen.

Die Narben nach schweren Verbrennungen, wie diejenigen nach anderen Wunden, sind glatt, weich, elastisch und von zarter Rosafärbung. Sie zeigen im allgemeinen keine Retraktionen und keine Keloidbildung, wie sie so leicht als Folge anderer gebräuchlicher Behandlungsarten auftreten.

Die Heliotherapie bei der Frakturbehandlung.

Der günstige Einfluß der Sonne bei der Frakturbehandlung ist schon lange bekannt. PERCY hatte schon beobachtet, daß Frakturen bei Patienten, die in einer verlorenen Ecke des Krankensaals lagen, wo nie ein Sonnenstrahl hinkam, nur schlecht, d. h. langsam heilten. Wurden diese Patienten an sonnenreiche Stellen des gleichen Saales transferiert, so erfolgte die Konsolidation in der normalen Zeit.

Diese Wechselbeziehung von Sonnen- und Luftzutritt und der Konsolidation frakturierter Knochen wurde ebenfalls von HAMILTON hervorgehoben, der in seiner Abhandlung über Frakturen direkt empfahl, das gebrochene Glied reichlich mit Luft in Berührung zu bringen und täglich mindestens einmal bis zweimal dem Licht auszusetzen.

Seit Beginn unserer heliotherapeutischen Tätigkeit haben wir analoge Beobachtungen gemacht und haben als Bedingung aufgestellt, die Insolation bei Frakturen stets dann anzuwenden, wenn dadurch in keiner Weise die nötige Immobilisation und Fixation der Bruchenden beeinträchtigt wird.

Bei Brüchen der oberen Extremität, wo im allgemeinen die Immobilisierung durch Schienen, Gips- oder Wasserglasverbände erreicht wird, wird mit Vorteil ein gewisser Grad von Konsolidation abgewartet, und alsdann erst mit der Bestrahlung begonnen. Diese wird dann immer noch zu einer wertvollen Unterstützung bei der Callusbildung, bei der Resorption von Ödemen, der Aktivierung der Muskulatur, bei der Contracturbehaudlung und bei der Wiederaufnahme der Gelenkfunktion.

Bei Brüchen der unteren Extremität, wo nach dem Vorgehen BARDENHEUERS eine exakte Adaption der Fragmente durch permanente Extension erreicht werden kann, oder wo eine ZUPPINGERsche Schiene angelegt wird, kann schon im Beginn der Behandlung die Heliotherapie mit einbezogen werden. Sie ist besonders indiziert bei auftretenden trophischen Störungen und bei der lokalen Osteomalacie traumatischen Ursprungs (Atrophie von Sudeck), wo man häufig eine fortschreitende Rarefikation der Compacta an den Bruchenden beobachtet, die die Callusbildung verzögert oder oft total verhindert und den Beginn einer Pseudarthrose darstellt.

Infolge einer aktiven Hyperämie, die sie hervorbringen, kann durch den Einfluß der Sonnenstrahlen diese traumatische Decalcification angehalten und das nötige Gleichgewicht zwischen Aufbau und Abbau der Knochenbälkchen, wie sie die Heilung mit sich bringt, hergestellt werden.

Diese offenkundige Verbesserung der osteogenetischen Vorgänge durch die Heliotherapie würde uns dazu führen, die Anwendung unserer Methode in allen Fällen von fibröser oder fibro-synovialer Pseudarthrose zu befürworten. Wie bekannt, ist ja schon alles mögliche empfohlen worden, um das zwischen den Bruchenden liegende Gewebe resp. diese selbst zur Ossification anzuregen. Unzweifelhaft kann systematische Anwendung der Sonnenkur infolge ihrer hyperämisierenden Wirkung die Knochenbildung in hohem Grade anregen. Dieselbe kann im weiteren mit Erfolg herbeigezogen werden zur Unterstützung, als postoperative Maßnahme, nach chirurgischem Angehen von ad longitudinem dislozierten Pseudarthrosen und vorgängiger Koadaption der Bruchenden; auch in diesen Fällen wird die Sonnenbestrahlung die Ossification an den Fragmentenden günstig beeinflussen.

Die Heliotherapie, mit der üblichen Frakturbehandlung verbunden, kann also die Bedingungen für das Entstehen einer Knochennarbe durch solide und normale Callusbildung wesentlich günstig beeinflussen. Aber ihr Effekt geht noch weiter. Sie ist von wertvoller Wirkung bei ungünstiger Callusbildung, die zu ständigen Schmerzen und Neuralgien Veranlassung gibt. Schmerzen durch Druck auf benachbarte Nerven, oder die ihre Entstehung andauernden entzündlichen Veränderungen des Frakturgebietes verdanken, werden durch die analgesierende Wirkung der Sonne günstig beeinflußt, während der dadurch sich hebende Allgemeinzustand des Körpers ebenfalls eine Reihe von Beschwerden zum Schwinden bringen kann.

Bei einzelnen ins Gelenk vordringenden Frakturen oder bei fibröser Ankylose haben wir die Gelenkfunktion unter dem Einfluß der Heliotherapie wieder teilweise oder ganz wiederkehren sehen. Ihrem Einfluß sind auch das rasche Verschwinden der allgemeinen Ernährungsstörungen nach der nicht zu umgehenden Immobilisation, wie Residuen von Hämatomen, Infiltrationen und Ödemen, zuzuschreiben.

Ist also schon bei den geschlossenen Frakturen von einer Kombination der Behandlung mit der Heliotherapie nur Gutes zu erwarten, so zeitigt letztere den größten Erfolg bei den Fällen von offenen Frakturen, natürlich unter strengster Wahrung der Forderungen an absolute und methodische Immobilisation.

Bei Frakturen komplizierter Natur, die noch nicht infiziert sind, wird die Heliotherapie, wenn gleich zu Beginn angewandt, die Keimfreiheit der Wunde erhalten, die Resorption blutiger Ergüsse beschleunigen und die Bildung eines kräftigen, die Splitterung umfassenden Callus begünstigen. Ihr Einfluß wird noch deutlicher und günstiger bei offenen, infizierten Knochenbrüchen, ohne mit dem durch Erfahrungsgrundsätze geleiteten chirurgischen Handeln irgendwie in Konflikt zu geraten. Denn bei offenen, bereits infektiöse Erscheinungen zeigenden Brüchen hat der operative Eingriff das erste Recht. Je virulenter die Infektion, um so nötiger ist der rascheste Eingriff. Angesichts einer offenen Fraktur mit bereits einsetzender septischer Gangrän, besonders wenn die Wunde bereits der Sitz einer eitrigen Schwellung oder einer Gasphlegmone geworden ist, wenn das durch die austretenden Splitter zerrissene Gewebe, mit Kot und Kleiderfetzen bedeckt, schon in Nekrose scheint, und wenn Infiltrationen und Eiteransammlungen zu Temperaturschüben führen und Schüttelfröste die beginnende Toxicämie oder Septicämie anzeigen, angesichts eines solchen Bildes muß die Heliotherapie und mit ihr jede exspektative Methode zunächst aufs Wort verzichten. Erst nach vollständiger und rigoröser Toilette des ganzen Wundgebiets mit Drainage und Gegendrainage, wenn der Herd abgegrenzt und nekrotische Splitter entfernt sind, erst dann kann die Sonnenbehandlung einsetzen. Nach Immobilisierung durch Extension oder weitgefensterten Gipsverband kann die weitklaffende Wundfläche der Sonne ausgesetzt werden, die bis in die tiefsten und hintersten Wundwinkel hineindringen soll.

Unter dem Einfluß der Sonne werden zunächst nekrotische Gewebsteile massenhaft ausgestoßen, Wundränder reinigen sich, das Fieber fällt, da mit Blockierung der Infektion auch die Toxinresorption aufhört, der Allgemeinzustand hebt sich. Die Schmerzen lassen gleichzeitig nach, die spontanen Schmerzattacken vermindern sich und setzen aus. Die Verbände selbst wecken keine Schmerzempfindung mehr.

Nach dem Sonnenbad wird die Wunde während der ersten Tage mit in Wasserstoffsuperoxyd oder in physiologischer Kochsalzlösung getränkten Kompressen bedeckt. Sobald aber die Sekretion von einer eitrigen in eine gutartige seröse übergegangen ist, genügt eine dünne sterile Gazekompresse, die man abends mit einigen weiteren Kompressen überdeckt. Nach 8—10 Tagen können im allgemeinen bereits die Drahtnetze angebracht werden, welche den ständigen Luftzutritt zu der Wunde ermöglichen und so selbst während der Nacht die Vernarbung fördern. Noch mehr wie bei den geschlossenen Frakturen aktiviert hier die Heliotherapie die Verknöcherung des Callus. Sie vermindert die Behandlungsdauer bedeutend und besonders auch die Dauer der Nachbehandlung, denn wie keine andere Methode vermeidet sie die anatomischen und funktionellen Schädigungen, wie sie die gebräuchliche Frakturbehandlung nun einmal mit sich bringt (trophische Hautschädigungen, Ödeme, muskuläre Atrophie, Verkürzungen und Versteifungen der Sehnen und Bänder).

Die Heliotherapie der Phlegmonen, Panaritien und infizierten Abscesse.

Die bactericiden, eliminatorischen, sklerosierenden und resorptiven Eigenschaften der Sonne empfehlen sich besonders als postoperatives Vorgehen in einer Großzahl chirurgischer Affektionen, wie: Phlegmonen, Panaritien, Abscessen, Mastitiden und Osteomyelitiden, Entzündungen, die zu Abscessen und Eiterungen neigen. Ganz besonders aber diffuse Phlegmonen, die Tendenz zeigen, sich in die Tiefe auszubreiten und ausgedehnten Gewebstod zu bedingen, werden neben der chirurgischen Intervention großen Vorteil von der Heliotherapie erfahren. Sobald eingreifende Incisionen die Eiteransammlungen in der Tiefe des Zellgewebes eröffnet und freigelegt haben, kann die Wirkung der Sonne voll zur Geltung kommen. Es empfiehlt sich aber, etwa eingelegte Drains genügend lange liegen zu lassen, um eine zu schnelle und bloß oberflächliche Vernarbung zu vermeiden, die den Grund erneuter Retentionen abgeben könnte.

Ganz analog der Behandlung einfacher Quetschwunden erleben wir hier zuerst eine gründliche Elimination, immerhin mit dem Unterschied, daß der Eiter hier Pfröpfe und nekrotische Gewebsfetzen mit zutage fördert. Eine energische Abschwellung vollzieht sich im ganzen Wundgebiet, in allen seinen Nischen und eiternden Höhlen, die das Messer offen zutage gelegt hat, und die sich unter dem Einfluß der Sonne vollständig säubern werden.

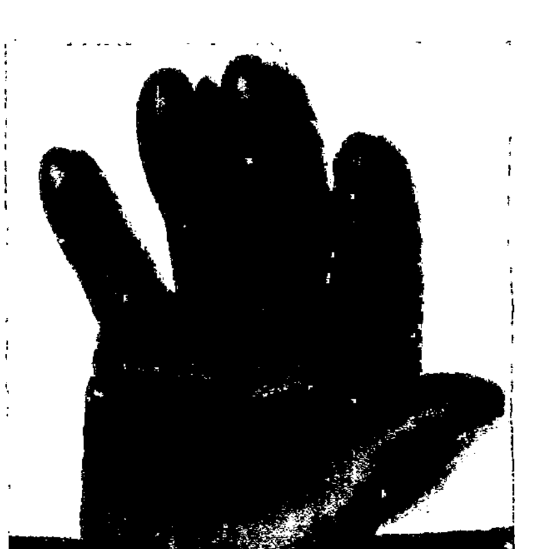

Abb. 262. Panaritium mit Nekrose des Fingerendgliedes.

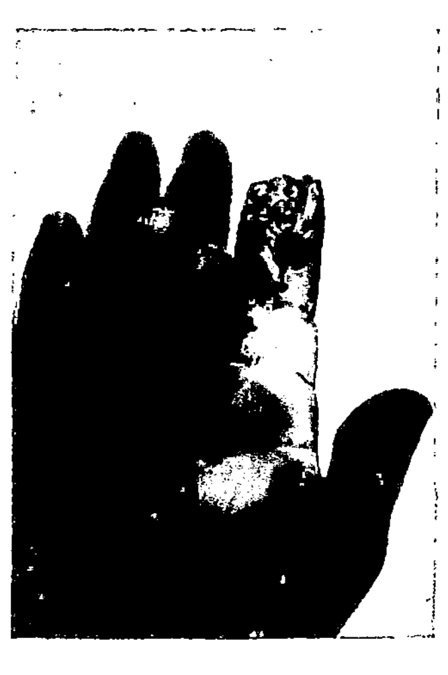

Abb. 263. Fall Abb. 262, Heilung nach 6 Monaten.

So haben wir mit ausgezeichnetem Erfolge durch die Sonne eine Anzahl Fälle von Phlegmonen zur Heilung bringen können, die nach dem operativen Eingriff noch lange Zeit aus Schleimbeuteln und Sehnenscheiden oder nekrotischen Knochen heraus eiterten.

Schon nach wenigen Sonnenbädern war eine vollständige Entspannung der Wunden und eine gründliche Elimination erreicht und die eigentliche Vernarbung setzte nunmehr ein. Diese Narben sind weich und elastisch, wie immer unter dem Einfluß der Heliotherapie.

Sämtliche Arten von Panaritien (subcutan, Sehnenscheide, periostal) werden nach vorgängiger Incision durch die Sonne äußerst günstig beeinflußt. Besonders leicht gestaltet sich die Entleerung des Eiters, und oft kann durch dieses Vorgehen eine Nekrose des Nagelglieds vermieden werden.

Gleichfalls indiziert ist die Heliotherapie, sei es als initiale, sei es als postoperative Anwendung bei Periostitiden und Osteitiden septischen oder aseptischen Charakters. Die Sonnenkur wird dabei einerseits als Regenerator wirken, indem sie die Zellneubildung begünstigt, und andrerseits durch die aktive Hyperämie, die sie hervorruft, und durch die damit verbundene Phagocytose die Elimination des Virus und des bereits abgestorbenen Gewebes beschleunigen.

Heliotherapie der Osteomyelitis.

Bei diesen Affektionen zeitigt die Sonnenbehandlung die schönsten Erfolge als postoperative Maßnahme, d. h. nach bereits stattgehabter Trepanation des infizierten Knochens. Seit dem Beginn unserer chirurgischen Tätigkeit in Leysin haben wir alle unsere offenen Osteomyelitisfälle mit Sonne behandelt. Bei

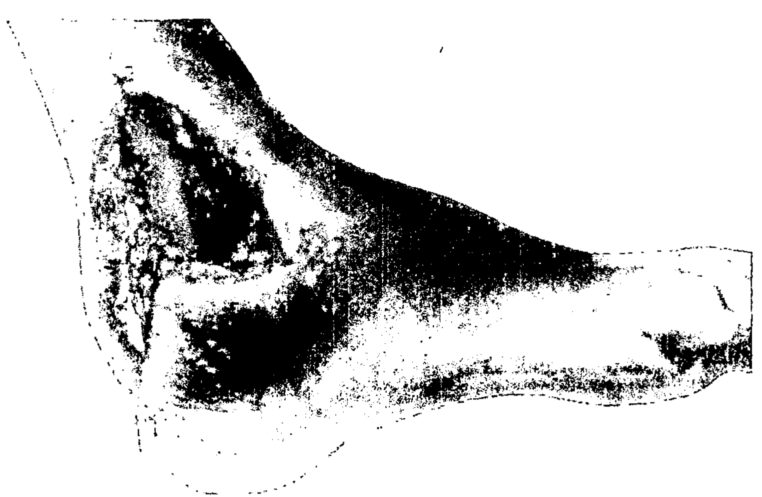

Abb. 264. Osteomyelitis tibiae, nach Trepanation.

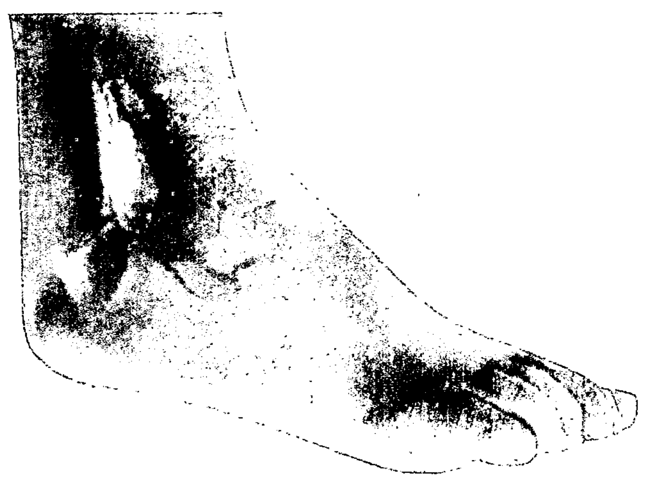

Abb. 265. Fall Abb. 264, vernarbt und epithelisiert nach 6 Monaten.

akuten Fällen sind wir aus Prinzip Anhänger einer energischen Intervention, sobald lokaler Schmerz mit initialer Schwellung die Existenz eines Eiterherdes im Knochenmark vermuten lassen. Der Trepanation der Diaphyse lassen wir in der Regel eine ausgedehnte Ausräumung der Knochenhöhle folgen. In chronischen Fällen wird die Wunde nach vorheriger Sequestrotomie und sorgfältiger Ausräumung der Totenlade, nach entsprechender Blutstillung direkt und vollständig der Sonne ausgesetzt. Dadurch wird einmal deren antiseptischer Einfluß voll zur Geltung kommen und andrerseits die Granulationsbildung mächtig angeregt. Durch diesen doppelten Effekt lassen sich Vernarbung und Ausheilung viel schneller erreichen als mit allen anderen gebräuchlichen Methoden. Auf diese Art lassen sich auch die tiefen, immer so schmerzhaften Tamponaden der Knochenhöhle vermeiden. Wie gesagt, ist die Behandlung des nach der Trepanation ausgeräumten Knochens eine äußerst langwierige, wenn man von den bisher üblichen Behandlungsmethoden Gebrauch macht.

Die Heliotherapie hat uns unerwartete Erfolge erleben lassen. Wir geben hier kurz einige Details unserer diesbezüglichen therapeutischen Technik:

Nach der Trepanation energische Tamponade der Wundhöhle während 36 bis 48 Stunden, um eine sichere Blutstillung zu garantieren. Dann, nach Entfernung des Tampons, direkte Exposition der Knochenhöhle an die freie Luft während des ersten Tages. Sofortige Sonnenbestrahlung empfiehlt sich nicht und hätte kleine Hämorrhagien an der Knochenoberfläche zur Folge. Die Insolation wird erst am 2. Tage begonnen, und zwar mittels kleiner Sitzungen von 10 Minuten, die 3—4 mal am gleichen Morgen wiederholt werden. Für den Rest des Tages bleibt die Wunde einfach der Luft ausgesetzt. Für die Nacht wird die Wunde mit einem Schutzverband belegt. Der folgende Tag bringt eine Steigerung der Bestrahlung durch Verlängerung der einzelnen Sitzungen um wenige Minuten. Diese Vorsicht in der Steigerung der Bestrahlungsdauer ist absolut nötig, um eine seröse Transsudation zu verhindern, die sonst die Wunde und die Knochenhöhle ganz überschwemmen würde. Hier handelt es sich weniger um die eliminatorischen und dekongestiven Einflüsse wie bei septischen Wunden, als vielmehr um die einfache bactericide und anregende Wirkung der Sonne, die die Granulation befördern soll. Diese letztere Wirkung wird schon nach einigen Tagen der Behandlung sichtbar und schreitet dann ununterbrochen fort. Im Unterschied von den gewöhnlichen Methoden kommt es hierbei nie zu einem Stillstand, der sich in einem torpiden Aussehen der ganzen Wundfläche äußert. Parallel mit dem Auftreten der Granulationspfröpfe und der schließlichen Vernarbung der Wunde entwickeln sich Haut und Muskeln kräftig, werden elastisch und weich, und helfen so auch selbst ganz bedeutende Knochendefekte zu überbrücken.

Während der Behandlung soll die Wunde durch zweckmäßig gebaute Hacken weit offen gehalten werden, damit die Sonne ungehindert in die Tiefe dringen kann. Nach Entfernung der ersten, bei der Operation vorgenommenen Tamponade ist die Nachbehandlung eine völlig tamponlose, was der Patient als eine große Erleichterung empfindet.

Postoperativ kann die Heliotherapie mit Vorteil bei Mastoiditis zur Anwendung kommen. Wichtig ist hierbei, den Kopf mit einem weißen Tuch zu schützen, das eine Öffnung für die zu besonnende Region enthält, um etwaige Kongestionen zu vermeiden. Das übrige Vorgehen richtet sich nach den am Schlusse dieser Arbeit angegebenen Verhaltungsmaßregeln.

Die Sonnenkur der Kriegsverletzungen.

Im Laufe des Weltkrieges hat die Sonne in ungezählten Lazaretten und Spitälern an der Heilung von Wunden mitgewirkt. In zahlreichen Mitteilungen haben uns die Militär- und Spitalärzte ihre Erfahrungen über die Heliotherapie der Kriegsverletzungen mitgeteilt. Wir selber haben in Bruns Beiträgen (1916) auf die Wichtigkeit der Sonnenbehandlung der Kriegswunden aufmerksam gemacht.

Das aktuelle Interesse für diese Fragen ist nun erloschen und wir verweisen auf die medizinische Kriegsliteratur.

Die Sonnenkur der Rachitis und der dystrophischen Knochenerkrankungen.

Der Ätiologie der Rachitis hat die Forschung in jüngster Zeit ganz besonderes Interesse entgegengebracht. Die Rachitis ist zum größten Teile Folge von Licht- und Luftmangel in der Wachstumsperiode. Schon 1897 hat Feer darauf hingewiesen, daß die Kinder im Hochgebirge nur ausnahmsweise und dann ganz leicht von Rachitis befallen werden.

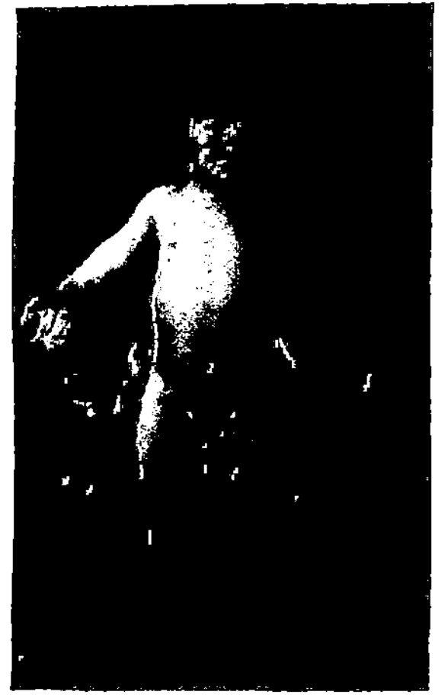

Abb. 266.   Rachitis und Skrofulose.

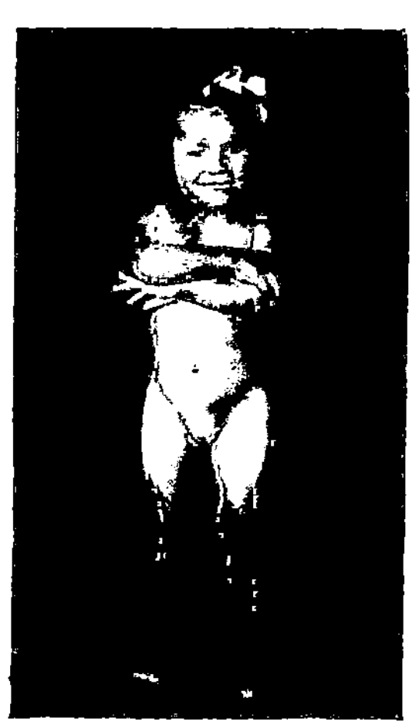

Abb. 267.   Fall Abb. 266 10 Monate später.

Schon bei Beginn unserer Tätigkeit haben wir die Wichtigkeit der Heliotherapie als vorbeugende und therapeutische Maßnahme der Rachitis hervorgehoben, und darauf schon besonderes Gewicht in unseren ersten Arbeiten gelegt. Neuere Arbeiten scheinen diese Auffassung durchaus zu bestätigen. Währenddem man eine Zeitlang den ätiologischen Hauptfaktor im Vitaminmangel suchte, ist man jetzt gezwungen, die Bedeutung des Lichtes anzuerkennen.

Es sind namentlich amerikanische Autoren gewesen, die sich mit dieser Frage befaßten. Durch entsprechende Nahrung gelingt es leicht, junge Mäuse, die man in der Dunkelheit hält, rachitisch zu machen. Tiere hingegen, die, in gleicher Weise genährt, aber 4 Stunden der Sonne ausgesetzt werden, erkranken nicht an Rachitis. Die amerikanischen Autoren ziehen daraus den Schluß, daß die Sonnenstrahlen der Zelle die bestmögliche Funktion erlauben, wodurch der Organismus die Folgen der unzweckmäßigen Ernährung zu kompensieren vermag.

Zwei andere Amerikaner, Hess und Unger, haben sich davon überzeugt, daß die Rachitis des Kindes unter Sonnenwirkung ohne jegliche Änderung der Ernährung heilt. Die folgenden Zahlen, die einer Arbeit von Hess und Gutman entlehnt sind, sind nicht ohne Interesse. Der Gehalt an Phosphor im Blute gesunder Kinder beträgt 4 mg in 100 ccm Blut. Rachitische Kinder zeigen geringere Zahlen: 2,8—3,4. Wenn diese Kinder in systematischer Weise täglich $^1/_2$—1 Stunde der Sonne ausgesetzt werden, so steigt der Phosphorgehalt zur Norm, was klinisch und röntgenologisch bewiesen werden kann.

Nach unserer Erfahrung übt die Sonne auf den Lokal- und Allgemeinzustand rachitischer Kinder einen ebenso günstigen Einfluß aus wie bei der Knochentuberkulose. Der Organismus kräftigt sich im ganzen, während die Deformationen der Wirbelsäule und der Gliedmaßen einer vollständigen Korrektur, besonders im Beginn der Krankheit, zugänglich werden. Besteht die Krankheit schon längere Zeit, so ist Korrektur noch möglich, wenn die Sonnenkur mit einer rationellen konservativen Orthopädie verbunden wird. Um die mechanische Ursache der rachitischen Deformation zu beheben, oder um ihr zuvorzukommen, geben wir der vollständigen Bettruhe gleich im Beginn der Kur den Vorzug. Das Kind kann seine Glieder frei bewegen und sich in alle Stellungen begeben, ausgenommen in die vertikale. Kranke mit Deformation der Wirbelsäule, besonders Kyphose, werden täglich einige Stunden in Bauchlage gebracht, nach vorhergehender Angewöhnung, wie wir solche bei Spondylitis empfehlen. Die Ellbogen stützen sich auf ein unter den Thorax geschobenes Keilkissen. Auf diese Weise wird die physiologische Lendenlordose vermehrt, und die Kyphose mehr und mehr korrigiert. Die Sonne begünstigt eine beträchtliche Entwicklung der Halsmuskulatur, derjenigen des Schultergürtels und des ganzen Rückens. Durch diese gleichzeitige Verstärkung der Muskulatur und des ganzen Bandapparates der Wirbelsäule wird ein eigentliches Muskelkorsett hergestellt, das als kräftige Stütze das Brustskelett gerade erhält. Durch abwechselnde Besonnung von Rücken und Brust wird auch der Thorax und das Abdomen sich kräftig entwickeln können. Der rachitische Rosenkranz verschwindet, der übermäßig aufgetriebene Bauch wird durch straffe kräftige Muskulatur ersetzt. Unter dem Einfluß der Sonne verschwinden auch die Aufreibungen an den Epiphysen, besonders an den Handgelenken. In Ruhelage und mit eventuellen Massagen lassen sich auch ohne Schwierigkeiten Deviationen der unteren Extremitäten zum Verschwinden bringen.

Schon nach einigen Monaten Sonnenkur hat der Körper des rachitischen Kindes die normalen und harmonischen Linien des gesunden und kräftigen Kindeskörpers angenommen. Die gleichmäßig gebräunte Haut bedeckt straffe und widerstandsfähige Muskeln, während das Skelett neu gestärkt und gekräftigt jede Spur seiner früheren Mißgestaltung verloren hat. Erst jetzt lassen wir Gehversuche unternehmen. Dabei verfolgen wir eine langsam fortschreitende Wiederangewöhnung. Die Füße stecken in Sandalen, die durch eingelegte Sohlen das Fußgewölbe unterstützen.

Ist also die Sonnenkur die Methode der Wahl bei der Rachitis, so stellt sie ein wertvolles Hilfsmittel dar in der Behandlung der Knochen- und Gelenkdeviationen des wachsenden Alters (Skoliose, Coxa vara, Genu valgum, Pes valgus usw.). Die Mehrzahl dieser Difformitäten bieten Veränderungen des Knochensystems dar, die histologisch denen der Rachitis gleichen und die dazu geführt haben, diese Affektionen als Spätrachitis zu bezeichnen. Die Hauptmerkmale in klinischer Beziehung und die allen diesen Erkrankungen gemein-

sam sind, bestehen in Muskel- und Bänderinsuffizienz und in Störungen der Haut-
zirkulation, wie solche in der Cyanose der Extremitäten zum Ausdruck kommt.
Ganz allgemein sind diese Erkrankungen der Heliotherapie zugänglich, die in
wirksamer Weise die orthopädische Behandlung unterstützt, indem sie einesteils
die Widerstandskraft des anormal weichen Knochens erhöht, und andrerseits
Muskel- und Bänderinsuffizienz zum Verschwinden bringt. Auch hier wird ein
solides und straffes Muskelkorsett der orthopädischen Behandlung in ihren
Bestrebungen wertvolle Dienste leisten (z. B. Skoliose).

Wir wollen hier die Erfolge erwähnen, die viele Beobachter nach dem Vorgang
von HULDSCHINSKY mit der Quarzlampe bei Rachitis erzielt haben. Diese Erfolge sind ja auch wieder ein Beweis für die Bedeutung der Lichtwirkung bei
dieser Erkrankung. Im übrigen aber teilen wir die Auffassung von WITTEK,
der mit Recht darauf hinweist, daß die Rachitiker zu zahlreich sind, um sie alle
unter künstliche Lichtquellen zu bringen und daß vor allem Sonnenbehandlung not tut.

Ebenfalls indiziert ist die Sonnenbehandlung bei Gelenkaffektionen. An
anderer Stelle haben wir darauf hingewiesen, daß die Sonne der Heilfaktor
par excellence bei tuberkulösen Arthritiden ist. In Verbindung mit einer spezifischen Behandlung gibt sie bei den syphilitischen Gelenkerkrankungen aus-
gezeichnete Resultate. Unsere Versuche haben sich auch mit Erfolg auf eine
große Zahl traumatischer Gelenkaffektionen erstreckt (Distorsionen, Kontusionen, Hämarthrose, Hydrarthrose usw.). In einem Fall haben wir einen Häm-
arthros bei Hämophilie behandelt, in dem die Sonne äußerst günstig lokal und
allgemein gewirkt hat, so daß wir einmal eine rasche Resorption des im Gelenk
und in der Epiphysenlinie sitzenden Hämatoms erreichen konnten, und gleichzeitig bei dem Kranken eine vollständige Wiederherstellung seines anämischen
und schwächlichen Körpers erzielten.

Auch bei Arthritis deformans hatten wir zu wiederholten Malen Gelegenheit,
die guten Wirkungen der Heliotherapie zu konstatieren. Gelenkergüsse und
spontane Schmerzanfälle verschwinden oder mindern sich unter dem Einfluß der
Sonne so gut wie die Schwellung der Gelenkenden, das Knacken im Gelenk, die
Muskelatrophie und neuralgische Ausstrahlungen in den Nervenstämmen.

Erwähnen wir schließlich noch eine Beobachtung von BUSCHKE, der die Sonne
während der Sommermonate als gutes Adjuvans in der Behandlung gonorrhoischer
Arthritiden kennengelernt hat. Die kranken Gelenke, die in einer vorne offenen
Schiene immobilisiert waren, wurden täglich während mehreren Stunden der
Sonne ausgesetzt. Die Resultate mit der künstlichen Höhensonne (Quarzlampe)
und die Röntgentherapie befriedigten BUSCHKE in diesen Fällen nicht.

Die Sonnenkur bei gynäkologischen und dermatologischen Affektionen.

Gewisse gynäkologische Affektionen, vor allem Adnexerkrankungen und
Pelveoperitonitiden nicht tuberkulöser Natur können aus einer vorsichtig geleiteten Sonnenkur entschiedene Vorteile ziehen. Diese Behandlungsart ist noch
wenig bekannt, verdient aber nach unseren Erfahrungen in geeigneten Fällen
entschieden versucht zu werden. Die lokale Sonnenwirkung auf exsudative Prozesse im kleinen Becken wird in Herabsetzung der Schmerzfähigkeit und in ver-
stärkter Resorption bestehen. Die gleichzeitig durch Sonnenwirkung ausgelöste,

oft hervorragende Besserung des Allgemeinbefindens wirkt indirekt wieder besonders günstig auf den lokalen Entzündungsprozeß.

Auch dermatologische Affektionen, vor allem Ekzeme, Impetigo, Acne und Furunculose werden durch Sonnenlicht günstig beeinflußt. Die bakterien- und parasitenschädigende Wirkung des Lichtes einerseits und anderseits die mannigfachen, die Vitalität erhöhenden Einflüsse auf die Gewebe selbst bringen diese

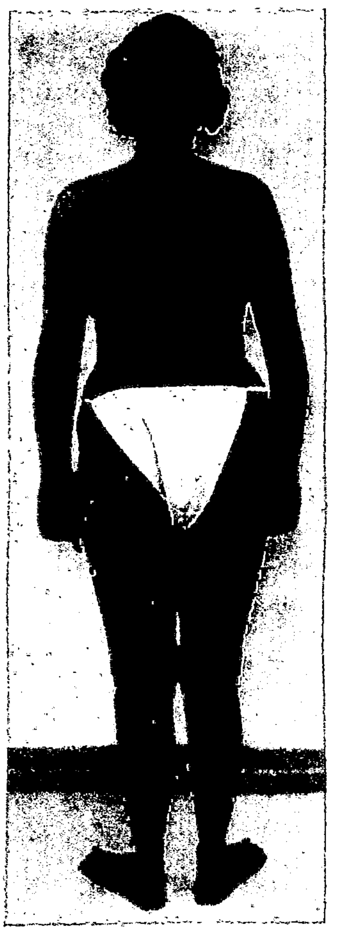

Abb. 268. Psoriasis.

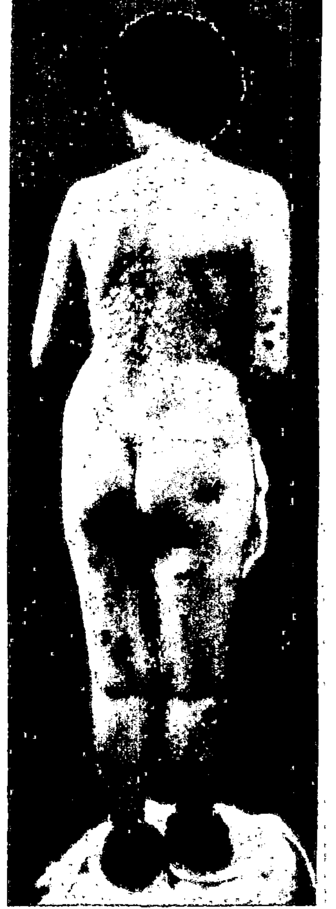

Abb. 269. Fall Abb. 268, geheilt nach 6 Monaten.

Erfolge unserm Verständnis näher. Die pigmentierte Haut eignet sich nicht zur Ansiedlung und Entwicklung von Bakterien und Parasiten. So sehen wir auch Erfolge in Fällen von Pityriasis und Psoriasis.

Die Sonnenkur der Blutkrankheiten.

Vermehrung des Hämoglobingehaltes und der Erythrocytenzahl gehören zu den konstanten Erscheinungen unserer sonnenden Patienten. Wieviel hiervon auf direkte Sonnenwirkung, wieviel auf den Einfluß des Höhenklimas zurückzuführen ist, läßt sich bei unseren Patienten nicht entscheiden. RIEDEL stellte sich die Aufgabe, an dem Material der LUDLOFFschen Klinik den Einfluß der

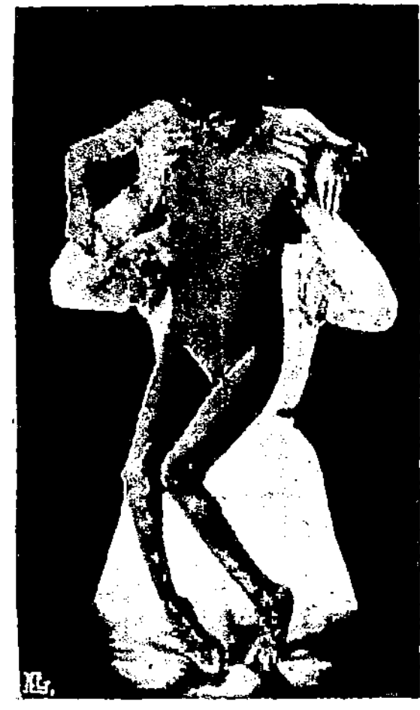

Lichtbehandlung auf das Blutbild festzustellen. Klimatische Einflüsse sind damit ausgeschaltet. RIEDEL kommt bei seinen Untersuchungen zu folgendem Schlusse: „Die Befunde über den Farbstoffgehalt

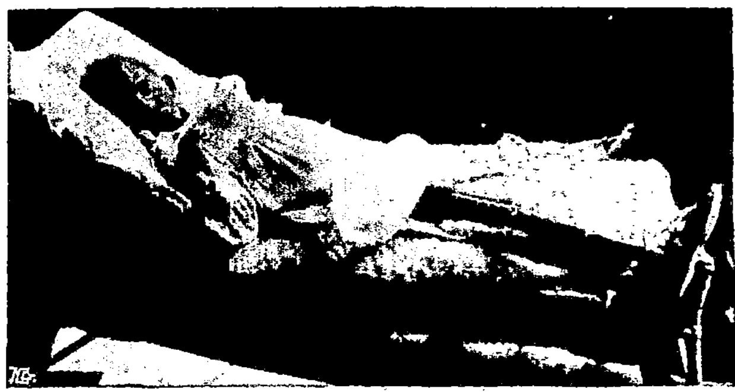

Abb. 270. Kleines Mädchen mit Little'scher Krankheit. Spasmodische Lähmung. Flexionscontractur der Oberschenkel mit maximaler Abduction und Einwachsrotation. Doppelter Pes equinus, mit Pes varus rechts. Epileptoide Zuckungen. Das Gehen ist ganz unmöglich, sogar wenn das Kind unter den Armen gestützt wird.

Abb. 271. Korrektur der falschen Haltung. Progressive Erziehung der Muskulatur. Passive und aktive Beugungs- und Streckbewegungen mit den Füßen und den Beinen. Ruhigstellen der Glieder in abnehmbaren, verschiebbaren Apparaten, welche die Sonnenbehandlung zulassen.

des Blutes, das Hämoglobin, ergaben ganz einheitliche Resultate im Sinne einer ganz sicher durch die Wirkung des Sonnenlichtes hervorgerufenen starken Zunahme . . .‘‘ Fast ebenso einheitlich und instruktiv verhielten sich die Erythrocyten. In fast allen Fällen trat, durch die Einführung der Sonnenkur veranlaßt, ein manchmal beträchtlicher Anstieg der Erythrocytenzahl auf, was wir nicht nur allein auf die Besserung des Allgemeinbefindens zurückführen können.‘‘ — Daraus folgert RIEDEL, daß auch die im Höhenklima gefundene Vermehrung der Erythrocyten und des Hämoglobins nicht allein auf der Luftdrucksenkung beruht, sondern auch auf die Rechnung der Sonnenstrahlung im Verein mit den bestehenden klimatischen Einflüssen zu setzen ist. Es ist nach diesen verschiedenen Erfahrungen daher durchaus verständlich, daß die Anämien primärer und sekundärer Natur ein geeignetes Objekt der Sonnenbehandlung darstellen.

  Fälle von perniziöser Anämie haben wir keine zu beobachten Gelegenheit gehabt.

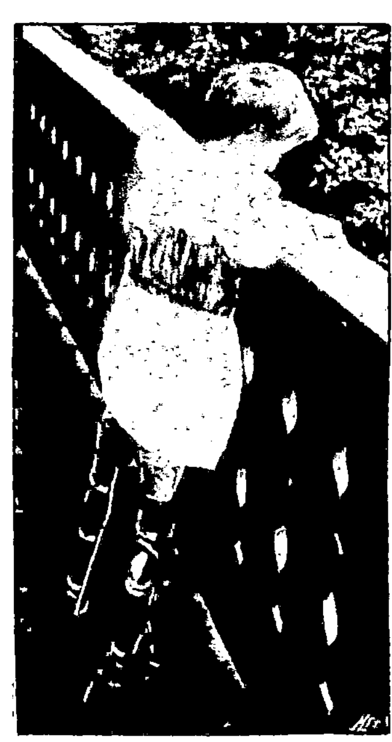

Abb. 272. Zustand des kleinen Mädchens 1 Jahr später. Das Kind macht die ersten Gehübungen in seinem abnehmbaren Apparat, welcher später dann definitiv beiseite gelassen wird.

Dagegen haben wir in den letzten Jahren eine ganz erhebliche Zahl von Lymphogranulom gesehen, die uns zum größten Teile als tuberkulöse Drüsenerkrankungen zugewiesen wurden. Wir haben in allen diesen Fällen Röntgenbestrahlungen und Sonnenbehandlung in systematischer Weise zusammen angewandt. Von unseren Kranken waren mehrere ganz schwere, sehr vorgeschrittene Fälle, wo von einer nachhaltigen therapeutischen Beeinflussung keine Rede mehr sein konnte. Unter den übrigen haben wir einzelne sehr schöne Erfolge gesehen, sogar bei Fällen, bei denen bereits Knochenmetastasen vorlagen. Einzelne dieser Erfolge gehen bei weitem über das hinaus, was man bei alleiniger Röntgenbestrahlung zu sehen gewöhnt ist. Die Beeinflussung war oft eine ganz ausgesprochene.

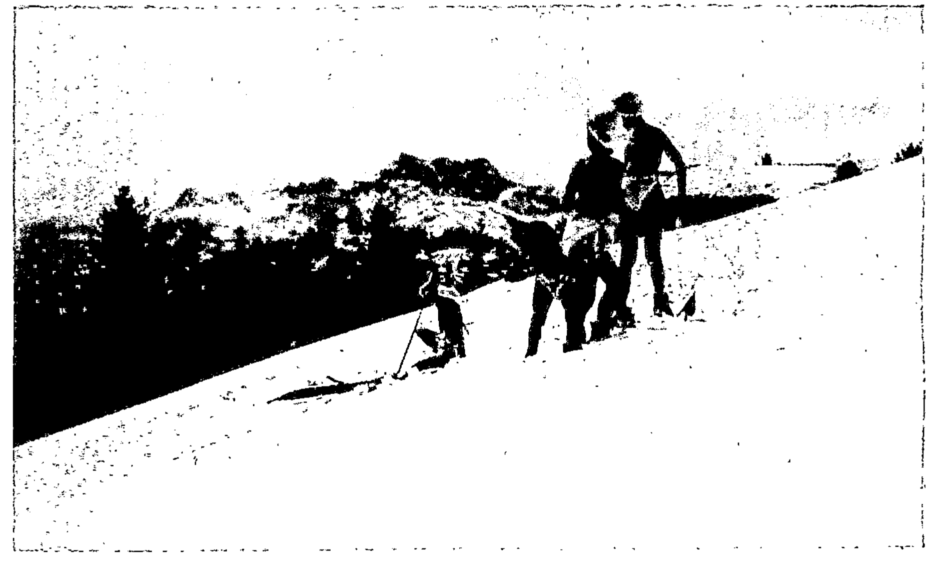

Abb. 273. Rekonvaleszenten beim Skisport.

Das Allgemeinbefinden hob sich, das Leiden schien angehalten. So konnten wir u. a. einen 28jährigen Mann während über 8 Jahren beobachten, der bei seiner Ankunft in Leysin ein malignes Lymphogranulom des Sternums aufwies mit ausgedehnter Erkrankung der claviculären und axillären Drüsen. Nach intensiver Röntgenbestrahlung und über 1 Jahr durchgeführter Sonnenkur blieb dieser Patient während über 4 Jahren nicht nur symptomfrei, sondern auch völlig arbeitsfähig. Seine große Leistungsfähigkeit bewies er als Bergsteiger und Velofahrer. Heilungen haben wir damit keine erzielt, wohl aber besonders lang dauernde Besserungen.

Unsere Erfahrungen zeigen, daß wir doch wohl berechtigt sind, von der konsequent und lange durchgeführten Sonnenbehandlung — wenigstens in Fällen, die nicht dem Endstadium angehören — einen schädigenden Einfluß auf das noch unbekannte Virus des Granuloms anzunehmen und dadurch besonders lange dauernde Stillstände in der Entwicklung der Krankheit zu erwarten. — Die Sonnenbehandlung verdient daher in jedem Falle dieser Erkrankung möglichst frühzeitig und konsequent versucht zu werden.

Was die eigentlichen Leukämien anbelangt, so haben wir über deren Beeinflussung durch Sonnenstrahlen keine eigene Erfahrung. In der 3. Auflage
seines Lehrbuches schreibt NÄGELI im Kapitel über die Leukämien: „In einigen
Fällen hat sich mir auch die Heliotherapie recht gut bewährt als direkte Sonnenbestrahlung der Milz. Besonders im sonnenreichen Sommer 1911 habe ich über-
raschende Erfolge gesehen, länger dauernde Steigerung des Hämoglobins, der
roten Blutkörperchen usw., außerordentliche Besserung des Allgemeinbefindens
und erstaunliche Verkleinerung der vorher röntgenrestistenten Milz.“

Diese Erfahrungen NÄGELIS rechtfertigen es wohl, der Sonnenbehandlung
der Blutkrankheiten erhöhte Aufmerksamkeit zu widmen.

Die Heliotherapie der nichttuberkulösen Affektionen ist noch nicht in weitere
ärztliche Kreise gedrungen. Die angeführten Beispiele zeigen uns wohl, daß auch
hier ein weites Feld therapeutischer Betätigung vor uns liegt.

XII. Die Kontraindikationen der Sonnenbehandlung.

Die Kontraindikationen der Sonnenbehandlung lassen sich in Kürze folgender-
maßen zusammenfassen:

Herz- und Nierenkrankheiten.

Die Herzinsuffizienz, sogar in ihren Initialsymptomen, ist eine absolute
Kontraindikation für das Hochgebirge. Jeder nicht kompensierte Herzfehler,
vorgeschrittene Myokarditis, schwerere Arteriosklerose ist unbedingt auch von
der Sonnenbehandlung ausgeschlossen.

In gleicher Weise verhalten wir uns auch durchaus ablehnend gegenüber der
Sonnenbehandlung der Nephritis. Dies gilt vor allem für die Fälle, die mit
Hypertonie oder mit Symptomen von beginnender Insuffizienz einhergehen.

Bei der Lungentuberkulose eignen sich zur Sonnenbehandlung die nodösen
Prozesse gewöhnlich nicht; vorwiegend exsudative Manifestationen scheiden
selbstverständlich aus.

Vorgeschrittene, doppelseitige Nierentuberkulosen, die schon von urämi-
schen Symptomen bedroht sind, sollen nicht mit Sonne behandelt werden.

Keine Kontraindikationen sind dagegen nach unserer Erfahrung:

1. Hohes Alter. Hier ist aber eingehende Kontrolle und genaueste Beobachtung nötig, um stärkere Reaktionen zu vermeiden.

2. Nephrosen und Amyloid; auch hier ist eine genaue klinische Überwachung nötig und bei der nötigen Vorsicht erweist sich die Kur in der Regel
als gefahrlos und vorteilhaft für den Patienten.

3. Lungentuberkulose in ihren cirrhotischen, fibrösen Formen wird nur
günstig beeinflußt.

4. Fieber als Ausdruck einer gewissen Aktivität der tuberkulösen Erkrankung
kann die Anwendung der Sonnenkur wohl verzögern, stellt aber nicht von vornherein
eine Kontraindikation dar. Hohen Temperaturen gegenüber gilt es abzuwarten, oft
fällt dieselbe innert einigen Wochen nach und nach zur Norm, besonders wenn eine
geeignete orthopädische und diätetische Behandlung eingesetzt hat. Bloß subfebrile,
sonst regelmäßige Temperaturen, ohne wesentliche Beeinträchtigung des Allgemeinbefindens, ertragen des öftern eine „einschleichende“ Sonnenkur recht gut.

XIII. Die Strahlentherapie als Adjuvans der Sonnenbehandlung.

Von Dr. Ernst Amstad.

Obwohl die Strahlentherapie in dem in Leysin befolgten Heilplane eine recht geringe Rolle spielt, so möchten wir uns doch der Vollständigkeit halber auf Grund unserer Erfahrung dazu äußern.

a) Künstliche Lichtquellen.

Die ursprüngliche Annahme von der besonderen Wirksamkeit der ultravioletten Strahlen führte KROMAYER (1906) zur Konstruktion seiner bekannten Lampe, die besonders von Dermatologen benützt wird. Die eigentliche Quarzlampe, die zu Unrecht den Namen „künstliche Höhensonne" führt, ist nach dem Prinzip der KROMAYERschen Lampe gebaut, kann aber nicht zur Kompressionsbehandlung benützt werden. Das Spektrum dieser Lampe ist völlig verschieden vom Spektrum des Sonnenlichtes. Die Mehrzahl der durch die Quarzlampe produzierten Strahlen werden von den oberflächlichsten Hautschichten absorbiert. Neuere Untersuchungen an Tieren (GASSUL) scheinen zwar darzutun, daß eine gewisse Tiefenwirkung nicht bestritten werden kann.

Hat die Quarzlampe einen Einfluß auf das Allgemeinbefinden? Viele Beobachter bejahen diese Frage, indem sie Gewichtszunahme und Vermehrung des Hämoglobins und der roten Blutkörperchen festgestellt haben; andere wiederum stehen den Erfolgen der Quarzlampe recht skeptisch gegenüber. Wir selber benö igen die Quarzlampe zur Verbesserung des Allgemeinbefindens unserer Patienten nicht, da wir 2 mächtige Heilfaktoren: Höhenluft und Sonnenlicht zu unserer Verfügung haben. Aber wir benützen gelegentlich die Quarzlampe zur lokalen Bestrahlung ganz oberflächlich gelegener Prozesse, z. B. Skrofuloderme, oberflächliche tuberkulöse Wunden usw.

In der Praxis konnte man sich sehr rasch davon überzeugen, daß die mit der Quarzlampe erzielten Resultate in keiner Weise mit dem zu vergleichen sind, was das Sonnenlicht erreicht. Seither war man bestrebt, Lichtquellen zu bauen, deren Spektrum sich dem Sonnenspektrum nähert. Diese neuen Lampen tragen den Namen „Spectrosol", „Sollux" und enthalten auch rote und ultrarote Strahlen. In gewissen Spitälern werden in systematischer Weise beide Arten von Lampen gebraucht. So verwendet LUDLOFF, ein überzeugter Lichttherapeut, in der orthopädischen Klinik in Frankfurt an jedem sonnenlosen Tage gleichzeitig die Quarz- und die Solluxlampe. Nach den vorliegenden Publikationen scheinen die Resultate recht befriedigende zu sein.

Eine dritte Kategorie künstlicher Lichtquellen stellt das Kohlenbogenlicht dar, das namentlich im Finseninstitut in Kopenhagen zur Bestrahlung chirurgischer Tuberkulosen benutzt wird. Dabei wird der ganze Körper bestrahlt, und zwar mit ziemlich massiven Dosen, die Hauterytheme hervorrufen. Bei einigermaßen kräftigen Patienten beginnt man unmittelbar mit Sitzungen von $^3/_4$ Stunden Dauer, bestrahlt täglich $^1/_4$ Stunde länger bis zu einer Höchstdauer von $2^1/_2$ Stunden. Die Folge ist eine starke Pigmentation mit ausgesprochener Hyperämie der Haut. Diese dauernde Hyperämie ist das Ziel, das man in jedem Falle zu erreichen sucht.

Die Resultate, die vom Finseninstitut in der Behandlung chirurgischer Tuberkulosen veröffentlicht wurden, sind sehr beachtenswert. Die erheblichen Kosten der Installation haben diese Art der Bestrahlung verhindert, in ausgedehnter Weise angewandt zu werden.

Ein viertes und letztes Prinzip künstlicher Lichttherapie verwirklichte KISCH in seiner Sauerstoffacetylenlampe, die in den BIERschen Kliniken in Hohenlychen zur Verwendung kommt. Für diese beiden Autoren beruht die heilende Wirkung der Sonne ausschließlich auf der durch sie hervorgerufenen Hyperämisierung — eine Annahme, die durchaus nicht bewiesen ist. Mit der von ZEISS gebauten, nur für Lokalbestrahlungen bestimmten Sauerstoffacetylenlampe gelingt es auf dem kranken Gelenke Hauttemperaturen von 42—46° hervorzurufen. Um diese Hyperämie möglichst auf der ganzen Körperoberfläche zu erzeugen, verwenden die beiden Autoren einen zweiten Apparat, einen elektrischen Scheinwerfer.

Alle diese genannten Autoren machen ausgiebig von der Sonnenlichtbehandlung Gebrauch, mit Ausnahme des Finseninstitutes, das ausschließlich mit dem Kohlenbogenlicht arbeitet.

Im Interesse der großen Zahl von chirurgischen Tuberkulosen, die einer natürlichen Lichtbehandlung unter den besonders günstigen Bedingungen des Hochgebirges nicht zugeführt werden können, ist eine weitere Entwicklung der zur Zeit doch noch recht rudimentären künstlichen Lichtquellen dringend zu wünschen.

b) Röntgenstrahlen.

Es kann sich hier nicht darum handeln, den jetzigen Stand der Röntgentherapie der chirurgischen Tuberkulose auch nur kurz zu skizzieren. Wir müssen uns darauf beschränken, ein paar Tatsachen festzustellen, die sich uns in jahrelanger Beschäftigung mit Röntgentherapie ergaben.

Röntgen- und Sonnenstrahlen. Sind diese beiden Behandlungsarten miteinander vereinbar? Ist die durch Sonne pigmentierte Haut röntgenempfindlicher als die normale Haut? In der „Therapie der Bonner Universitätskliniken" (1920) verlangt FRÜND, daß bei gleichzeitiger Verwendung der beiden Behandlungsarten die erkrankte Körperstelle vor Sonnenstrahlen geschützt werde, da diese die Haut überempfindlich gegen Röntgenstrahlen machen. Als wir vor 9 Jahren röntgentherapeutisch zu arbeiten begannen, war diese Frage für uns von der größten Wichtigkeit. Es ist auch nicht unwahrscheinlich, daß Haut mit leichtem Erythema solare röntgenempfindlicher wäre als normale Haut. Wir haben darüber keine Erfahrung, da wir nur solche Patienten in Behandlung bekommen, die schon genügend gesonnt haben, um mehr oder weniger ausgesprochen Pigment aufzuweisen. Für diese pigmentierte Haut können wir auf Grund der Erfahrung von mehreren Tausenden von Sitzungen mit Bestimmtheit erklären, daß eine erhöhte Röntgenempfindlichkeit nicht besteht. Bei den Fällen, bei denen wir uns in Grenzdosen bewegten, konnten wir diese Tatsache immer wieder erhärten (Korrespondenzblatt für Schweizer Ärzte 1917, Nr. 11). Von seiten der Haut stehen also der gleichzeitigen Anwendung der Sonnen- und Röntgenstrahlen keinerlei Hindernisse im Wege, wenigstens sobald durch Sonne eine genügende Pigmentation eingetreten ist.

Nun ist noch eine zweite Frage zu beantworten, ob die durch diese beiden therapeutischen Faktoren hervorgerufenen Herdreaktionen sich nicht in zweckwidriger Weise summieren? Die Herdreaktionen nach Sonnenbestrahlung sind in ihrer Intensität außerordentlich verschieden und hängen vom anatomischen und klinischen Zustande des bestrahlten Herdes ab. Es ist nun ganz selbstverständlich, daß wir auf eine lebhafte, durch Sonnenstrahlen provozierte Herdreaktion nicht noch eine Röntgenreaktion aufpropfen werden. Eine derartige Summierung könnte zweifellos schaden. Anderseits steht einer regelmäßigen Röntgenbehandlung sonnender Patienten nichts im Wege, wenn die Prozesse bereits in ein ruhiges Stadium getreten sind, oder eine länger dauernde Sonnenbehandlung eine gewisse Gewöhnung und daher auch Abschwächung der lokalen Reaktion mit sich gebracht hat. Die Entscheidung im einzelnen Falle wird dem beobachtenden Arzte nie Schwierigkeiten bereiten.

Dosierung. Vor allem müssen wir hier betonen, daß wir auf dem Gebiete der Röntgentherapie der chirurgischen Tuberkulose nicht nötig haben, mit Dosen zu arbeiten, die an die Erythemdose heranreichen. Wenn DISSON noch vor kurzem sagte, daß er in der röntgentechnischen Behandlung der Drüsentuberkulose gegenüber malignen Neubildungen keinen wesentlichen Unterschied mache, so können wir diese Auffassung nicht teilen. Vor $6^1/_2$ Jahren schrieben wir im Korrespondenzblatt für Schweizer Ärzte: „Der Röntgentherapeut, der chirurgische Tuberkulosen behandelt, muß sich vom Gedanken freimachen, als ob die größtmögliche Dosis seinem Patienten am meisten nützen würde. Diese vom Gebiete der Strahlentherapie maligner Tumoren herübergenommene Auffassung ist sicher unrichtig für Tuberkulosen." Im allgemeinen lassen sich für die Röntgenbehandlung der Tuberkulose die Einzeldosen viel weniger schematisch festlegen als für die Behandlung maligner Tumoren. — „Die Höhe der applizierten Dosis hängt vom klinischen Charakter der zu bestrahlenden Affektionen ab." Wenn wir gegen alte, torpide Prozesse mit stärkeren Dosen vorgehen, so werden wir aktive Erkrankungen vorsichtig und individualisierend behandeln. Die einzelne Herdreaktion werden wir abklingen lassen, bevor wir eine neue hervorrufen. Werden die Reaktionen geringer, so steigen wir mit den Dosen.

In ähnlicher Weise äußerte sich vor kurzem Professor KLEWITZ über die Röntgentherapie in der inneren Medizin (Münch. med. Wochenschr. 1920, Nr. 10). „Die Grundsätze," schreibt er, „die bei der Tiefenbestrahlung in der Gynäkologie Gültigkeit haben, können nicht ohne Einschränkung bei den Bestrahlungen innerer Krankheiten Anwendung finden... Anderseits ist ein so starres Dosierungssystem wie bei gynäkologischen Erkrankungen bei internen Leiden kaum durchführbar. Man ist im Einzelfalle mehr zu einem individualisierenden Vorgehen gezwungen." Also eine ähnliche Auffassung, wie wir sie für die chirurgische Tuberkulose vertreten haben. Aus der LEXERschen Klinik hat vor kurzem KOHLER auf die Gefahr der Überdosierung hingewiesen (Strahlentherapie Bd. XIII, S. 3, 1922). Auf Grund einer großen Erfahrung empfiehlt er Dosen von $^1/_{20}$—$^1/_{30}$ HED.

Massive Röntgendosen schließen die Möglichkeit einer miliaren Aussaat in sich. Heftige lokale Reaktionen sind nicht ohne Gefahr.

Wir selber gehen in der Regel so vor, daß wir in einer ersten Sitzung 4—5 X unter 3 oder 4 mm Aluminium applizieren. Wird diese Dose gut vertragen, d. h. tritt keine lebhafte lokale Reaktion auf, so steigen wir in den nächsten Sitzungen um $^1/_2$ X, überschreiten aber nie eine Einzeldose von 8 X. Mit besonderer Vorsicht bestrahlen wir Bauchfelltuberkulosen. Wir beginnen mit 3 X und nehmen nie mehr als ein Feld in einer Sitzung.

Gesamtdose. Spätschädigungen. Es handelt sich nicht nur darum, primäre Haut- und Allgemeinschädigungen durch Überdosierung in der einzelnen Sitzung zu vermeiden, sondern auch jene Gesamtdosis nicht zu überschreiten, die evtl. eine Spätschädigung nach sich ziehen könnte. Diese eben noch erlaubte, noch unschädliche Gesamtdose ist nun aber keine feststehende, sondern variiert je nach der Filterung der Strahlen und namentlich je nach der bestrahlten Körpergegend. Am empfindlichsten und zu Spätschädigungen am meisten geeignet ist die Gegend des Fuß- und Kniegelenks, was wohl aus der erschwerten Zirkulation zu verstehen ist. Die ISELINsche Tabelle, aus der die Gesamtdosen zu ersehen waren, bei denen an den verschiedenen Körpergegenden unter 1 mm Filterung Schädigungen aufgetreten waren, ist jetzt, da man intensiver filtert, nicht mehr gültig. Aber auch unter dicken Filtern sind Spätschädigungen möglich. Wenn wir sie beim malignen Tumor in Kauf nehmen, so ist dies bei der Behandlung der Tuberkulose ganz anders. Wer 7 Jahre nach einer letzten Ellbogenbestrahlung ein Röntgenulcus sich entwickeln sah, der vergißt die Gefahr der Spätschädigungen nicht mehr. Wir müssen daher mit unseren Röntgendosen haushalten und rechtzeitig mit der Behandlung abbrechen. Die Röntgenbehandlung muß eine retardierende sein, wie ISELIN sich ausdrückt. Wir können dies um so eher, als ausgesprochene Nachwirkungen noch nach Monaten nachweisbar sind. Es ist ja auch ganz begreiflich, daß, wenn der Prozeß der Einkapselung und bindegewebigen Umwandlung einmal begonnen hat, derselbe unter dem Stimulus des verbesserten Allgemeinbefindens auch spontan weiterschreitet.

Allgemeine Kontraindikationen. Hochaktive, fiebernde Fälle sind unbedingt von der Röntgentherapie auszuschließen. Dasselbe gilt im allgemeinen von frischen Infektionen. Bei frischen, aktiven Halsdrüsen z. B. haben wir uns in erster Linie um den geschwächten Organismus zu bekümmern und jede lokale Therapie zurückzulegen. Solche Patienten gehören für ein paar Wochen oder auch Monate aufs Land, ins Gebirge, an die See, um hier in freier Luft und unter vorsichtiger, systematisch durchgeführter Sonnenbehandlung ihr Allgemeinbefinden zu stählen, ihre Abwehrkräfte zu mobilisieren. Frische, tuberkulöse Infektionen verlangen nicht Lokal-, sondern Allgemeinbehandlung. Ist der Prozeß dann in ein ruhigeres Stadium getreten, dann ist der Moment gekommen, wo wir mit Vorteil von der Röntgenbehandlung Gebrauch machen können.

Die Grenzen der Röntgenbehandlung. Wie wir gesehen haben, sind wir bei der Röntgenbehandlung an eine bestimmte Gesamtdose gebunden, die wir ohne Gefahr einer Spätschädigung nicht überschreiten dürfen. Das bedeutet eine starke Einschränkung, die dem Verfahren gezogen ist. Vielfach reichen die Dosen, die wir mit gutem Gewissen applizieren dürfen, nicht aus, um den Heilungsprozeß zu Ende zu führen.

An einer intensiven, lokalen Wirkung der Röntgenstrahlen, wenigstens bei kleineren Gelenken und synovialen Prozessen, ist nicht zu zweifeln. Die Iselin- schen Nachuntersuchungen ergaben 69% Heilung bei der Handgelenktuberkulose, 72% bei der Ellbogentuberkulose und 60% bei der Fußwurzel- und Fußgelenk- tuberkulose. Diese Zahlen sind um so beachtenswerter, als sie an einem rein poliklinischen Materiale gewonnen wurden. Daß sie als alleinige Behandlungs- methode in vielen Fällen aber nicht ausreicht, das zeigen wiederum die Iselin- schen Zahlen. So notiert er bei seinen Nachuntersuchungen für die Handgelenks- tuberkulose 25% Todesfälle, für die Ellbogentuberkulose 20% und für die Fußwurzel- und Fußgelenkstuberkulose 24%. Unter diesen Todesfällen nehmen allerdings die mit Lungentuberkulose komplizierten Fälle einen hohen Prozentsatz ein. So ist unter 21 mit Lungentuberkulose komplizierten Hand- gelenkstuberkulosen nach 3 Jahren einer geheilt und 16 gestorben. Die Kom- plikation mit Lungentuberkulose verdüstert natürlich auch nach unseren Er- fahrungen die Prognose der Gelenktuberkulose; aber doch bei weitem nicht in dem Maße, wie sie aus den Iselinschen Zahlen hervorgeht. Wir sind uns nun wohl bewußt, daß man nicht Resultate miteinander verglei- chen soll, die unter ganz anderen Bedingungen gewonnen sind; poliklinische Praxis auf der einen Seite, stationäre Behandlung im Hochgebirge auf der anderen. Aber den Schluß müssen wir logischer- weise schließlich doch ziehen, daß trotz der günstigen lokalen Ein- wirkung der Röntgenstrahlen diese Behandlungsmethode in einem erheblichen Prozentsatz der Fälle nicht ausreicht; offenbar des- wegen, weil die Behandlung des gesamten tuberkulösen Organis- mus, wie sie Höhenluft und Sonne vermitteln, durch die Röntgen- strahlen allein in nicht genügender Weise erfolgt.

Fassen wir kurz zusammen. Röntgen- und Sonnenstrahlen können unter gewissen Kautelen gleichzeitig verwendet werden. Die Röntgendosis bei chirur- gischer Tuberkulose hängt vom klinischen Charakter der Affektion ab. Spät- schädigungen sind durchaus zu vermeiden. Die Röntgenbehandlung ist eine nahezu ausschließlich lokal wirkende Maßnahme und als solche ein nütz- liches Adjuvans der Heliotherapie. Die Allgemeinbehandlung spricht aber im Kampfe gegen die Tuberkulose das Hauptwort und darf nie vernachlässigt werden.

XIV. Schlußwort.

Orthopädie und konservative Chirurgie finden wohl den besten Ausdruck in der Heliotherapie, wie wir dieselbe in vorstehenden Ausführungen empfohlen haben. Durch Vermeidung blutiger Eingriffe verhindert so die Heliotherapie unkorrigierbare Verstümmelungen, sie erhält die Gelenkfunktion möglichst intakt und sie verlängert nicht nur das Leben von Krüppeln und Minderwertigen, sondern sie gibt auch normale Menschen dem Leben und der Arbeit zurück, die den Kampf um ihre Existenz erfolgreich aufnehmen können. Durch Ver- zicht auf geschlossene Gypsapparate wird die Körpermuskulatur erhalten und in ihrer Entwicklung begünstigt und der Körper gewinnt die Harmonie seiner

Linien zurück. Aber noch mehr. Die Heliotherapie heilt nicht nur die Tuberkulose, sondern sie garantiert auch das einmal erreichte Resultat. Als wirkliches Prophylakticum gegenüber den Krankheiten des Kindesalters, die ihrerseits nur zu oft die Eingangspforte für eine spätere tuberkulöse Erkrankung darstellen, ist die Heliotherapie in diesem modernen Kampfe eine unserer besten Waffen.

In dem weiten und so wichtigen Bestreben der Prophylaxe hängt alles von den Ärzten ab, deren Mitarbeit hier unerläßlich ist. An sie stellt man alle die Fragen, die einzig in ihrer Kompetenz liegen und die der Laie, so gutmeinend er auch sein. möge, nicht beantworten kann. Das Wort des Arztes als Berater des Kranken und als Mitarbeiter an öffentlichen und sozialen Werken hat stets eine besondere Überzeugungskraft, ist es gar der Ausdruck der eigensten innersten Überzeugung, so wird dieses Wort unwiderstehlich. Die Rolle des Arztes in der Stadt wird jeden Tag wichtiger, denn heute ist er nicht nur damit beschäftigt, seinem Patienten nachzugehen, sondern auch selbst aktiv teilzunehmen am Kampf gegen all die Schädlinge, die die öffentliche Gesundheit bedrohen und besonders gegen den schrecklichsten dieser Feinde, gegen die Tuberkulose.

Wir würden uns glücklich schätzen, wenn sich beim Durchgehen dieser Arbeit ein großer Teil der Ärzte von der Wichtigkeit der Heliotherapie überzeugen würde. Wird erst das Interesse unserer Mitmenschen auf diese Methode gelenkt, so wird auch der Arzt schnell einsehen, daß er damit über ein Mittel verfügt, dem eine große Heilkraft innewohnt, und das auch die geschwächtesten und verkümmertsten Körper neu aufleben läßt.

Wer an dem großen Werk mithilft und dazu beiträgt, es bekannt zu machen, wird seinem eigenen Lande große Dienste erweisen als guter Arzt und als guter Patriot zugleich.

XV. Literaturverzeichnis.

ABDERHALDEN: Über den Einfluß des Höhenklimas auf die Zusammensetzung des Blutes. Zeitschr. f. Biol. Bd. 43. 1902.

ADRIAN: De l'héliothérapie. Thèse der Nancy 1913-14.

AIMES: L'héliothérapie. Thèse de Montpellier 1912-13.

ALLARD: La chaleur radiante lumineuse appliquée à la thérapeutique. Presse méd. 1902.

AMSTAD: Röntgenstrahlen als Adjuvans der Heliotherapie. Korresp.-Blatt f. Schweiz. Ärzte 1917, Nr. 11.

-- Heliotherapie der nichttuberkulösen Erkrankungen. Schweiz. Wochenschr. 1922, Nr. 5.

APÉRY: Héliothérapie, photothérapie, phacothérapie. Grèce méd. 1900.

— Maladies régnantes, photothérapie. Gaz. méd. d'Orient. Constantinople 1900.

ARLOING: De l'influence de la lumière sur la végétation et les propriétés pathologiques du Bacillus anthracis. Semaine méd., Février, Août, Septembre 1885.

ARMAINGAUT: Congrès internat. de la tuberculose, Paris 1905.

ARMAND, Dr. René: De l'héliothérapie à l'altitude dans le traitement des tuberculoses dites chirurgicales. Thèse de Lyon 1911.

ARMAND-DELILLE: L'héliothérapie. L'oeuvre méd.-chir. 1914, No. 75.

— Un premier Sanat. d'altitude pour l'héliothérapie en France. Bull. méd. 1921, No. 30.

— u. WALPER: L'école en plain air et l'école au soleil. 1920.

ARNOLD: Concerning the employment of light in the treatment of disease. South. prat. 1892.

ARNOULD: Influence de la lumière sur les animaux et sur les microbes; son rôle en hygiène. Rev. d'hyg. 1895.

D'Arsonval u. Charrin: Influence des agents atmosphèriques, et en particulier de la lumière et du froid sur le bacille pyocyanique. Cpt. rend. hebdom. des séances de l'acad. des sciences 1894 et Semaine méd. 1894.

Artault de Vevey: Des applications curatives de lumière solaire. Rev. de thérap. 1909, Nr. 11 u. 12.

Asbeck: Über Sonnenlichtbehandlung. Münch. med. Wochenschr. 1917, Nr. 2.

Aschoff: Über die Wirkungen des Sonnenlichtes auf den Menschen. Freiburg u. Leipzig 1908.

Asquier: Contribution à l'étude de l'héliothérapie dans le traitement des tuberculoses articulaires. Thèse de Montpellier 1914-15.

Axmann: Die natürliche und künstliche Höhensonne. Zeitschr. f. physikal. u. diätet. Therapie Bd. 20, H. 10. 1920.

Azzaï: La lumière; son application au traitement de la tuberculose. Thèse de Montpellier 1909.

Azzi: Azione dei reggi ultravioletti. Folia med. 1922, Nr. 7.

Badin: Traitement des exsudats inflammatoires de la tuberculose osseuse par l'insolation. Clinique 8. Avril 1910.

Bach: Bestrahlung mit Quarzlampe. Leipzig 1921 (nebst Literatur).

— Über Disposition und Behandlung der Tuberkulose mit ultraviolettem Licht. Zeitschr. f. physikal. u. diätet. Therapie Bd. 12. 1912.

Bach-Tscherven, Mme.: Le traitement marin de la tuberculose infantile à l'asile Dollfuss de Cannes. Thèse de Genève 1905.

Backer: Die Sonnen-Freiluftbehandlung der Knochen-, Gelenk- und Weichteiltuberkulosen. Stuttgart 1916.

Bacmeister: Erfahrungen über die Strahlenbehandlung der menschlichen Lungentuberkulose. Zeitschr. f. Tuberkul. Bd. 27, H. 1 4.

Bang, S.: Die Finsensche Lichttherapie. Monatsh. f. prakt. Dermatol., Hamburg 1898.

Bardenheuer: Die heliotropische Behandlung der peripheren Tuberkulosis, besonders der Knochen und Gelenke. Dtsch. Zeitschr. f. Chirurg. 1911.

— Die Sonnenbehandlung der peripheren Tuberkulosis, besonders der Gelenke. Strahlentherapie 1912.

— Beiträge zur Wirkung des Lichtes. Münch. med. Wochenschr. 1912, Nr. 51.

Baumgartner: Pathologische Mykologie. Braunschweig 1890.

Bayle: Contribution à l'étude de la photothérapie. Thèse de Lyon 1901.

Bellamaniere: Etude de l'action de la photothérapie sur l'adénite et l'arthrite tuberculeuses. Thèse de Paris 1903.

Bellow: Die Lichttherapie, die Therapie des kommenden Jahrhunderts. Arch. f. Lichttherapie, Berlin 1900.

— Die reformatorische Bedeutung der Luft- und Lichttherapie für Medizin und Hygiene. Arch. f. Lichttherapie, Berlin 1901.

Benoit: La cure marine. Clinique 1908.

Benrath: Über chemische Wirkung der strahlenden Energie. Strahlentherapie Bd. 7, H. 1. 1916.

Bentz: L'héliothérapie dans la tuberculose chirurgicale. Mazel. Ardòche 1912.

Bering: Über die Wirkung violetter und ultravioletter Lichtstrahlen. Experimentelle Untersuchungen über ihre Durchdringungsfähigkeit, chemische Wirkung und ihren Einfluß auf den Gesamtorganismus. Med.-naturw. Arch. 15. Juli 1907.

— Experimentelle Studien über die Wirkung des Lichtes. Strahlentherapie Bd. 1, H. IV. 1912.

Berlotti: L'héliothérapie dans les tuberculoses locales. Arch. de méd. des enfants. Août 1908.

— L'héliothérapie dans les tuberculoses locales. Arch. de méd. des enfants 1908.

Bernhard, O.: Chirurgische Mitteilungen aus der Praxis. Korresp.-Bl. f. Schweiz. Ärzte 1891, Nr. 19.

— Ein Fall von Milzexstirpation. Korresp.-Bl. f. Schweiz. Ärzte 1902, Nr. 16.

— Offene Wundbehandlung und Transplantation. Dtsch. Zeitschr. f. Chirurg. Bd. 78, S. 574f.

— Über offene Wundbehandlung durch Insolation und Eintrocknung. Münch. med. Wochenschr. 1904, Nr. 1.

— Therapeutische Verwendung des Sonnenlichtes in der Chirurgie. Zeitschr. f. physikal. u. diätet. Therapie Bd. 9, H. 5. 1905.

BERNHARD, O.: L'héliothérapie dans la chirurgie. Atti del secondo congr. internaz. di fisiotherapie, Roma 1908.
— Die therapeutische Anwendung des Sonnenlichtes in der Chirurgie. Zeitschr. f. Balneol. Berlin 1908, Nr. 2.
— Die therapeutische Anwendung des Sonnenlichtes in der Chirurgie. Jahrb. üb. Leistungen u. Fortschritte a. d. Gebiete d. physikal. Med. 1908.
— Geschichtliches über die Heilquellen von St. Moritz und den Kurorten überhaupt. Ann. d. Schweiz. Balneol. Ges. 1910, H. 6.
— Heliotherapie im Hochgebirge mit besonderer Berücksichtigung der Behandlung der chirurgischen Tuberkulose. Stuttgart 1912.
— Heliotherapie. Korresp.-Bl. f. Schweiz. Ärzte 1914, Nr. 51.
— Die Entwicklung der Hochgebirgs- und Sonnenlichts-Behandlung der chirurgischen Tuberkulose. Strahlentherapie Bd. 8, H. 2. 1918.
BERT, PAUL: Sur la pression barométrique. Paris 1977.
— Influence de la lumière sur les êtres vivants. Paris 1878.
BERTHELOT: Les rayons ultraviolets et les actions vitales. Rev. scientifique tome I, Paris 1912.
BERTHELOT u. GAUDECHON: Actions des rayons ultraviolets moyens et extrêmes sur l'aldéhyde éthylique; acidifications, polymérisations, résinifications. Cpt. rend. hebdom. des séances de l'Acad. des sciences Bd. 156. 1913. Paris.
— — La nitrification par les rayons ultraviolets. Cpt. rend. hebdom. des séances de l'Acad. des sciences Bd. 152. 1911, et Rapport du Congrès thalassothér., Cannes 1914.
BERTRAND: Essai touchant l'influence de la lumière sur les êtres organisés, sur l'atmosphère et sur les différents corps chimiques. Thèse de Paris 1799.
BIDON: Du traitement actuel de la tumeur blanche du genou chez l'adolescent et chez l'adulte. Rev. cr tique. Thèse de Lyon 1912.
BICKEL u. TASAWA: Über Zellwucherung am Knochenmark unter dem Einfluß der ultravioletten Strahlen. Charité-Ann. Jg. XXXVII.
BIE, W.: Untersuchungen über die bakteriotötende Wirkung der verschiedenen Abteilungen des Spektrums und über das Vermögen des Lichts, Sproß- und Schimmelpilze zu töten. Mitt. a. Finsens Lichtinstitut, Leipzig 1900.
— Die Anwendung des Lichtes in der Medizin. 1905.
BIERRY u. HENRY: Actions des rayons ultraviolets sur certains hydrates de carbone. Cpt. rend. des séances de la soc. de biol. Bd. 68, Paris 1910.
— Action des rayons ultraviolets sur la saccharose. C. A. R. S. Paris 1911, et Cpt. rend. des séances de la soc. de biol., Paris 1911.
BLACKER u. CLARKE: Light as a therapeutic agent. Practitioner, London 1892.
BLEYER: Light. His therapeutic importance in tuberculosis as founded upon scientific researches. 1902.
BLOCH: Das Problem der Pigmentbildung in der Haut. Arch. f. Dermatol. u. Syphilis Bd. 124. 1917.
— Stoffwechsel und Immunitätsproblem in der Dermatologie. Korresp.-Bl. f. Schweiz. Ärzte 1917, Nr. 31.
— Chemische Untersuchungen über das spezifische pigmentbildende Ferment der Haut. Zeitschr. f. physiol. Chem. 1917.
BLOCH u. RYHINER: Histochemische Untersuchungen an überlebendem Gewebe über fermentative Oxydation und Pigmentbildung. Zeitschr. f. d. ges. exp. Med. 1917.
BOEDER: Zur Frage von der Heilkraft des Lichtes. Arb. a. d. Reichs-Gesundheitsamte, Berlin 1900.
BOHN: L'évolution du pigment. Naudin: Paris 1901.
BONGARD: La santé par le grand air. Baillière: Paris 1905.
BONNET: Traité des maladies des articulations. Lyon 1845.
— Nouvelles méthodes de traitement des maladies articulaires. Paris 1849.
BOREL: Héliothérapie des tuberculoses oculaires. Communication au Congrès internat. de la tuberculose. Rome, Avril 1912.
BORIGLIONE: Traitement des tuberculoses chirurgicales par l'héliothérapie. Thèse de Paris 1905.
BOURNARET: Action de la lumière sur les bactéries. Thèse de Toulouse 1900.
BRECKE: Über Sonne und Tuberkulose. Zeitschr. f. Tuberkul. Bd. 30, H. 3. 1919.

Breiger: Kann man die Höhensonne künstlich ersetzen? Med. Klinik 1911, Nr. 18.
— Wie heilt Tuberkulose? Berlin: Ellersiek.
Brieger-Mayer: Licht als Heilmittel. Berlin 1904.
Brommer: Sonnenbehandlung in der modernen Medizin. Naturwissenschaften 1914, H. 17.
Brüning: Über offene Wundbehandlung nach Transplantation. Zentralbl. f. Chirurg. 1904,
	Nr. 30.
— Über die Sonnenbehandlung der chirurgischen Tuberkulose. Dtsch. med. Wochenschr.
	1920, Nr. 1.
Buchholz: Die Behandlung der chirurgischen Tuberkulose. Münch. med. Wochenschr.
	1920, Nr. 291.
Buchner: Über den Einfluß des Lichtes auf Bakterien. Zentralbl. 1902.
Bürker: Die physiologischen Wirkungen des Höhenklimas. Arch. f. d. ges. Physiol. Bd. 105.
Burnand: Le soleil, guérisseur. Annexe du Bull. hebdom. demogr. et sanit. Suisse 1915, Nr. 12.
Buscham: Über Lichtbehandlung. Hygiea, Stuttgart 1901.
Busck: Beitrag zu den Untersuchungen über die Durchstrahlungsmöglichkeit des Körpers.
	Mitt. a. Finsens med. Lichtinstitut.
Capdevielle: Contribution à l'étude des rayons chimiques de la lumière sur la peau et les
	micro-organismes. Thèse de Lyon 1901.
Caradec: Les bains de soleil chez les enfants. Hygiène usuelle, Paris 1900.
Castaigne, d'Oelsnitz, Leriche u. Festal: La cure solaire. Journ. méd. franç. 1913, Nr. 11.
Casse: Du traitement à la mer des scrofuleux et des tuberculeux. Congrès internat. d'hydro-
	logie et de climatologie 1899.
Cauvain: Les bienfaits de l'insolation. 1815.
Cazin: De la cure solaire dans les traitements des tuberculoses externes. Paris chirurgical
	1918, Janvier.
Chatin et Gautier: Héliothérapie et tuberculose péritonéale. Lyon méd. 1911, Décembre.
Chiais: La cure solaire directe. 1906.
Chmielewsky: Influence de la lumière sur les microbes de la suppuration. Thèse de St.
	Pétersbourg 1893.
Chrizten: Über biologische Strahlenwirkung. Strahlentherapie Bd. 9, H. 2. 1919.
Ciechansky: État actuel de la question de l'action bactéricide de la lumière. Thèse de
	Moskou 1902.
Claisse: L'héliothérapie marine dans les affections d'ordre chirurgical non-tuberculeux.
	Congr. de thalassothérapie de Cannes 1914.
Cordier: Soleil et sang. Journ. de méd. de Lyon 1922, Avril.
Cornet, G.: Die Skrofulose. Wien 1900.
Cornu, A.: Sur l'absorption par l'atmosphère des radiations ultraviolettes. Cpt. rend. heb-
	dom. des séances de l'acad. des sciences T. 88, p. 1285. Paris.
— Observation de la limite ultraviolette du spectre solaire à diverses altitudes. Ib. 80, 808.
Courmont, Nogier et Rochaix: Nouvelle méthode pour l'étude de la transparence ultra-
	violette. Arch. d'électr. méd. 1910, Nr. 291.
Courmont et Lesieur: Atmosphère et climats. Traité d'hyg. de Brouardel et Mosmy, Fasc. 1.
Cunningham, J.: Scientif. Mem. of the Governm. of India. 1911, Nr. 40.
Czerny: Natürliche und künstliche Höhensonne. Zeitschr. f. physikal. u. diätet. Therapie
	1916, 1. Mai.
Danitch: La lumière comme remède. Warodno Belgrade 1900.
Dechambre: Action de la lumière et des climats marins. Hydrothérapie marine 298.
Degrais: Des rayons chimiques et de leur emploi dans la thérapeutique des afféctions
	cutannées. Thèse de Paris 1901.
de la Harpe: Du climat d'altitude au point de vue thérapeuthique. Bull. méd. 30. XII. 1895.
Denuce: Cure marine et cure chlorure sodique dans le rachitisme. Congr. de climato-
	thérapie 1908.
Diesing, E.: Das Licht als biologischer Faktor. 1909.
Doche: Résultats de la cure hélio-marine dans la tuberculose articulaire de l'adulte. Trait.
	conservateur et indications opératoires. Presse méd. 1922, Nr. 54.
Doche: De l'héliothérapie dans les tuberculoses chirurgicales plus particulièrement au
	climat marin. Journ. hebdom. des sciences méd. de Bordeaux 9. III. 1913.

DORNO, C.: Studie über Licht und Luft des Hochgebirges. Braunschweig 1911.
— Physik der Sonnen- und Himmelstrahlung. Strahlentherapie Bd. 9 u. 10. 1919.
— Sonnenscheindauer Schönberg-Davos. Zeitschr. f. Tuberkul. Bd. 37, H. 1.
— Über geeignete Klimadarstellungen. Zeitschr. f. physikal. u. diätet. Therapie Bd. 26. 1922.
— Höhensonne. Strahlentherapie Bd. 8, H. 2.
DOSQUET: Offene und klimatische Wundbehandlung. Dtsch. med. Wochenschr. 1916, Nr. 12.
DOWNES u. BLUNT: Proceedings of the Royal. soc. of London 1877 et 1878.
DREYER: Dermatol. Zeitschr. Bd. 10, H. 4.
DROSSBACH: Influence de la lumière sur la forme et la structure des feuilles. Ann. de la soc. nation. d'horticulture 1887.
DUCLAUX: Action de la lumière sur les microbes. Ann. de l'inst. Pasteur 1890.
DUMAREST: Valeur hygiènique et thérapeutique des climats d'altitude. Lyon méd. 11 et 18 octobre 1896.
EDWARDS, W. F.: Les agents physiques de la vie. Paris 1825.
v. EISELSBERG: Münch. med. Wochenschr. 1911, Nr. 29.
ELFVING: Studien über die Einwirkung des Lichtes auf die Pilze. Helsingförs 1890.
ELSTER u. GEITEL: Über Gewinnung vorübergehend radioaktiver Stoffe aus der atmosphärischen Luft. Physikal. Zeitschr. 1902.
ERB, W.: Winterkuren im Hochgebirge. Volkmanns Samml. klin. Vorträge 1900, Nr. 271.
ESCHERICH, TH.: Leysin als Kurort für Tuberkulöse. Wien. med. Wochenschr. 1909, Nr. 29.
ESMARCH: Zeitschr. f. Hyg. Bd. 16. 1894.
EVELPIDÈS: Maladies régnantes. Photothérapie. Gaz. méd. d'orient. Constantinople 1900.
EXCHAQUET, TH.: Prophylaxie et physiothérapie de la tuberculose infantile. Sanitar. demogr. Wochenbull. d. Schweiz 1910, Nr. 6.
FASAL: Studien über Pigment. Biochem. Zeitschr. Bd. 55, S. 393. 1913.
FAURE: L'emploi de la chaleur dans le traitement des ulcères. Mém. de l'acad. roy. de chirurg. 5. Paris 1774.
FEER: Zur geographischen Verbreitung und Ätiologie der Rachitis. Basel 1897.
FICK: Bemerkungen über die Vermehrung der Blutkörperchen an hochgelegenen Orten. Pflügers Arch. f. d. ges. Physiol. Bd. 60. 1895.
FINSEN: Les rayons chimiques et la varicelle. Semaine méd. 20 juin 1894.
— La lumière comme agent d'excitabilité.
— Traitement du lupus vulgaire par les rayons chimiques. Semaine méd. 22 octobre 1897.
— De la photothérapie. Presse méd., Paris 1898.
— Über die Bedeutung der chemischen Strahlen des Lichtes usw. Leipzig 1899.
— La photothérapie. Paris 1899.
— Mitt. a. Finsens med. Lichtinstitut. Leipzig 1900.
— Die Resultate der Behandlung des Lupus vulg. durch konzentrierte chemische Lichtstrahlen. Allg. Wien. med. Ztg. 1900.
— Traitement du lupus vulgaire par les rayons lumineux concentrés. XIII. Congr. internat. de méd. Sect. de dermatologie. Cpt. rend. hebdom. des séances de l'acad. des sciences 1901.
FLAMMER, A.: Lichtbiologie und Heliotherapie. Inaug.-Diss. Zürich 1910.
FLORCKEN: Wie soll sich künftig die Behandlung der chirurgischen Tuberkulose gestalten? Med. Klinik Berlin 1920.
FOA, C.: Critique expérimentale des hypothèses émises pour expliquer l'hyperglobulie de la haute montagne. Arch. ital. de biol. Bd. 41. 1904.
FORNS: Fundamentos rationales de la Heliotherapia. Oto-rhinolaryngol. Espana, Madrid 1902.
FOVEAU (DE COURMELLES): Les cures de lumière. Rev. méd., Paris 1902.
— — Action thérapeutique de la lumière. Arch. de thérap. 1901.
FRANÇOIS: La photothérapie. Presse méd. Belge 1902.
FRANKENHÄUSER: Das Licht als Kraft und seine Wirkung. 1902.
FRANZONI, A.: Über den Einfluß der Sonnenstrahlen auf tuberkulöse Sequester. Mit 23 Abb. Thèse de Bale 1912.
FREUND: Lichtstrahlen und Röntgenstrahlen als Heilmittel. Jahrb. f. Photogr., Halle 1901.
FRIEDLÄNDER: Sonnenlichtkur für Tuberkulöse. Österr. Zeitschr. f. Bekämpf. d. Tuberkul., Wien 1914.
GAILLARD, G.: Influence de la lumière sur les micro-organismes. Thèse de Lyon 1888.

GALLAVARDIN: Traitement de la variole par la suppression de la lumière. Lyon méd. 1876.
GANGOLPHE, M.: Arthrites tuberculeuses. Paris 1907.
GARNAULT: Sur quelques application thérapeutiques de la lumière. Cpt. rend. hebdom. des séances de l'acad. des sciences, Paris 1900.
GASSUL, R.: Die Bedeutung der verschiedenen Strahlen für die Diagnose und Therapie der Tuberkulose. 1921.
— Über die Tiefenwirkung des Ultravioletts. Zeitschr. f. physikal. u. diätet. Therapie Bd. 24, H. 5. 1920.
GAUTHIER: L'héliothérapie dans la tuberculose laryngée. Sté de méd. du Var. 1910, juin.
— A.: Air marin et sa composition. Acad. des sciences, séance du 20 Mars 1899.
GAUVAIN: The practical employment of heliotherapy in surgery tuberculosis occurring in children. Brit. journ. of tubercul. 1916, Nr. 3.
— The non-opert. treatment of surg. tuber. Lancet 1921, I, p. 1065.
GEIGER: Applications thérapeutiques du bain de lumière et du bain de chaleur lumineuse. Thèse de Paris 1902.
GLITSHER: Die Absorption des sichtbaren Lichtes in der Haut. Strahlentherapie Bd. 9. 1919.
GOETHE: Zur Farbenlehre. Abschnitt 759.
GONTIER DE LA ROCHE: L'héliothérapie dans la tuberculose laryngée. Soc. de méd. du Var. Juin 1910.
GÖRL: Zur Lichtbehandlung mit ultra-violetten Strahlen. Münch. med. Wochenschr. 1901.
GOTTSTEIN: Über Blutkörperchenzählung und Luftdruck. Berlin. klin. Wochenschr. 1898, Nr. 20.
GRAF, W.: Sonnenstrahlen als Heil- u. Vorbeugungsmittel gegen Tuberkulose. Heidelberg 1907.
GRANES: Fototerapia. Gaç. med. catal., Barcelona 1901.
GRANGIER: Héliothérapie et blessures de guerre. Paris méd. 1915.
GRAWITZ: Über die Einwirkung des Höhenklimas auf die Zusammensetzung des Blutes. Berlin. klin. Wochenschr. 1895.
GRIFFON: L'assimilation chlorophyllienne. Naudin: Paris 1901.
GRÜNEBERG: Behandlung nur durch Sonnenliegekur. Münch. med. Wochenschr. 1917.
GUDZENT: Über den Gehalt der Radiumemanation im Blute des Lebenden bei den verschiedenen Anwendungsformen derselben zu therapeutischen Zwecken. Zeitschr. f. klin. Med. Bd. 73, H. 4. 1911.
GUEBHARDT: Heilkraft des Lichtes. Leipzig 1898.
GUHR (Dr. MICHAEL): Heliotherapie der Psoriasis. Berlin. klin. Wochenschr. 1906, Nr. 17.
GUILLEMARD, H., et A. MOOG: Influence des hautes altitudes sur la nutrition générale. Journ. de physiol. et de pathol. gén. T. 8, p. 593. 1906.
GUILLEMIN: Développement de la matière verte des végétaux sous l'influence des rayons du spectre solaire. Cpt. rend. hebdom. des séances de l'acad. des sciences 1857.
GUIMHAIL: La thérapeutique par les agents physiques. Paris 1900.
GUTMAN u. FRANZ: Rachitisprophylaxie durch Licht. Proc. of the soc. f. exp. biol. a. med. Bd. 19, S. 171. 1921/22.
GUYE: Les réactions du foyer dans l'héliothérapie de la tuberculose dite chirurgicale. Paris méd. 1914, Nr. 25.
GUYOT: La cure marine dans le rachitisme. Progr. méd. 1909.
GYÖRGY u. GOTTLIEB: Verstärkung der Bestrahlungstherapie der Rachitis durch Eosin. Klin. Wochenschr. 1923, Nr. 28.
HABERLING: Sonnenbäder. Veröff. a. d. Geb. d. Militär-Sanitätswesens 1912, H. 50.
HAEBERLIN: Münch. med. Wochenschr. 1907.
— Die Kinder-Seehospize und die Tuberkulosebekämpfung. Leipzig 1911.
HAGELBACH: Schweiz. Rundschau f. Med. 1910, Nr. 26.
HALLOPEAU: Cure d'altitude et cure solaire de la tuberculose cutanée. Soc. franç. de dermat. et syphiligr. 5 nov. 1908.
— et ROLLIER: vide sub ROLLIER.
HAMEAU: Climat maritime et affections tuberculeuses. Congr. d'hydrologie 1889.
HAMMER: Über den Einfluß des Lichtes auf die Haut. Verhandl. d. dtsch. dermatol. Ges., Wien 1892.
HARRAS: Heliotherapie bei chirurgischer Tuberkulose. Strahlentherapie Bd. 12, H. 4. 1921.

HASSELBALCH u. LINDHARD: Skandinav. Arch. f. Physiol. Bd. 25, H. 6, S. 361. 1911.
— — Chemische und biologische Wirkung der Lichtstrahlen. Strahlentherapie Bd. 2, H. 2.
HELLMER: Heliotherapie. Zentralbl. f. d. ges. Therapie, Wien 1901.
HÉRODOTE: Historiae. Lib. I, II u. III.
v. HESS: Über das Sehen der ultravioletten Strahlen. Dtsch. med. Wochenschr. 1922, Nr. 37.
HESS, ALFRED: Nutritional disorders in the light of recent investigations. Boston med. a. surg. journ. 1922.
— Influence of light in the prevention and cure of rickets. Lancet 1922, II.
HESS and LUNDAGEN: Seasonal tide of blood phosphat in infants. Proc. of the soc. of exp. biol. a. med. 1922, XIX.
HESS, UNGAR u. STEINER: Experimental rickets in rats. Journ. of exp. med. Vol. 36, 1. Oct. 1922.
HEUSNER: Sonne und Klima im Kampf gegen die Tuberkulose. Therapeut. Monatshefte 1917, H. 4.
HILDEBRANDT: Tuberkulose und Skrofulose. Wien 1900.
— Allgemeine Chirurgie. Berlin 1905.
HINDSDALE: The sun, health and heliotherapy. Scient. monthley Vol. 9, No. 7. 1919.
HIPPOCRATE: Aphorismen. Sekt. 5, 18 u. 22.
HIRSCHBERG: Cancer cutané et héliothérapie. Münch. med. Wochenschr. 1905, Nr. 41.
— Heilung schwerer Knochentuberkulose im Hochgebirge. Communication à la soc. des méd. de Francfort. Printemps 1908.
HOBERT: Beschleunigung der Blutregeneration durch Licht. Klin. Wochenschr. 1923, Nr. 26, S. 1213.
HOFFMANN, ERICH: Über eine nach innen gerichtete Schutzfunktion der Haut (Esophylaxie). Dtsch. med. Wochenschr. 1919, Nr. 45.
— Über die Bedeutung der Strahlentherapie an der Dermatologie nebst Bemerkungen über ihre innere biologische Wirkung. Strahlentherapie Bd. 74, S. 1. 1916, u. Dtsch. med. Wochenschr. 1915, Nr. 43.
HOLTZKNECHT: Die Becquerelstrahlen. Wien. klin. Rundschau 1900.
HUE: Traitement des tuberculoses locales dans les hôpitaux marins. Normandie méd., Rouen 1891.
HUESSY: Über die Erfolge der Heliotherapie im Hochgebirge bei Tuberkulose der Hand. v. Bruns' Beitr., Tübingen 1914.
HULDSCHINSKY: Über die Verwendung der Höhensonne in der Kinderheilkunde. Allg. med. Zentral-Zeit. 1919, Nr. 49.
— Die Beeinflussung der Tetanie durch Ultraviolettstrahlen. Zeitschr. f. Kinderheilk. Bd. 26, H. 5.
ISELIN: Die Behandlung der chirurgischen Tuberkulose. Samml. klin. Vorträge: Chirurgie, Nr. 187. Leipzig 1913.
ISHIDO: Über den kompensatorischen Einfluß des ultravioletten Lichtes auf die avitaminösen Störungen des Knochenmarkes. Klin. Wochenschr. 1923, Nr. 8.
JADASSOHN: Verhandl. d. dtsch. dermatol. Ges., 9. Kongreß Bern 1907.
JAERSCHKY: Der Heilwert des Licht-Luftbades. Aus „Kraft und Schönheit", Berlin 1904.
JAQUET, A.: Höhenklima und Blutbildung. Arch. f. exp. Pathol. u. Pharmakol. Bd. 45. 1901.
— u. STAEHELIN, R.: Stoffwechselversuch im Hochgebirge. Ibid. Bd. 46. 1901.
JAUBERT: De l'héliothérapie dans le traitement des plaies atones et en particulier de l'ulcère variqueux. Lyon méd. VII. 1910.
— La cure hélio-marine des adénites cervicales. Rev. des agents physiques, Septembre 1911.
JEANNERET u. MESSERLI: Héliothérapie et pigmentation. Rev. méd. de la Suisse Romande 1917, Nr. 11.
JERUSALEM: Zur Sonnenlichtbehandlung der chirurgischen Tuberkulose. Zeitschr. f. physikal. u. diätet. Therapie Bd. 15, H. 7. 1911.
— Über Sonnenlichtbehandlung der chirurgischen Tuberkulose. Wien. klin. Wochenschr. Jg. 24, S. 539.
— Mitt. a. d. internat. Tuberkulosekongreß Rom, April 1912.
JESIONEK: Lichttherapie. Münch. med. Wochenschr. 1904, Nr. 19.
— Lichtbiologie. 1910.
— Licht-Hauttuberkulose. Fortschr. d. Med. 1920, Nr. 11, 12 u. 13.

JESIONEK: Heliotherapie und Pigmentation. Zeitschr. f. Tuberkul. Bd. 24, H. 6. 1915.
— u. ROTHMANN: Therapie des Lupus. Klin. Wochenschr. 1923, Nr. 19.
JESSNER: Hautveränderungen unter Lichtwirkung. Dtsch. med. Wochenschr., Leipzig 1892.
JODLBAUER u. TAPPEINER: Die Beziehung zwischen der photodynamischen Wirkung der fluorescierenden Stoffe und ihrer Fluorescenz. Strahlentherapie Bd. 2, H. 1.
JOIRE: De l'emploi thérapeutique de la lumière. Belgique méd., Gand-Haarlem 1901.
JORDAN: Heliotherapy with special reference to skin lesions. Northwest med. Seattle Vol. 16, pag. 12—16. 1917.
JORIO: Nuovi mezzi di cura; il bagno di luce. Unione med. ital., Torino 1900.
JOUSSET: Action de la lumière solaire et de la lumière diffuse sur les crachats tuberculeux. Cpt. rend. des séances de la soc. de biol., Paris 1902.
JÜNGLING: Vergleichende Untersuchungen über die Wirkungen des Sonnenlichtes und des Lichtes der Quarzlampe auf die Haut. Strahlentherapie Bd. 7. 1916.
L. J.: Les bains de soleil et de sable dans l'antiquité. Méd. moderne, 18 février 1899.
KAISER: Behandlung der Lungentuberkulose und anderer tuberkulöser Erkrankungen mit ausschließlich blauem Lichte. Wien u. Leipzig 1902.
KATTENBRACKER: Die Einwirkung des Lichtes auf gesunde und kranke Lebewesen. Hygiea, Stuttgart 1896.
KELLER: Traitement de la tuberculose chirurgicale. Congr. de la soc. allemande de chirurgie 1896.
— Prophylaxis und Physiotherapie beim Kinde. Rheinfelden 1911.
— Aufhebung der Oxydasereaktion der Haut durch die ultravioletten Strahlen. Versamml. d. dtsch. dermatol. Ges. 1923.
KELLOG: Die therapeutischen Effekte des Lichtes. Wien. med. Presse 1900.
KIME u. HORTATLER: Allg. Photogr. Zeit. 1901, S. 462.
KISCH: Diagnostik und Therapie der Knochen- und Gelenktuberkulose mit besonderer Berücksichtigung der Theorie und Praxis der Sonnenbehandlung. Leipzig: Vogel 1921.
— u. GRAETZ: Über Einwirkung der Sonnenstrahlen auf tuberkulöse Fisteln. Arch. f. klin. Chirurg. 1914, H. 2.
KLEIN: Die Höhensonne in den Ostalpen. Wien. klin. Wochenschr. 1912, Nr. 12.
KNOPF: Traitement des tuberculoses chirurgicales après les opérations. Rev. de la tubercul. 1904, p. 208.
KOCH: Über Sonnenlichtbehandlung der Kehlkopftuberkulose. Zeitschr. f. Balneol. 1909, Nr. 5.
KOCHER: Vergleiche älterer und neuerer Behandlungsmethoden von Knochen- und Gelenktuberkulose. Dtsch. Zeitschr. f. Chirurg. 1915.
KOENIG: Die Tuberkulose der Knochen und Gelenke. Berlin 1884.
KOENIGSFELD: Über Höhensonnenwirkung. Kongr. d. dtsch. Ges. f. inn. Med., Wien, April 1923.
KRAUSE: Die Tuberkulose der Knochen und Gelenke. Leipzig 1891.
KUTNER: Eine neue Methode der Behandlung von Wunden und sezernierenden Hautflächen mit trockener Luft. Zeitschr. f. ärztl. Fortbild., Berlin 1910, Nr. 7.
LAGRANGE: La cure d'altitude, l'air marin et l'air balsamique. La cure de lumière. Le bain d'air et le bain de soleil. Rev. des malad. de la nutrit., Paris 1895.
LAUMONIER: Facteurs de la cure marine. Bull. gén. de thérapeut. 23 août 1901.
LASCH: Über die Wirkung der künstlichen Höhensonne auf den Stoffwechsel. Dtsch. med. Wochenschr. 1921, Nr. 36.
LEBERT: Traité pratique des maladies scrofuleuses et tuberculeuses. Paris 1849.
LENKEI: Über die Durchdringungsfähigkeit der blauen und gelben Strahlen durch tierische Gewebe. Zeitschr. f. physikal. u. diätet. Therapie.
LENORMAND: Tuberculose, chirurgie et héliothérapie. Presse méd. 1911.
LENS: The sun-cure. The new statesman 1921, November.
LEO et VAUCHER: Traitement des plaies de guerre par les rayons solaires. Paris méd. 1918, 27 juill.
LE PEYRE et LE COMTE: Soc. roy. de méd. 1776. Cité par MONTEUNIS: Journ. de physiothérapie 1907, Nr. 53.
LEREDE: La photothérapie. Bull. de la soc. thérapeutique 1901.
— Photothérapie et photobiologie. Naudin: Paris 1903.
LERICHE: Chirurgische Gedanken über die Heliotherapie, besonders bei tuberkulösen Erkrankungen im Kindesalter. Dtsch. Zeitschr. f. Chirurg. Bd. 122. April 1913.
— A propos de l'héliothérapie. Presse méd. 15 février 1913.

LESIEUR u. LEGRAND: Action de la lumière sur les bactéries. Travail du laboratoire du Prof. Courmont. Prov. méd., 2 février 1907.

LESNE, DE GEUNES et GUILLAUMIN: Elévation du taux abaissé de calcium dans le sang du rachitique guérissant sous l'influence des rayons ultraviolets. Commun. à l'Acad. des sciences. Paris, juillet 1923.

LESSER: Das Licht als Heilmittel. 1909.

LEUBA: L'héliothérapie dans les tuberculoses du pied. Thèse de Lausanne 1913.

LIEBE: Zur Frage der Heliotherapie der Tuberkulose. Ärztl. Mitt. 1916.

LIEBE, G.: Die Lichtbehandlung in den deutschen Lungenheilstätten. 1921.

LIEBERMEISTER: Über Lungenschwindsucht und Höhenkurorte. Leipzig 1898.

LIEBREICH: Über Lichttherapie. Dtsch. med. Zeitschr., Berlin 1901.

LINDEMANN: Über Lichttherapie. Dtsch. med. Zeitschr., Berlin 1901.

LOEBEL: Journ. f. prakt. Heilk. von Hufeland u. Harless 1815, Bd. 2, S. 6.

LOEWENTHAL: Das Licht als Heilfaktor. Arch. f. Lichttherapie, Berlin 1901.

LOEWY, A., T. LOEWY u. L. ZUNTZ: Über den Einfluß der verdünnten Luft und des Höhenklimas auf den Menschen. Pflügers Arch. f. d. ges. Physiol. Bd. 66, S. 477. 1897.

LOMBARD: Les stations médicales des Pyrénées et des Alpes. Genève et Paris 1864.

— Le climat méditérannéen ou provençal.

LORTET et GENOUD: La lumière, agent thérapeutique. Lyon 1900.

LUDWIG: Sanitätsverhältnisse des Oberengadins. Thèse 1873.

LUTZ, W.: Zur Kenntnis der biologischen Wirkung der Strahlen auf die Haut, mit spezieller Berücksichtigung der Pigmentbildung. Arch. f. Dermatol. u. Syphilis Bd. 124, H. 2.

MAAG: Über den Einfluß des Lichtes auf den Menschen. Korresp.-Bl. f. Schweiz. Ärzte 1903, Nr. 18.

MACHARD: Les ostéo-arthrites tuberculeuses et les déformations congénitales ou acquises. Genève 1910.

MAINE: Sonnenlicht und Lupus.

MALLET: Radiations solaires. Radiation de Roentgen. Propriétés générales et mode d'action comparé dans le traitement des tuberculoses externes dites chirurgicales. Paris 1914.

MALGAT: La cure solaire de la tuberculose pulmonaire. Impr. Gén. Macon 1903.

— La cure solaire. Lettre ouverte à m. le Prof. Hallopeau. Le mois méd. 1908, Nr. 12.

— Les énergies solaires dans la tuberculose pulmonaire. Tuberculosis 1909.

— La cure solaire à Nice; les cures d'air, d'eau et de régime chez les enfants. Paris 1910.

— Bains de soleil. Tuberculosis 1910, Nr. 2.

— La cure solaire chez les enfants. Physiothér. inf. 1910.

— La cure solaire de la tuberculose. Baillière: Paris 1911.

MARCUSE: Lichttherapie. Handb. d. physikal. Therapie, Leipzig 1901.

— Der gegenwärtige Stand der Lichttherapie. Zeitschr. f. physikal. u. diätet. Therapie, Leipzig 1902.

— Luft- und Sonnenbäder. 1907.

MARJE: La chaleur radiante lumineuse employée comme agent thérapeutique. Arch. méd. de Toulouse 1902.

MARITOUX: La lumière bleue; ses effets thérapeutiques. Rev. d'androl. et de gynécol. 1902.

— De l'emploi thérapeutique de la lumière au point de vue chirurgical. Ibid. 1902.

MARSCHALL WARD: L'action de la lumière sur les bactéries. 1893.

MARTIN DU PAN: Tuberculose péritonéale traitée par la cure solaire. Soc. méd. de Genève 7 juin 1909.

MATHIEU, G.: Importance des résultats obtenus par l'héliothérapie à l'altitude dans le traitement de la tuberculose et spécialement de la tuberculose dite chirurgicale. Thèse de Nancy 1922.

MAURER: Die Sonnenscheindauer in den klimatischen Hauptgebieten der Schweiz. Zeitschr. f. Balneol. usw. Jg. 5, Nr. 1.

MAUSER: Zur Lichtbehandlung. Arch. f. Lichttherapie, Berlin 1900.

MEIROWSKY: Der gegenwärtige Stand der Pigmentfrage. Strahlentherapie Bd. 2, H. 1. 1913.

— Das Problem der Pigmentbildung im Lichte der neuen Forschungen Blochs und seiner Mitarbeiter. Dermatol. Zeitschr. Bd. 4. 1917.

MEISSEN: Die Abhängigkeit der Blutkörperchenzahl von der Meereshöhe. Therapeut. Monatshefte 1899. S. 532.

MEISSEN: Wie ist die Blutkörperchenvermehrung im Gebirge zu erklären? Therapeut. Monatshefte 1900, S. 87.
— u. SCHROEDER: Eine von Luftdruck unabhängige Zählkammer für Blutkörperchen. Münch. med. Wochenschr. 1898, Nr. 11.
MEYER: Über den Einfluß des Lichtes im Höhenklima auf die Zusammensetzung des Blutes. Inaug.-Diss. Basel 1910.
MIESCHER: Über die Beziehungen zwischen Meereshöhe und Beschaffenheit des Blutes. Korresp.-Bl. f. Schweiz. Ärzte 1893.
— u. seine Schüler EGGER, JAQUET, KARCHER, SUTER u. VEILLON: Untersuchungen über den Einfluß des Höhenklimas auf die Beschaffenheit des Blutes. Arch. f. exp. Pathol. u. Pharmakol. Bd. 39.
MIEVILLE: De la fonction articulaire des arthrites tuberculeuses traitées par le soleil. Thèse de Lausanne 1922.
MILLOZ: L'héliothérapie comme traitement des tuberculoses articulaires. Thèse de Lyon 1899.
MINELLE: Emploi pratique et indications de l'héliothérapie dans la tuberculose pulmonaire. Journ. des praticiens 25 mai 1916.
MINI: Le traitement de la tuberculose pulmonaire par l'héliothérapie. Rev. méd. de la Suisse romande 1905, 20 janvier.
MININ: Über die therapeutische Wirkung des blauen Lichtes. Wien. med. Presse 1901, Nr. 42 und Med. Woche 1901, Nr. 12, 13, 36, 37 u. 51.
— Über die Anwendung der Lichttherapie in der Chirurgie. Med. Woche, Berlin 1901.
MININE, A. W.: Sur la photothérapie en chirurgie. Rev. internat. d'électro- et radiothérapie, Paris 1900.
MIRAMON DE LAROQUETTE: Veränderungen der Nahrungsmenge, der Körpergewichte und der Einwirkung der Sonnenbestrahlung in den verschiedenen Jahresabschnitten. Strahlentherapie Bd. 6. 1915.
— Action biotique de la lumière. Gaz. méd. de Paris 1916.
MÖLLER, MAGNUS: Der Einfluß des Lichtes auf die Haut in gesundem und krankhaftem Zustande. Stuttgart 1900.
MONTEUNIS: Les bains d'air, de lumière et de soleil dans le traitement des maladies chroniques. 1904.
— Le bain d'air et de lumière dans la pratique journalière. Baillière: Paris 1906.
MORIN: Die Anwendung des Sonnenlichtes in Leysin für die Behandlung der Tuberkulose. Zeitschr. f. Balneol. Bd. 6. 1908.
— Soleil et tuberculose. Schweiz. Rundschau f. Med. 1910, Nr. 48.
MORY: Bäder und Kurorte der Schweiz. 8°. Aarau 1910.
MOURIQUAND: Rheumatisme tuberculeux infantile traité par l'héliothérapie. Gaz. des hôp. civ. et milit. 1904.
MÜLLER: Der Einfluß des Lichtes auf die Haut. Bibl. med., Stuttgart 1910.
MÜNTZ: De l'enrichissement du sang en hémoglobine suivant les conditions d'existance. Cpt. rend. de l'acad. des sciences T. 122. 1891.
NAEGELI: Blutkrankheiten und Blutdiagnostik. Leipzig 1912.
NEUBERG: Chemische Umwandlung durch Strahlenarten. Biochem. Zeitschr. Bd. 4. 1910; Bd. 39. 1912 u. Bd. 13. 1908.
NEUBURG: Beziehung des Lebens zum Licht. Berlin 1913.
— Wirkungen des Sonnenlichtes auf wichtige chemische Bestandteile des menschlichen und tierischen Organismus. Zeitschr. f. Balneol., Klimatol. u. Kurorthyg. 1910 11, Nr. 19.
— Einiges über die Bedeutung des Lichtes für die Organismen. Ibid. März 1913.
NOGIER, TH.: La lumière et la vie. Thèse de Lyon 1904.
D'OELSNITZ: Reactions thérmiques, respiratoires, circulatoires et hématiques provoquées par l'héliothérapie. Journ. méd. franç. 1913, November.
— Réaction hématologique provoquée par l'héliothérapie. Ibid. 1913.
OPPENHEIMER: Über die Anwendung von Sonnenbädern bei Peritonitis tuberculosa. Zeitschr. f. physikal. u. diätet. Therapie Bd. 10.
ORTICONI: De l'héliothérapie; applications médico-chirurgicales. Thèse de Lyon 1902.
PANSINI: Action de la lumière sur les micro-organismes. Rev. d'hyg. 1889.
PECH: Les radiations en biologie. Presse méd. 1921.

PEDOLIN: Die funktionellen Resultate der konservativen und operativen Behandlung der tuberkulösen Coxitis. Inaug.-Diss. Aarau 1895.

PERDU: Guérison de tumeur blanche suppurée à marche rapide par les bains de soleil. St. Etienne 1900.

PETERKA: Zur Heliotherapie der chirurgischen Tuberkulose und Skrofulose. Wien. klin. Wochenschr. 1912, Nr. 20.

PIGUET: Le soleil dans la tuberculose chirurgicale. Thèse de Paris 1918/19.

PINCUSSEN: Über die Einwirkung des Lichtes auf den Stoffwechsel. Berlin. klin. Wochenschr. 1913, Nr. 23.

— Biologische Lichtwirkungen; ihre physikalischen und chemischen Grundlagen. München: J. F. Bergmann 1920.

POTTHOFF u. HEUER: Wirkung der ultravioletten Strahlen auf die Agglutininbildung. Zentralbl. f. Bakteriol. u. Parasitenk. B. 88, H. 4. 1922.

PONCET et LERICHE: Héliothérapie. Bull. de l'acad. de méd. T. 68. 1912.

PUPINI: Über die Anwendung der Heliotherapie an den südlichen Meeren. Zeitschr. f. Balneol. usw. 1912 13, Nr. 24.

PYOT: La lumière en hygiène et en thérapeutique. Rev. d'hyg. thérapeut., Paris.

DE QUERVAIN: Zur Sonnenbehandlung bei chirurgischer Tuberkulose. Dtsch. Zeitschr. f. Chirurg. Bd. 114. 1912.

— Les principes modernes dans le traitement des tuberculoses dites chirurgicales. Semaine méd. 11, IX. 1912.

— Die Pflicht der Gegenwart gegenüber der chirurgischen Tuberkulose. Basel 1913.

— Du traitement moderne des tuberculoses osseuses et articulaires. Semaine méd. 17 janvier 1913.

RAYNAUD: Des érythèmes produits par la lumière naturelle et artificielle. Thèse de Lyon 1892.

REBOUL: L'héliothérapie dans le traitement des tuberculoses externes avant ou après les opérations. Communication au Congrès internat. de la tuberculose. Paris 1905.

RENAULT: Cahiers d'archéologie tunisienne.

RENDU: Résultas pondéraux de la cure marine de Giène. Lyon méd. 1 u. 8 octobre 1911.

REVILLET: Effets curatifs du climats méditéranéen et de l'héliothérapie locale dans trois cas de vaste résection osseuse. Congrès de Nice 1904.

— Le traitement de la tuberculose infantile à Cannes par les cures marine et solaire. Cannes 1910.

RICHTER: Der therapeutische Wert der Bestrahlung granulierender und eiteriger Wunden und Unterschenkelgeschwüre mit blauem Bogenlicht. Dtsch. med. Wochenschr. 1909, Nr. 17.

RICKLI: La cure atmosferica ed il bagno d'aria ed il bagno di sole. Riv. internat. d'igiene 1896.

— Médecine naturelle et bain de soleil. 1905.

RIEDEL: Über kombinierte Sonnen- und Quarzlichtbehandlung bei Knochenerkrankungen, im besonderen bei chirurgischer Tuberkulose. Strahlentherapie Bd. 12, H. 2. 1921.

RIEDER, H.: Licht- und Lufttherapie. 1911.

RIVIER: La cure hélio-marine méditéranéenne. Thèse de Lyon 1911.

ROBIN: Le climat marin dans le traitement de la tuberculose. Bull. gén. de thérapeutique, octobre 1910.

ROEDERER: A propos de l'héliothérapie. Journ. de méd. de Paris 1911.

— Traitement des arthrites tuberculeuses. Paris méd. 1923.

ROLLIER, A.: Verhandl. d. Zentralvereins Schweiz. Ärzte. Korresp.-Bl. 1904, Nr. 12.

— Le traitement des tuberculoses chirurgicales par la cure d'altitude et l'héliothérapie. Congrès internat. de tubercul., Paris 1905.

— La cure solaire de la tuberculose chirurgicale. Congrès internat. de physiothérapie, Rome 1907.

— La cure d'altitude et la cure solaire de la tuberculose chirurgicale. Neuchâtel, Delachaux et Niestlé 1908.

— La cure solaire de la tuberculose chirurgicale. Recherches scientifiques et résultats cliniques. Rev. méd. de la Suisse romande, Genève 1909, Nr. 12.

— Die Sonnenbehandlung der chirurgischen Tuberkulose. Bericht über die 10. deutsche Studienreise. Berlin 1910.

ROLLIER, A.: Recherches scientifiques et nouveaux résultats cliniques de la cure solaire de la tuberculose chirurgicale. Congrès internat. de physiothérapie, Paris 1910.
— Héliothérapie et tuberculinothérapie des tuberculoses urinaires. Rev. méd. de la Suisse romande 1911, Nr. 1.
— La cure solaire de la tuberculose chirurgicale. Paris méd. 1911.
— Die Sonnenbehandlung der Tuberkulose. Vortrag auf dem 2. österr. Tuberkulosetag, Wien, Juni 1912.
— L'héliothérapie de la tuberculose externe à l'altitude, ses résultats contrôlés par les rayons X; statistique de 650 cas. Communication au VI Congrès internat. de la tuberculose, Rome, April 1912.
— Die Sonnenbehandlung der Tuberkulose. Vortrag in der 84. Versamml. d. Ges. dtsch. Naturforscher u. Ärzte in Münster i. W. 1912.
— Höhen- und Sonnenkur der chirurgischen Tuberkulose, deren Tiefenwirkung und Kontrolle durch die Röntgenstrahlen. Dtsch. Zeitschr. f. Chirurg. Bd. 116. 1912.
— Die Sonnenbehandlung der chirurgischen Tuberkulose. Internat. Kongreß f. Physiotherapie, Berlin 1913.
— La pratique de la cure solaire de la tuberculose externe et ses résultats cliniques. Paris méd., Februar 1913.
— Die Heliotherapie der Tuberkulose mit besonderer Berücksichtigung ihrer chirurgischen Formen. Ergebn. d. Chirurg. Bd. 7.
— La Cure de Soleil. Paris: Baillière; Lausanne: Payot, 1914.
— L'Ecole au Soleil. Paris: Baillière; Lausanne: Payot, 1915.
— Le Pansement Solaire. Paris u. Lausanne: Payot, 1915.
— Sonnen- und Luftbehandlung nichttuberkulöser chirurgischer Affektionen mit Einschluß der Kriegsverletzungen. Beitr. z. klin. Chirurg. 1916.
— La Cure de Soleil et de Travail à la clinique militaire suisse. Leysin: Librairie Sauvain 1916.
— L'Héliothérapie son importance thérapeutique et sociale. Lausanne: Payot, 1916.
— La Tuberculose dans l'Armée. Leysin: Librairie Sauvain 1918.
— Comment lutter contre la Tuberculose? Prévenir, Guérir, Maintenir. Programme d'action antituberculeuse. Leysin, Sauvain, éditeur, 1919.
— De la nécessité de créer en Suisse des Sanatoriums populaires spéciaux pour les tuberculeux chirurgicaux. Rapport du Dr. Rollier à l'assemblée annuelle de l'association suisse contre la tuberculose, Nov. 1920.
— La Cure de travail des tuberculeux et les colonies de travail des convalescents de la tuberculose. Conférence du Dr. Rollier à l'assemblée de la Ligue Vaudoise contre la tuberculose, 23. April 1919. Publie pa la Ligue Vaudoise contre la tuberculose.
— The Sun Treatment of Surgical Tuberculosis (Illustrated). Brit. Journ. of tubercul. Vol. 15, Nr. 1. Jan. 1921.
— Heliotherapy in the High Alps (Illustrated). Lancet Vol. 200, Nr. 5090. 19. März 1921.
— The Construction of an Institution for the Heliotherapeutic Treatment of Surgical Tuberculosis (Illustrated). Tubercle Vol. 2, Nr. 6. März 1921.
— Le Rôle du Soleil dans la lutte antituberculeuse. Vorlesungen im Mulhouse, 15. Juni 1921. Bull. de la soc. industr. de Mulhouse, Juni, Juli und August 1921.
— The Sun: Its place in the Treatment and Prophylaxis of Tuberculosis (Illustrated). Brit. Journ. of tubercul. Vol. 16, Nr. 50. Jan. 1922.
— A Plea for More Sunlight. The Child Vol. 12, Nr. 5. Febr. 1922.
— Heliotherapia en la Tuberculosis. Arch. españ. de tisiol., Barcelona. Ebero de 1922, Vol. 2.
— The Share of the Sun in the Treatment and Prevention of Tuberculosis. Vorlesung in Glasgow, Juli 27, 1922, at the 90th Annual Meeting of the Brit. Med. Assoc.
— et ROSSELET: Sur le rôle du pigment épidermique et de la chlorophylle. Bull. de la soc. vaud. des sciences natur. 1908.
— et HALLOPEAU: Sur les cures solaires directes des tuberculoses dans les stations d'altitude. Communic. à l'acad. de méd. de Paris. Bull. de l'acad. de méd. 1908, p. 422.
— et BOREL: Héliothérapie de la tuberculose primaire de la conjonctive. Rev. méd. de la Suisse romande 20. IV. 1912.
ROSSELET. Les radiations ultra-violettes. Tuberculosis, Mai 1911.

ROSSELET: Contribution à l'étude de l'intensité des radiations ultra-violettes solaires. Mesures comparatives entre Lausanne et Leysin. Bull. de la soc. vaud. des sciences natur. Vol. 48, Juni 1912.
— Contribution à l'étude de l'intensité des radiations ultra-violettes solaires. Bull. de la soc. vaud. des sciences natur., Januar 1912.
— Les bases scientifiques de l'héliothérapie. Rev. suisse de méd. 1922.
ROTHMAN. Physiologie des Lichtes. Klin. Wochenschr. 1923, Nr. 19.
ROUX: L'héliothérapie dans les tuberculoses locales et la méthode de Dreyer dans les adénites tuberculeuses expérimentales. Congrès de climatologie, Nice 1907.
RUNNEL: Sun-cure. Strand magazine, London 1898.
RUTHERFORD: Die Radioaktivität. 1907.
SAAKE: Ein bisher unbekannter Faktor des Höhenklimas. Münch. med. Wochenschr. 1904, Nr. 1.
SANDOZ: La cure atmosphèrique. Vigaud: Paris, 1908.
SARDOU: Formule générale de l'action du climat littoral méditérannéen français considéré au point de vue clinique. Congrès de climatologie, Nice 1904.
SCHAETZLER: De l'influence de la lumière sur le développement des larves de grenouille. Arch. des sciences phys. et nat. 1874.
SCHANZ: Die Wirkungen des Lichtes auf die lebende Zelle. Pflügers Arch. f. d. ges. Physiol Bd. 161, S. 384, und Münch. med. Wochenschr. 1915, Nr. 19.
— Lichtbehandlung bei Augenleiden. Zeitschr. f. Augenheilk. Bd. 36, H. 1/2.
— Höhensonne. Strahlentherapie Bd. 8, H. 1. 1917.
SCHERK: Die Enzymwirkung in ihrer Beziehung zur Lichttherapie. Arch. f. Lichttherapie, Berlin 1901.
SCHMID u. GUYE: Osteochondritis def. juvenilis. Corresp.-Bl. f. Schweiz. Ärzte.
SCHOLTA: Die Lichtbehandlung der Lungentuberkulose. Das Sanatorium, Berlin 1920.
v. SCHRÖTTER: Der gegenwärtige Stand der Heliotherapie der Tuberkulose. Kommissions-ber. d. internat. Vereinig. gegen die Tuberkulose, Berlin 1912.
— Bemerkungen zur Physiologie und Therapie der Lichtwirkung. Zeitschr. f. Balneol. usw. 1912 13, I.
SCHUMBURG u. ZUNTZ: Zur Kenntnis der Einwirkungen des Hochgebirges auf den menschlichen Organismus. Pflügers Arch. f. d. ges. Physiol. Bd. 63. 1896.
SCHWAB: Biochemische und biologische Wirkungen des Lichtes. Dtsch. med. Presse 1919.
SCHANZ: Zur Lichttherapie. Klin. Wochenschr. 1922, Nr. 52.
SECCHI: Le soleil.
SERSIRON: Le bain de soleil. La clinique, Febr. 1909.
SIBLEY: Du traitement des maladies par la lumière et la chaleur. Prov. méd., Lyon 1900.
SIEFERMANN: La lumière en thérapeutique. Gaz. méd. de Strasbourg 1900.
SIESELT: Kasuistisches zur therapeutischen Verwendung der blauen Lichtstrahlen. Med. Woche, Berlin 1909.
SINGER: Über den Einfluß von Luft- und Sonnenbädern auf den menschlichen Körper. Berlin. klin. Wochenschr. 1903.
— Bains d'air et de soleil. Journ. de physiol., Oktober 1905.
SKINNER: Heliotherapy, natural and artificial. Mod. med., Chicago 1920.
SOMMER: Über die unmittelbare und Dauerwirkung der Licht- und Wärmestrahlung auf die Hauttemperatur. Berlin. klin. Wochenschr. 1903, Nr. 40.
SONNE: The mode of action of the universal light bath. Acta med. scandinav. Vol. 54, IV. Stockholm 1921.
SORGO: Über die Behandlung der Kehlkopftuberkulose mit reflektiertem Sonnenlicht. Wien. klin. Wochenschr. 1904.
SPENGLER: Chirurgische und klimatische Behandlung der Lungenschwindsucht. Berlin 1891.
STÄHELIN: Beiträge zum Gebiete der Heliotherapie. Beitr. z. Klin. d. Tuberkul. Bd. 36. 1916.
STÄUBLI: Über den physiologischen Einfluß des Höhenklimas auf den Menschen. Oberengadiner med. Festschr. 1910.
STRAUBE, Dr. ELISABETH: Über die Behandlung der Spondylitis tuberculosa in Leysin und die damit erzielten Resultate. Mit 14 Abb. Inaug.-Diss. Berlin 1912.
STREBEL: Meine Erfahrung aus der Lichttherapie. Dtsch. med. Wochenschr. 1901.
— Einige lichttherapeutische Fragen. Wien. klin. Rundschau 1901.

Tecon: La cure de travail chez les tuberculeux. Sanit. demogr. Wochenbull. d. Schweiz, Bern 1916, Nr. 42.

Thaon u. Barety: Recherches sur l'influence du soleil sur la richesse du sang. Soc. méd. de climatol. 19. April 1878.

Thedering: Die Sonnenbehandlung des praktischen Arztes. Dtsch. med. Presse 1919, Nr. 17.

— Heliotherapie im Tieflande. Zeitschr. f. Tuberkul. Bd. 25, H. 6. 1915.

de Thezac: Hélio- et perhéliothérapie en Bretagne. Caducée XIX, 33, 36. 1919.

Tietze: Die Behandlung der chirurgischen Tuberkulose im Kindesalter. Berlin 1908.

Tillmann: Allgemeine Chirurgie. 4. Aufl. 1895, S. 443.

Torök u. Schein: Die Radiotherapie und Aktinotherapie der Hautkrankheiten. Wien. med. Wochenschr. 1902.

Treskinskaja, Dr. Angel: Über den Einfluß des Sonnenlichtes auf die Tuberkelbacillen. Inaug.-Diss. Petersburg 1909.

Turck: De la vieillesse étudiée comme maladie et des moyens de la combattre. 1852.

Uffelmann: Die Tuberkulosefrage vor 100 Jahren. Berlin. klin. Wochenschr. 1883, S. 369.

— Die hygienische Bedeutung des Sonnenlichtes. Wien. Klinik 1889.

Unna: Über das Pigment der menschlichen Haut. Monatsschr. f. Dermatol. 1889.

Viault: Sur l'augmentation considérable du nombre des globules rouges dans le sang chez les habitants des hauts-plateaux de l'Amérique du Sud. Cpt. rend. hebdom. des séances de l'acad. des sciences 3. Paris 1890.

Vinot u. Pravost: Héliothérapie. Traité de pathol. méd. et thérapeut. appl. 1922. Paris.

Vitoux: Biologie de l'héliothérapie. Bull. de thérap., Mai 1914.

Voigt: Die Heilbedingungen für die Tuberkulose im Hochgebirgsklima. Leipzig 1921.

van Voornweld. Das Blut im Hochgebirge. Pflügers Arch. f. d. ges. Physiol. Bd. 92. 1902.

Vulpius: Über die Lichtbehandlung der chirurgischen Tuberkulose. Münch. med. Wochenschr., Mai 1913, Nr. 20.

Wanner: Les effets physiologiques de la cure de soleil. Lausanne: Imprimeries réunies, 1916.

Wehmer: Heliotherapie der Tuberkulose. Ärztl. Mitt. 1916, Nr. 24.

Werber: Die Schweizer Alpenluft in ihren Wirkungen auf Gesunde und Kranke mit Berücksichtigung der Mineralquellen und Kurorte. Zürich 1862.

Widmarck: Über den Einfluß des Lichtes auf die Haut. Hygiea 1889.

Widmer: Heilung eines Carcinoms durch Sonnenlicht. Münch. med. Wochenschr. 1907, Nr. 13.

— Die Identität der Heilfaktoren im Hochgebirge und an der See. Med. Klinik, Berlin 1909, Nr. 45, S. 1706.

Wiesner: Die Wirkung des Sonnenlichtes auf pathogene Bakterien. Arch. f. Hyg. 1905.

Williams: Experiment with light in the treatment of pulmonary tuberculosis. Atlanta 1902.

— The treatment of pulmonary tuberculosis by residence at high altitudes. 1897.

Winternitz: Über Lichttherapie. Dtsch. med. Zeit., Berlin 1901.

— Zu Sonnenkuren. Wien. klin. Wochenschr. 1911, Nr. 49.

Witmer: Über den Einfluß der Sonnenbestrahlung bei der Hochgebirgsbehandlung der chirurgischen Tuberkulose. Mit 33 Abb. Inaug.-Diss. Basel 1912.

Wittek: Zur Sonnenbehandlung der chirurgischen Tuberkulose. Beitr. z. klin. Chirurg. 1912.

Wölfflin: Die Beeinflussung der chirurgischen Tuberkulose durch das Hochgebirge, mit spezieller Berücksichtigung des Engadins. Basel 1899.

Yung: De l'influence des différentes couleurs du spectre sur le développement des animaux. Arch. de zool. exp. 1878.

Zadro: Zur Frage der Heliotherapie. Wien. klin. Wochenschr. Jg. 25, Nr. 14. 1912.

Zimmern: Les bases physiologiques de l'héliothérapie. Presse méd. 1913, Nr. 38.

— Einige Bemerkungen über die physikalisch-chemischen Grundlagen der Heliotherapie. Strahlentherapie Bd. 7, H. 1. 1916.

Zipfel: La cure de lumière. Bourgogne méd. 1902.

Zubiani: L'eliotherapia. Boll. del primo sanat. ital. Sondrio, Tirano 1914.

Zuntz, Loewy, Müller u. Caspari: Höhenklima und Bergwanderungen in ihrer Wirkung auf den Menschen. Berlin 1906.

— — — — Beobachtungen zur Wirkung des Höhenklimas. 1909.

Lungentuberkulose. Von Dr. **O. Amrein,** Chefarzt am Sanatorium Altein, Arosa. Zweite, umgearbeitete und erweiterte Auflage der „Klinik der Lungentuberkulose". Mit 26 Textabbildungen. 1923.

6 Goldmark; gebunden 7.50 Goldmark / 1.45 Dollar; gebunden 1.80 Dollar

Das Tuberkulose-Problem. Von Privatdozent Dr. med. et phil. **Hermann v. Hayek** in Innsbruck. Dritte und vierte neu bearbeitete Auflage. Mit 48 Abbildungen. 1923.

12 Goldmark; gebunden 14.50 Goldmark / 3 Dollar; gebunden 3.30 Dollar

Tuberkulose, ihre verschiedenen Erscheinungsformen und Stadien sowie ihre Bekämpfung. Von Dr. **G. Liebermeister,** leitender Arzt der Inneren Abteilung des Städtischen Krankenhauses Düren. Mit 16 zum Teil farbigen Textabbildungen. 1921.

12 Goldmark / 3 Dollar

Praktisches Lehrbuch der Tuberkulose. Von Professor Dr. **G. Deycke,** Hauptarzt der Inneren Abteilung und Direktor des Allgemeinen Krankenhauses in Lübeck. Zweite Auflage. Mit 2 Textabbildungen. (Fachbücher für Ärzte, Band V.) 1922.

Gebunden 7 Goldmark / Gebunden 1.70 Dollar

Die Bezieher der „Klinischen Wochenschrift" haben das Recht, die „Fachbücher für Ärzte" zu einem dem Ladenpreis gegenüber um 10% ermäßigten Vorzugspreis zu beziehen.

Das Sputum. Von Professor Dr. **Heinrich von Hoeßlin** in Berlin. Mit 66 größtenteils farbigen Textfiguren. 1921.

15 Goldmark / 4 Dollar

Praktischer Kursus der Diagnose und Therapie der Lungentuberkulose. Von Dr. **H. Ulrici,** Ärztlicher Direktor des Städtischen Tuberkulose-Krankenhauses Waldhaus Charlottenburg in Sommerfeld.

In Vorbereitung

Der künstliche Pneumothorax. Von Dr. **Ludwig v. Muralt †.** Zweite Auflage, ergänzt durch kritische Erörterung und weitere Erfahrungen von Dr. **Karl Ernst Ranke,** Professor für innere Medizin an der Universität München. Mit 53 Textabbildungen. 1922.

7.50 Goldmark / 2 Dollar

Die Lungenphthise. Ergebnisse vergleichender röntgenologisch-anatomischer Untersuchungen. Von **Siegfried Gräff,** a. o. Professor der Patholog. Anatomie, Heidelberg und **Leopold Küpferle,** a. o. Professor der Inneren Medizin, Freiburg i. B. Mit 221 Bildern, 10 photographischen Tafeln und 8 Stereoskopenbildern in besonderem Bande, sowie 3 farbigen Bildern im Text. Zwei Teile. 1923.

48 Goldmark; gebunden 54 Goldmark / 11.55 Dollar; gebunden 12.95 Dollar

Thoraxdurchschnitte bei Erkrankungen der Brustorgane. Text und Atlas. Von Medizinalrat Professor Dr. med. **Walter Koch,** Leiter des Kriegspathologischen Museums der Kaiser Wilhelms-Akademie, Berlin.

Erscheint Ende Frühjahr 1924

Atlas von Körperdurchschnitten für die Anwendung in der Röntgentiefentherapie. Zusammengestellt von Dr. **Hans Holfelder,** Privatdozent für Chirurgie und Radiologie, Oberarzt an der Chirurgischen Universitäts-Klinik Frankfurt am Main. Mit einem Geleitwort von Dr. **Viktor Schmieden,** o. ö. Professor für Chirurgie, Direktor der Chirurgischen Universitäts-Klinik Frankfurt am Main. Mit 38 durchsichtigen Tafeln und 32 Bestrahlungsplänen. In einem Text- und Tafelbande.

Erscheint im März 1924

Lehrbuch der Röntgendiagnostik. Bearbeitet von zahlreichen Fachgelehrten. Herausgegeben von **A. Schittenhelm**, Kiel. Mit 1032 Abbildungen und 3 Tafeln im Text. (Aus „Enzyklopädie der klinischen Medizin, Allgemeiner Teil".) 2 Bände. 1924. 74 Goldmark; gebunden 78 Goldmark / 17.65 Dollar; gebunden 18.60 Dollar

Taschenbuch der Röntgenologie für Ärzte. Von Dr. med. **Henri Hirsch,** Facharzt für Strahlentherapie in Hamburg, leitender Arzt der Röntgentherapeutischen Abteilung am Städtischen Krankenhaus in Altona und Dr. med. **Rudolf Arnold,** Facharzt für Röntgenologie in Hamburg, früher leitender Arzt der Staatlichen Untersuchungsstelle in Bad Ems. Mit 62 Textabbildungen. 1922.
2.20 Goldmark / 0.60 Dollar

Röntgentherapeutisches Hilfsbuch für die Spezialisten der übrigen Fächer und die praktischen Ärzte. Von Dr. **Robert Lenk,** Assistent am Zentralröntgenlaboratorium des Allgemeinen Krankenhauses in Wien. Mit einem Vorwort von Professor Dr. Guido Holzknecht. Zweite, verbesserte Auflage. 1922.
2 Goldmark / 0.50 Dollar

Röntgentherapie. Oberflächen- und Tiefenbestrahlung. Von Dr. **H. E. Schmidt.** Sechste, umgearbeitete und erweiterte Auflage herausgegeben von Dr. **A. Hessmann,** dirigierendem Arzt der Röntgenabteilung des Krankenhauses „Am Urban", Berlin. Mit 103 Abbildungen. 1923.
8 Goldmark; gebunden 9.50 Goldmark / 1.95 Dollar; gebunden 2.30 Dollar

Physikalische Therapie innerer Krankheiten. Von Dr. med. **M. van Oordt,** leitender Arzt des Sanatoriums Bühler Höhe.
1. Band: **Die Behandlung innerer Krankheiten durch Klima spektrale Strahlung und Freiluft (Meteorotherapie).** Mit 98 Textabbildungen, Karten, Tabellen, Kurven und 2 Tafeln. (Aus: „Enzyklopädie der klinischen Medizin, Allgemeiner Teil".) 1920. 18 Goldmark / 4.35 Dollar

Die Praxis der physikalischen Therapie. Ein Lehrbuch für Ärzte und Studierende. Von Dr. **A. Laqueur,** leitendem Arzt der Hydrotherapeutischen Anstalt und des Medikomechanischen Instituts am Städtischen Rudolf Virchow-Krankenhause zu Berlin. Zweite, verbesserte und erweiterte Auflage der „Praxis der Hydrotherapie". Mit 98 Textfiguren. 1922.
Gebunden 10 Goldmark / Gebunden 2.40 Dollar

Elektrotherapie. Ein Lehrbuch. Von Dr. **Josef Kowarschik,** Primararzt und Vorstand des Institutes für physikalische Therapie im Kaiser-Jubiläums-Spital der Stadt Wien. Zweite, verbesserte Auflage. Mit 274 Abbildungen und 5 Tafeln. 1923.
12 Goldmark; gebunden 13.50 Goldmark / 2.90 Dollar; gebunden 3.25 Dollar

Atmungs-Pathologie und -Therapie. Von Dr. **Ludwig Hofbauer.** Mit 144 Textabbildungen. 1921. 12 Goldmark / 2.90 Dollar

Technik der Inhalationstherapie. Von Dr. **A. Muszkat,** Kurarzt in Bad Reichenhall. Mit 23 Abbildungen. 1923. 3 Goldmark / 0.75 Dollar

Atmungsgymnastik und Atmungstherapie. Von Dr. med. et jur. **Franz Kirchberg,** leitender Arzt des Berliner Ambulatoriums für Massage. Mit 78 Abbildungen im Text und auf 4 Tafeln. 1913. 6.60 Goldmark / 1.60 Dollar